Kieferostitis & NICO

Caterina Teresa Guccione

Kieferostitis & NICO

Stumme chronische Entzündungen
im Kieferknochen erkennen
und systemisch behandeln

HANS-NIETSCH-VERLAG

Die Informationen in diesem Buch wurden von der Autorin sorgfältig recherchiert. Sie spiegeln ihre Erfahrungen und persönliche Meinung wider. Autorin und Verlag übernehmen keine Haftung für Ansprüche, die sich aus dem Gebrauch oder Missbrauch der Informationen ergeben. Bei anhaltenden gesundheitlichen Problemen wenden Sie sich bitte an einen (Zahn-)Arzt oder Heilpraktiker.

2. Auflage, August 2025

Lektorat: Martina Klose, Freiburg
Korrektorat: Andrea Bistrich
Innenlayout: Caterina Teresa Guccione
Satz: Rosi Weiss
Illustrationen: Anja Maria Eisen
Umschlaggestaltung: Caterina Teresa Guccione, unter Verwendung einer Illustration von Anja Maria Eisen
Druck: Dimograf, Bielsko-Biała/Polen

Kontaktadresse nach EU-Produktsicherheit:
Hans-Nietsch-Verlag
Industriestraße 20
64380 Roßdorf

www.nietsch.de
info@nietsch.de

ISBN 978-3-86264-838-2

Vorwort

Die Behandlung von akuten Erkrankungen, wie beispielsweise Infektionen, Unfällen, Verletzungen oder akuten lebensbedrohlichen Krisen, ist die Stärke der heutigen Schulmedizin. In diesen Bereichen hat sie in den letzten hundert Jahren unschlagbare Erfolge gefeiert und dadurch dort ihre volle Berechtigung. Bei der Heilung der Zivilisationskrankheiten hingegen ist die Schulmedizin häufig machtlos.

Die Entstehung chronischer Erkrankungen hingegen ist multifaktorell und zieht sich über einen längeren Zeitraum hin. Die einzelnen Faktoren bzw. Ursachen sind in ihrer Gewichtung bei jedem Menschen individuell unterschiedlich und statistisch schwer ermittelbar.

Die **Umweltzahnmedizin** ist eine junge Disziplin der Zahnheilkunde und vereint zahnmedizinisches Wissen und Empirie mit Immunologie, Werkstoffkunde und ganzheitlicher Medizin. Neue labortechnische Untersuchungsmethoden der letzten 10 bis 15 Jahre ermöglichen nun den wissenschaftlichen Nachweis bisher wissenschaftlich nicht anerkannter Theorien zur Entstehung von chronischen Erkrankungen – den nichtinfektiösen Zivilisationskrankheiten.

Die Menschen der heutigen Zeit sind massiven Lebens- und Umweltveränderungen ausgesetzt, die es in dieser Form in der gesamten Menschheitsgeschichte bislang noch nie gab. Unaufhaltsam und zunehmend vergrößerte sich in den letzten hundert Jahren die Belastung der Menschheit durch selbst verursachte, lebensfeindliche Umweltbedingungen. Industriell verarbeitete Nahrung geht mit dem Verlust von lebensnotwendigen Vitalstoffen einher. Die Luft, die wir atmen, der Boden, auf dem unsere Lebensmittel wachsen, und das Wasser, das für uns lebensnotwendig ist, werden durch chemische, krank machende Substanzen weltweit verunreinigt, sodass ein Ausweichen kaum noch möglich ist. Die massive Verbreitung und Zunahme der Funktechnologie (seit 1996 in Deutschland flächendeckend) und die unaufhaltsame Verbreitung von Strahlenquellen in unserer unmittelbaren Umgebung, wie DECT-Telefone, WLAN, Mobilfunk, Bluetooth usw., führen dazu, dass die meisten von uns heute und zukünftig nahezu dauerhaft schädlicher Strahlenbelastung ausgesetzt sind.

Solche künstlichen Einflüsse auf unser Abwehr- und Regulationssystem (Immunsystem) haben wir als Menschheit in unserer gesamten evolutionsbiologischen Entwicklung noch nie erlebt. Die rasante Zunahme der allergischen Krankheiten wie z. B. Asthma, Heuschnupfen sowie der Autoimmunerkrankungen (*multiple Sklerose, Morbus Crohn, Fibromyalgie, Hashimoto* [chronische *lymphozytäre Thyreoiditis*]) in den letzten zwei Jahrzehnten lassen hier ebenfalls einen Zusammenhang vermuten.

Häufig wird heute auch von Stress als Krankheitsverursacher gesprochen. Dabei muss der oft erwähnte psychische Stress zuerst interpretiert werden, denn: Wir sind evolutionsbiologisch durchaus auf Stress eingerichtet. Hunger und Lebensgefahr waren, durch verschiedenste Situationen in der Natur, regelmäßige Begleiter in der gesamten Entwicklungsgeschichte des Menschen. Darauf hat sich unser Organismus eingestellt und für solche, meist kurzen Stresssituationen ein „Ablaufprogramm" entwickelt. Dabei wird die maximale Leistung in kurzer Zeit bereitgestellt, um die Stresssituation für den Organismus durch Angriff, Flucht oder Verteidigung zu bewältigen. Dieser „Alarmzustand" des Körpers wird *Sympathikotonus* genannt. Das dann ablaufende Regulationsprogramm beeinflusst – nach entsprechender Aktivierung durch Stress – den gesamten Organismus und läuft immer nach dem gleichen Muster ab: Das Herz-Kreislauf-System wird dazu angeregt, maximal zu arbeiten; Blutdruck und Herzschlag werden erhöht; die Blutversorgung in der Skelettmuskulatur wird durch Gefäßerweiterung gesteigert und im Verdauungsbereich (durch Gefäßdrosselung) verringert. Die Atemwege erweitern sich, um mehr Sauerstoff aufnehmen zu können, und die Pupillen vergrößern sich, um mehr wahrnehmen zu können. Der Blutzuckerspiegel steigt zwecks Energiebereitstellung, und das Immunsystem wird heruntergefahren, um Energie einzusparen. Die Konzentrationsfähigkeit erhöht sich und wir sind wach.

Das alles geschieht, um schnell die maximale Leistung innerhalb kürzester Zeit abrufen zu können. Die Ursache des Stresses soll durch „Kampf oder Flucht" (*fight-or-flight response*) behoben werden. Gleichzeitig werden Aktivitäten wie Verdauung und Entgiftung, Heilung, Regeneration und Fortpflanzung zum Zwecke des Energiesparens heruntergefahren. Wir sind dann, wie bereits erwähnt, im *Sympathikotonus.* **Genetisch sind wir also auf relativ kurz andauernden Stress programmiert.** Innerhalb weniger Minuten, manchmal auch Stunden, hatte sich das Problem gelöst: Der Säbelzahntiger hatte uns erwischt oder wir haben die sichere Höhle erreicht!

Aktiviert wird der *Sympathikus* durch die psychische Wirkung einer Situation. Während unsere Vorfahren mit Angriff, Flucht oder Verteidigung auf Tiere, andere Menschen oder Naturereignisse reagieren mussten, sind es **heute „mo-**

derne" Angriffs- oder Verteidigungssituationen, die diesen Teil unseres Nervensystems aktivieren – bei der Arbeit, beim Autofahren, beim Sport oder in der Partnerschaft. Auch virtuelle Situationen, wie spannende Filme, Computerspiele und moderne Medien in jeder Form (außer, wenn es etwas Schönes und Entspannendes ist), wirken – ohne unseren Willen – aktivierend auf den *Sympathikus*. Lärm und elektromagnetische Frequenzen wie z. B. WLAN und bestimmte Lichtfrequenzen (insbesondere Blautöne) aktivieren unser autonomes Alarmsystem auch nachts, in einer Zeit also, die eigentlich für die Regeneration bestimmt ist.

Der andere Zustand, den unser autonomes Steuerungssystem (das vegetative Nervensystem) in Ruhe einnimmt, ist der **Entspannungszustand** (*Parasympathikotonus*). Jetzt können Dinge wie **Regeneration, Verdauung, Entgiftung, Heilung und Fortpflanzung** optimal funktionieren, weil die entsprechenden Voraussetzungen (z. B. volle Blutversorgung im Darm bei der Verdauung) vom autonomen Nervensystem sinnvoll reguliert werden. Der *Parasympathikus* wird aktiviert, wenn wir innerlich entspannt sind: im Schlaf und Halbschlaf, beim Meditieren, wenn wir Entspannungstechniken üben, schöne Musik hören oder entspannende Literatur lesen. Das Gefühl, bei all dem ist, dass wir „in der sicheren Höhle sind", und es aktiviert den *Parasympathikus* und damit sämtliche Regenerationsabläufe im Organismus.

Das Problem der meisten Menschen in der heutigen Zeit ist der ständige Alarmzustand (*Sympathikotonus*), der durch die verschiedenen Stressauslöser aktiviert wird. Dieser Daueralarmzustand führt bei vielen Menschen zu Krankheitssymptomen und zum „Ausbrennen", dem klassischen Burn-out. Es wird dem Körper zu wenig Zeit gegeben, um in den Entspannungsmodus (*Parasympathikotonus*) zu kommen. Das sollte bei jeder Heilung von chronischen Erkrankungen beachtet werden. Auch die optimale, vollständige Heilung einer Wunde (*restitutio ad integrum*) ist nur im *Parasymphatikotonus* möglich. Leider wird das z. B. bei vielen Zahnoperationen häufig missachtet, und so kommt es zu Wundheilungsstörungen. (Die Ruhe danach ist wichtig – je länger, desto besser!)

In der heutigen Zahnmedizin spielen vier chronische Belastungsfelder (Störfelder) eine wesentliche Rolle:

1. Metalle im Mund (vor allem verschiedene Metalle gleichzeitig);
2. wurzelbehandelte, also tote Zähne;
3. NICO oder Kieferostitis

4. und verlagerte Weisheitszähne, die einen unterschwelligen, aber lang andauernden Stressor darstellen.

Jedes dieser Störfelder kann bereits für sich allein krankheitsverursachend sein, z. B. als Auslöser für Rheuma und Gelenkerkrankungen. Abhängig ist das von der Stärke der Belastung, der Vitalität des Patienten, der Belastungsdauer sowie weiteren Faktoren. Durch ihre permanente Stresswirkung verhindern Störfelder eine wirkliche Heilung von chronischen Erkrankungen wie einen immer wieder auftretenden Schmerz. Deshalb müssen Störfelder bei der Behandlung von Zivilisationskrankheiten miteinbezogen werden. Vor diesem Hintergrund möchte ich nun näher auf das genannte Störfeld der NICO eingehen:

NICO (*neuralgieinduzierende, kavitätenbildende Osteolyse*) kann man als „schmerzauslösende, hohlraumbildende Knochenauflösung im Kiefer“ übersetzen. Dabei sind Schmerzen (*Neuralgien*) gemeint, die fern der erkrankten Stelle auftreten, z. B. in Form von Migräne oder Gelenkschmerzen. NICO ist eine schlecht durchblutete Knochenzersetzung im Kieferknochen. Sie wird auch als „fettig-degenerative Entzündung des Kieferknochens“ (FDOK) oder *ischämische Osteonekrose* bezeichnet. Sie hat nichts mit der durch Medikamente ausgelösten Form der *Osteonekrose* zu tun, die durch Medikamentengabe bei *Osteoporose* und Krebs entstehen kann.

Die biologischen Zusammenhänge liegen dabei insbesondere in der chronischen Entzündung und toxischen Wirkung von NICO in unmittelbarer Nähe zu einem großen Hirnnerv, dem *Trigeminus*. Weiterhin kann NICO über entsprechende Meridiane zum Fernauslöser für Beschwerden im gesamten Körper werden und auf diesem Wege Rücken- und Gelenkschmerzen oder Migräne, Kopf- und Gliederschmerzen und andere Schmerzsyndrome (*Trigeminusneuralgie*) verursachen.

NICOs entstehen immer dann, wenn verschiedene Umstände zusammenkommen: Nach allen Kieferoperationen und Zahnentfernungen soll die Wunde im Knochen heilen, das geschieht – unter optimalen Umständen – durch Neubildung von Knochen- und Weichgewebe. Der Körper benötigt, um Knochengewebe zu bilden, bestimmte Grundbaustoffe und muss sich zudem im Regenerationsmodus (*Parasymphatikustonus*) befinden. Die wichtigsten „Grundbaustoffe“ für eine gesunde Knochenheilung sind: ein optimaler Vitamin-D_3-Spiegel (70 bis 90 Nanogramm pro Milliliter) und eine optimale Versorgung mit Magnesium, Vitamin K_2, Omega-3-Fettsäuren, Zink und anderen Mineralstoffen.

Bei größeren Kieferwunden, z. B. nach einer Zahnentfernung, kommt es jedoch häufig zu einer gestörten Wundheilung: Es fehlt meist schon die erste Wundeinblutung, die jedoch Grundvoraussetzung für Gewebeneubildung ist. Das geht dann häufig mit Schmerzen und Beschwerden einher, oft über einen längeren Zeitraum. Das Zahnfleisch schließt sich erst nach Wochen über dem Knochendefekt. Wegen der geringen Durchblutung in dieser Knochenregion füllt sich der Hohlraum im Knochen nur langsam und mit schlecht ernährtem „Ersatz"-Gewebe. Durch die Sauerstoffarmut siedeln sich sehr schnell Bakterien an, die ohne Sauerstoff leben (*Anaerobier*), und finden dort gute Lebensbedingungen. Der Körper wandelt schlecht ernährtes (degeneriertes) Gewebe langsam in Fettgewebe um. Mit der Zeit werden dort auch Schwermetalle (z. B. Quecksilber, Palladium) oder Giftstoffe abgelagert und verschiedene Viren finden sich ebenfalls ein. Das Immunsystem kann seiner Aufgabe hier nicht mehr nachkommen, weil die nötige Durchblutung fehlt (*Ischämie*), wird aber ständig durch geringe Mengen an krank machenden Keimen oder Toxinen im Alarmzustand gehalten, was gleichbedeutend ist mit: Dauerstress.

Das Problem ist hier insbesondere die unmittelbare Nähe zum großen Hirnnerv *Trigeminus*. Es ist wissenschaftlich unstrittig, dass Gifte und Viren/Bakterien Nervenbahnen entlangwandern (neuro-axonaler Transport). Diese Wanderung findet auch entlang der Nervenbahnen des *Trigeminus* ins Gehirn statt und führt dort zu langfristiger Belastung und Schädigung. Die chronische Aktivierung der Nervenbahnen durch NICO führt zu Schmerzen (*Neuralgien*) in entfernten Körperregionen. Gleichzeitig wird das Immunsystem dauerhaft unterschwellig aktiviert, was ebenfalls langfristig krankheitsverursachend wirkt.

NICO stellt durch ihre oft jahrzehntelange Wirkung einen wichtigen Einflussfaktor zum Auftreten aller chronischen Erkrankungen dar! Diese Problematik betrifft einen beträchtlichen Teil der Bevölkerung, da die genannten Faktoren, die zur Entstehung von NICO führen, bei vielen Menschen gegeben sind. Um es kurz zu fassen:

Kieferknochenheilung + Vitalstoffmangel + Stress = NICO

Durch verschiedene Umstände ist diese Erkrankung aber in der Medizin bisher weitgehend unbeachtet geblieben:

- Die Diagnostik ist schwierig: Auf herkömmlichen Röntgenaufnahmen (OPG) und bei normalen Blutuntersuchungen (einfachen Entzündungsparametern) ist NICO nicht auffällig.
- Die typischen Zeichen einer akuten Entzündung an der betroffenen Stelle wie Schmerz, Schwellung, erhöhte Durchblutung und Temperatur weist NICO nicht auf, weil es eine chronische Erkrankung ist. Sie wird deshalb auch als „stumme" oder „stille" Entzündung (*silent inflammation*) beschrieben.
- Zu ihrer Erkennung und Behandlung einer NICO-Erkrankung benötigt der Patient einen auf diesem Gebiet erfahrenen Zahnarzt, mit chirurgischer Erfahrung und ganzheitlichem Verständnis für biologische Zusammenhänge.

Die Behandlung von NICO liegt in der vollständigen chirurgischen Sanierung unter örtlicher Betäubung. Dabei werden die betreffenden Knochenregionen, oft mit speziellen chirurgischen Techniken (*Piezochirurgie*) behandelt, kürettiert, gesäubert und mit Ozon desinfiziert. Die Hohlräume im Knochen werden mit körpereigenen Wachstumsfaktoren (PRGF-Membranen) und ohne Fremdsubstanzen (z. B. Knochenersatzmaterial) aufgefüllt und dicht verschlossen. Danach wird für Ruhe und Regeneration gesorgt (ein Knochenbruch am Bein braucht auch 6 Wochen „Ruhe"), um eine gesunde Knochenbildung in diesem Bereich zu erreichen.

Der Vitamin-D_3- und der LDL-Spiegel im Blut müssen vorher angepasst werden. Spezielle hoch dosierte Vitalstoffgaben – sowohl vor als auch nach der Operation – geben dem Organismus die für Knochenneubildung notwendigen Grundbaustoffe.

Weiterhin müssen für eine vollständige Heilung des Patienten die in diesem Buch aufgezeigten Ernährungshinweise und Lebensweisen bzw. -änderungen berücksichtigt und ins individuelle Behandlungskonzept einbezogen werden.

Caterina Teresa Guccione zeigt in *Kieferostitis & NICO* – in unterhaltsamer Weise und vor dem Hintergrund ihrer eigenen Leidens- und Erkenntnisgeschichte – den typischen Weg betroffener Patienten. Die Suche nach kompetenten Behandlern ist schwierig, da diese Erkrankung nicht Teil der (zahn-)medizinischen Ausbildung ist. Im Gegenteil, es kann Ihnen passieren, dass sie von (auf diesem Gebiet unwissenden) Behandlern, die sich auf eindimensionales Wissen aus Studium und evidenzbasierter

Medizin berufen, verunsichert werden und häufig nur Symptombehandlungen erhalten oder als Fall für den Psychiater abgeschoben werden.

Die von Caterina Teresa Guccione aufgeführten Diagnostik- und Therapiemöglichkeiten sind umfassend recherchiert und beruhen auf den Ansätzen der ganzheitlichen Medizin und dem neuen Gebiet der Umweltzahnmedizin. Einiges, was sie beschreibt, ist in der Umweltzahnmedizin inzwischen gängige Praxis und hat – zumindest in Teilbereichen – bereits Eingang in verschiedene alternative und neue Therapieansätze gefunden. Das Neue ist jedoch die Sichtweise des Eigenerlebens und die breit gefächerte Zusammenstellung der ganzheitlichen Behandlungsmöglichkeiten.

Möge Caterina Teresa Gucciones Buch bei betroffenen Patienten und deren Behandlern Gehör und Anwendung finden!

Dr. Thomas Hoch, Umweltzahnmediziner
Im Sommer 2019

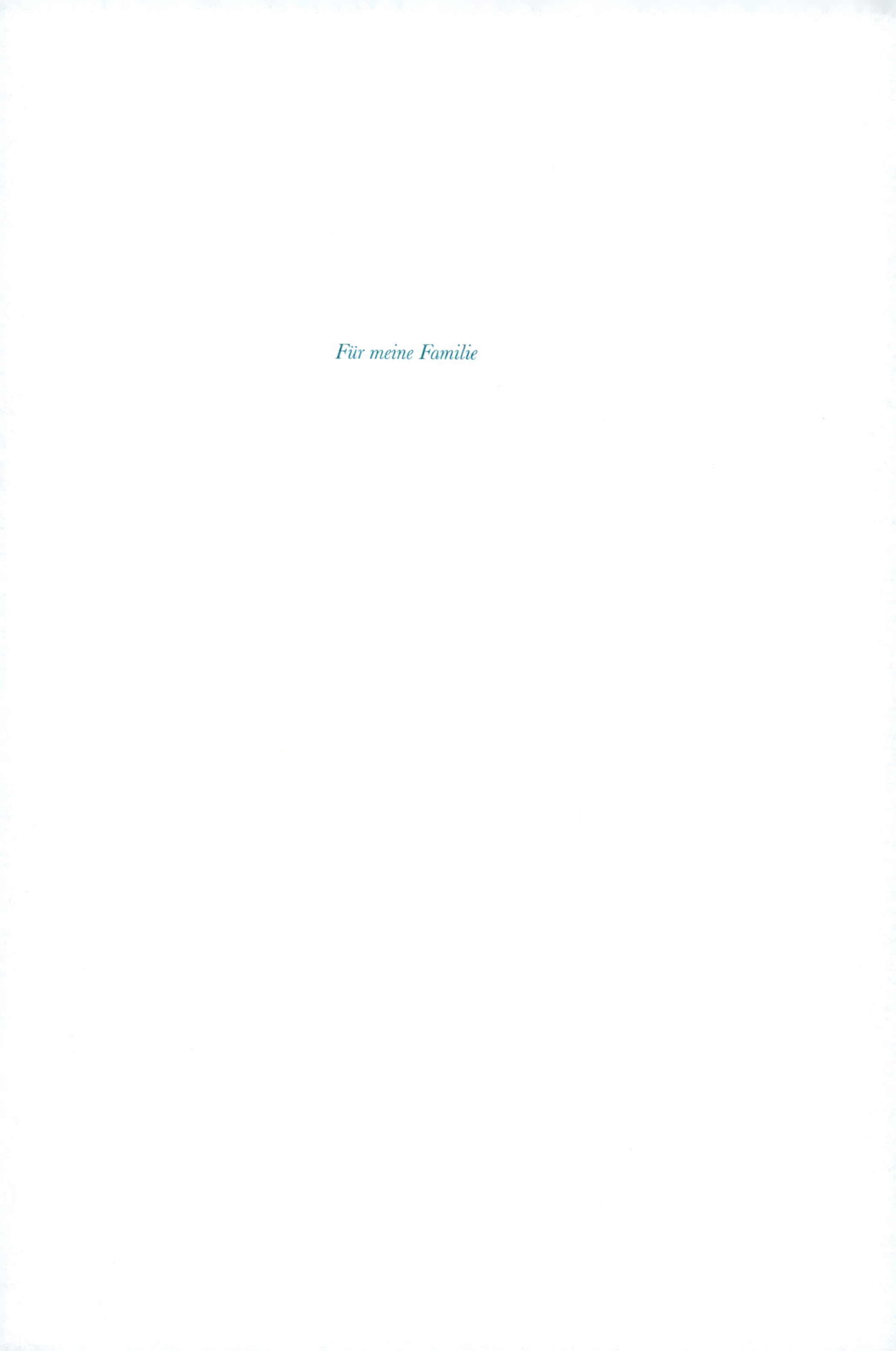

Für meine Familie

Inhalt

„Das Ganze ist mehr
als die Summe seiner Teile."

– Aristoteles –

Einführung: Warum ich dieses Buch geschrieben habe

Exakt an dem Tag, als meine beiden chronischen Entzündungen im Kieferknochen kieferchirurgisch entfernt wurden, begann ich dieses Buch zu schreiben. Bis dato hatte ich bis auf einige Fachartikel im Bereich „Design" keine großen schriftstellerischen Ambitionen gehabt. Kurz bevor ich meinen Laptop zu mir aufs Sofa holte, erzählte ich meinem Partner noch zaghaft von meiner Idee, all mein Wissen und meine Erfahrungen zu Papier zu bringen. Er war sofort begeistert und so begann ich zu schreiben ...

Anscheinend hatte die Entfernung der jahrelangen Belastung in meinem Kieferknochen einen kreativen Schub in mir entfacht. Wie dem auch sei – der Impuls war so stark, dass ich mit meiner etwas geschwollenen Wange im noch leicht benebelten Zustand die ersten Sätze zu tippen begann. Ich hatte zu diesem Zeitpunkt keine Ahnung, auf welche Reise ich mich hier begab.

Als ich vor einiger Zeit mit einem Mitarbeiter einer Firma für Magnetfeldtherapiegeräte ins Gespräch gekommen war und er mich nach meiner Erkrankung gefragt hatte, erzählte ich ihm von der NICO. Er bemitleidete mich und erwiderte wie aus der Pistole geschossen, dass er sich bei der Wahl zwischen einem abgeschnittenen Finger und dieser Kieferknochenerkrankung eindeutig für den abgeschnittenen Finger entscheiden würde.

Nun ist es so, dass eine chronische Herderkrankung im Kiefer zwar eine Herausforderung für den Patienten darstellt, aber die Wahrscheinlichkeit, diese zu heilen um einiges größer ist, als sich einen abgeschnittenen Finger nachwachsen zu lassen.

Betrachten Sie Ihre Krankheit nicht als Feind, nehmen Sie sie vielmehr als sportliche Herausforderung an. Haben Sie schon einmal vom Traum der Alchemisten gehört, die versuchten aus Blei Gold herzustellen? Dabei helfen sollte ihnen der berühmte „Stein der Weisen", der unter den Alchemisten als Inbegriff der Universalmedizin galt. Sicher ist die Verwandlung von Blei in Gold nur als Gleichnis zu verstehen und der Stein der Weisen ein Sinnbild für die Transformation, und es geht vielmehr darum, aus etwas Unedlem, Minderwertigem, Beschränktem etwas Höheres, Edleres zu machen – es energetisch zu transformieren. Überträgt man diese Gleichung auf den Aspekt der Krankheit, so bestünde die alchemistische

Kunst darin, die Krankheit zu transformieren und damit das eigene Leben in ein goldenes zu verwandeln. Damit hätte man zumindest schon einmal einen Teil des Steins der Weisen für sich gefunden. Wie das funktionieren kann, das werden Sie im Folgenden erfahren. Wenn Sie ein paar elementare Grundlagen beachten, sich auf die guten Dinge in Ihrem Leben und auf Ihre Heilung konzentrieren und Ihrem Körper die Chance geben, seine großartigen Selbstheilungskräfte zu entfalten, haben Sie die allerbesten Voraussetzungen, im ganzheitlichen Sinne vollständig gesund zu werden.

Kieferostitis & NICO erhebt nicht den Anspruch einer wissenschaftlichen Abhandlung, sondern ist das Ergebnis meiner eigenen Erkrankung und der daraus resultierenden mehr als 15 Jahre langen Auseinandersetzung mit Zahnherderkrankungen und den dem Menschen innewohnenden Selbstheilungskräften. Ich möchte die teilweise komplizierten Sachverhalte rund um diese Erkrankung für Laien und speziell für Sie als Patienten verständlich machen, damit Sie die Zusammenhänge besser verstehen können. Wie sehr hätte ich mir damals solch einen hilfreichen Begleiter als Leitfaden gewünscht. Ich hätte mir damit viele Umwege, sinnlose Therapien, schlaflose Nächte und letztendlich auch viel Leid erspart. Und so sollte dieses Buch wohl geschrieben werden, damit Sie nicht dieselben Runden drehen müssen wie ich, sondern zielsicher die für Sie optimale Therapie mit dem von Ihnen gewählten, kompetenten Team aus (Zahn-)Ärzten und Therapeuten zusammenstellen können.

Kieferostitis & NICO besteht aus drei Teilen: Teil 1 handelt von meiner eigenen jahrelangen Krankheitsgeschichte und der damit verbundenen nervenzehrenden 22-jährigen (!) Odyssee kreuz und quer über die Landkarte sämtlicher Zahnarzt-, Arzt- und Heilpraktikerpraxen, aus der Sie auch weitere Darsteller wie einen piependen Detektiv, einen humorvollen HNO-Arzt, eine kosmische Chirurgin sowie eine Motte samt Michelangelo im Gepäck kennenlernen werden, welche mir auf philosophische Art die Welt erklärt.

In Teil 2 beschreibe ich ausführlich medizinische Grundlagen und wichtige Hintergründe rund um das Thema „*Kieferostitis* und NICO“, und in Teil 3 stelle ich Ihnen einen ganzheitlichen Behandlungsplan vor und gebe Ihnen wertvolle Informationen und Ratschläge, mit denen Sie gut gerüstet in Richtung „Heilung“

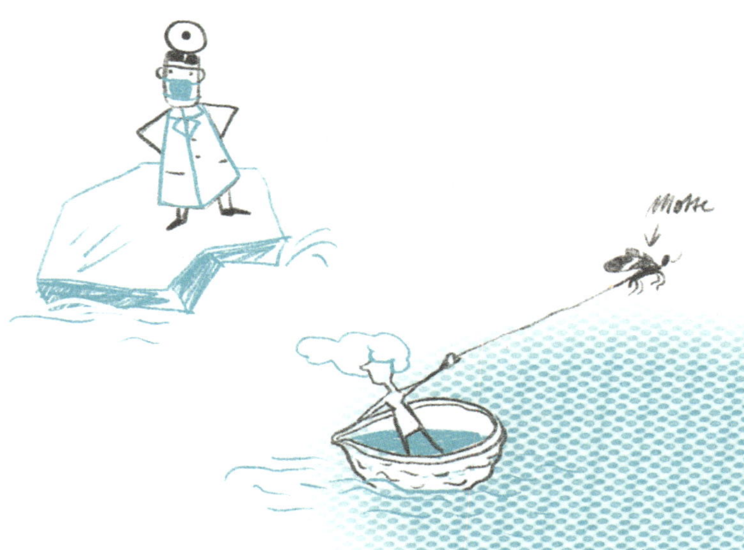

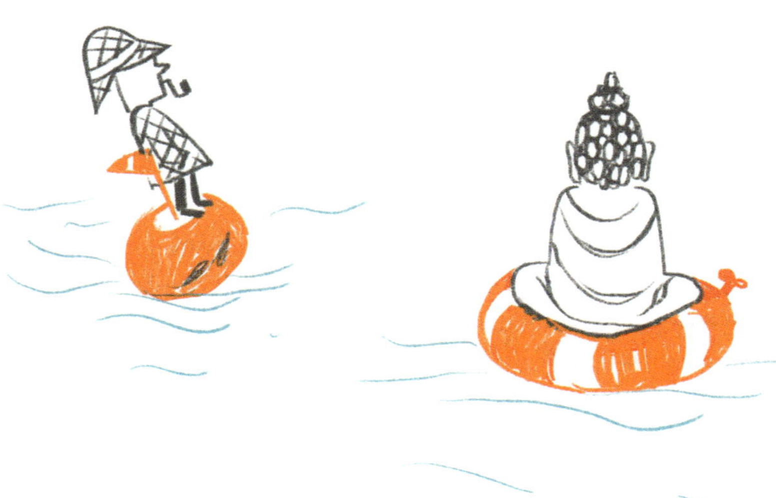

Snapshot von mir und
weiteren Darstellern auf meiner Odyssee

aufbrechen können. Hier habe ich alle meine Erkenntnisse aus den letzten 20 Jahren zu gesundheitlichen Themen zusammengetragen, und ich möchte Ihnen dieses Buch als Werkzeug zur Verfügung stellen, damit Sie Ihre Gesundheit selbst in die Hand nehmen können. Zu guter Letzt gehe ich auf die aktuellsten Forschungsergebnisse namhafter Persönlichkeiten aus den Bereichen „Ganzheitsmedizin", „Epigenetik", „Neurowissenschaft", „Quantenphysik", „Bewusstseinsforschung", „Spiritualität" u. v. m. ein.

Es soll ein positives Buch sein, das Sie motivieren darf und Ihnen zeigen kann, dass die Diagnose „Kieferostitis" oder „NICO" keine Sackgasse ist, wie das auf einschlägigen Internetseiten und in manchen Fachbüchern oft dargestellt wird.

Die von Anja Maria Eisen liebevoll gestalteten Illustrationen, die nicht selten mit einem Augenzwinkern daherkommen, untermalen das Geschriebene und werden sicher immer mal wieder ein Lächeln auf Ihr Gesicht zaubern.

In diesem Sinne möchte ich Ihnen einen Aphorismus mit auf Ihre Reise durch das Buch und hin zu Ihrer Gesundheit geben:

Krankheit fordert den Menschen heraus, sein Leben zu wandeln.
Denn der Weg zur Gesundheit führt niemals zurück zu dem Zustand,
in dem die Krankheit ihren Anfang nahm.

Ich wünsche Ihnen viel Freude, Inspiration und eine Menge Lichtblicke beim Lesen. ☺

Noch eine Anmerkung zum Inhalt: Ich erwähne in diesem Buch öfter das Terzett „Körper, Geist und Seele". Damit möchte ich den Menschen darauf hinweisen, dass wir eben mehr sind als das, was wir meistens physisch wahrnehmen oder zu sehen meinen. Das Ganze ist eben weit mehr als die Summe seiner Teile, und diese mögen oft anders erscheinen als das, was sie tatsächlich sind.

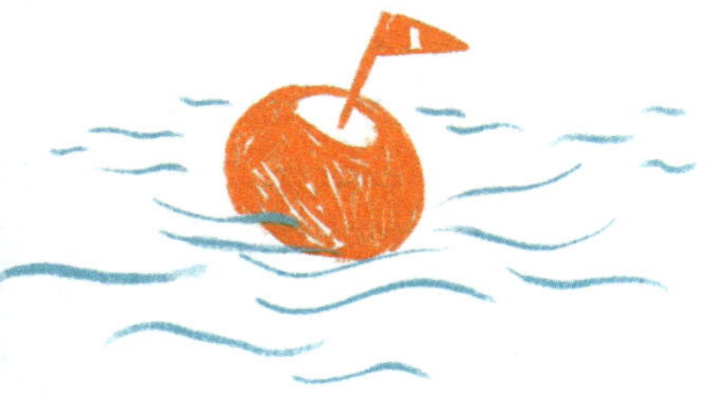

1

»Alle Reisen haben
eine heimliche Bestimmung,
die der Reisende nicht ahnt.«

– Martin Buber –

NICO und ich – Eine ganz persönliche Beziehung in zehn Akten

[1. AKT]

Piepender Detektiv findet toten Täter

Ich gehöre leider nicht zu den mit wunderbar gesunden Zähnen gesegneten Menschen und hatte in meiner Kindheit mehr Begegnungen mit Bohrern, Spritzen, Plomben, Zahnspangen und dem damals gern genutzten, streng riechenden und mit einer ordentlichen Prise Zahnarztangst gewürzten Chlorphenol-Kampfer-Menthol-Duft in Zahnarztpraxen als mit Einladungen zu Kindergeburtstagen. Und so verließ ich 1995 mit sechs großen Amalgamfüllungen und einem wurzelbehandelten Zahn im Gepäck mein Elternhaus, um im wilden Osten Architektur zu studieren.

Seit ich mich erinnern kann, war ich krank. Das wurde zwar an meinem neuen Wohnort nicht schlimmer, aber ich fühlte mich auch nicht gesund, und wie es das Schicksal wollte, führte mich mein Weg damals zu einer charismatischen, ganzheitlich arbeitenden und sehr kompetenten Ärztin, die mich unter ihre Fittiche nahm und mich komplett auf Herz und Nieren durchcheckte.

Das ständig in wechselnden Tönen piepende Gerät (sie benutzte damals ein Bioresonanzgerät) zeigte erbarmungslos meinen wurzelbehandelten Zahn als Übeltäter an. Ich war irritiert und gleichzeitig fasziniert – zumal dieses Ding treffsicher Zahn 25 ortete. Sie riet mir, den Zahn ziehen zu lassen.

Das passte damals so gar nicht in mein Bild einer angehenden Architektin: eine Zahnlücke mit gerade mal 20 Jahren?! Zahnlücken hatte man in meiner Vorstellung mit über 60 Jahren und nicht als gerade der Pubertät entschlüpfte junge Erwachsene. Von Brücken, Implantaten oder sonstigen gebissimmanenten Bauwerken hatte ich noch keine Ahnung – waren das doch Begriffe, die ich immer wieder mal von älteren Herrschaften hörte und die an mir resonanzlos vorbeizogen. Die Wur-

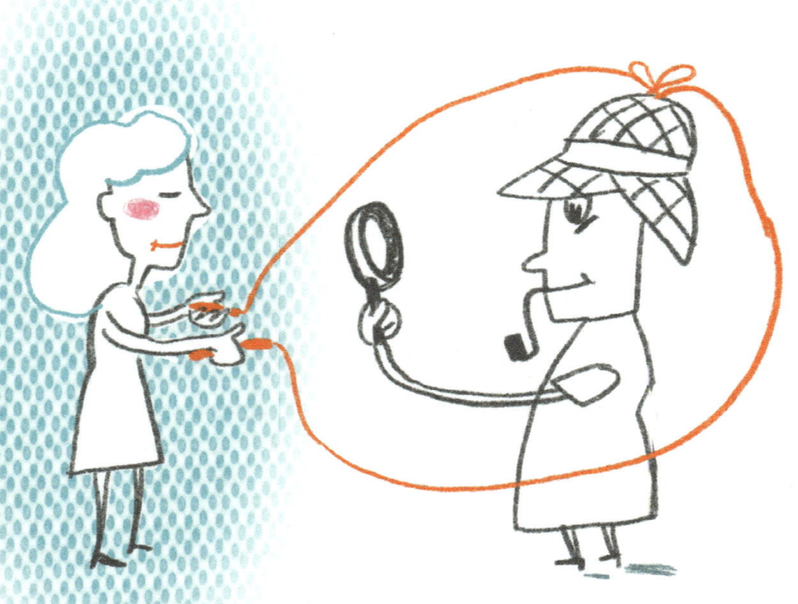

Der piepende Detektiv und ich

zelbehandlung pries mir mein damaliger Zahnarzt als die wohl revolutionärste Erfindung der modernen Zahnmedizin an, die meinen schmerzenden Zahn von nun an endgültig ruhigstellen sollte. Ich wollte ihm – dem Zahngott in Weiß – mit meinen damals gutgläubigen 16 Jahren gern glauben, und fand die Idee hervorragend, wenngleich die Stelle über dem Zahn fortan bei jeder stärkeren Bewegung schmerzte. Als selbst ernanntes Mitglied im Verein der sportlich untalentierten Bewegungskünstler nahm ich das zum willkommenen Anlass, von nun an ganz auf Sport zu verzichten.

Mein nächster Weg führte mich zu einem Chirurgen, der mir nahelegte, erst einmal eine zahnrettende Wurzelspitzenresektion durchführen zu lassen und die dort befindliche Zyste zu entfernen. Ich schloss ihn ob dieser Lücken verhindernden Maßnahme sofort ins Herz und stimmte dem verheißungsvollen Eingriff zu. Leider wurde hierbei die Kieferhöhle geöffnet, und ich hatte danach mehrere Jahre lang heftige linksseitige Nebenhöhlenentzündungen, die solch starke Auswirkung auf meinen Körper und meine Psyche hatten, dass ich wochenlang wie in geistiger Umnachtung neben mir stand. Ich erlebte diese Zeiten wie in Trance und fühlte mich von meiner Umwelt völlig abgeschnitten. Diese umnebelten, „wie in Watte gepackten" Zustände lichteten sich nach etwa 4 bis 6 Wochen wieder … bis die nächste Nebenhöhlenentzündung an die Tür klopfte. Mein Immunsystem war in eine absolute Schieflage geraten, meine Gesamtkonstitution miserabel.

Ein paar Jahre bzw. Nebenhöhlenentzündungen später – die ganzheitlich arbeitende Ärztin war inzwischen leider in eine andere Stadt gezogen – entschied ich mich, den Übeltäter doch ziehen zu lassen. Ich erhoffte mir dadurch eine Besserung meiner gesundheitlichen Situation.

[2. AKT] Eine Bläschenexplosion

Inzwischen war ich zweifache Mutter geworden, steckte noch mitten im Studium und am Ende von Stillzeit Nummer zwei war für mich klar, dass jetzt der richtige Zeitpunkt gekommen war, das „Projekt Lücke" anzugehen. Meine Prioritäten hatten sich im Laufe der letzten Jahre verschoben und die Ästhetik stand nicht mehr im Vordergrund – „Hauptsache gesund", das war nun mein Motto!

Der Zahn kam raus und zumindest die Nebenhöhlenentzündungen wurden weniger und entwickelten sich nun in einer milder ausgeprägten Form. Ich hatte mich inzwischen auch intensiv mit dieser Problematik auseinandergesetzt und Möglichkeiten gefunden, die Krankheit erst gar nicht richtig ausbrechen zu lassen. Ansonsten verspürte ich keinen deutlichen Gesundheitsschub, hangelte ich mich noch immer von Tag zu Tag mit gedrosselter Energie durchs Leben.

Nach ungefähr zwei Jahren bemerkte ich in meinem Gesicht kleine Bläschen, die sich rasant vermehrten. Wo an einer Stelle nur eins gewesen war, gesellten sich einen Tag später gleich dreimal so viele dazu. Dieses steil exponentielle Wachstum beunruhigte mich sehr, denn ich hatte bis zu diesem Tag keine Hautprobleme gehabt. Charakteristisch für diese Plagegeister war, dass sie stark juckten, mit einer klaren Flüssigkeit gefüllt waren und sich explosionsartig vermehrten.

Es begann eine Odyssee von Arzt zu Arzt: Die Hautärzte betrachteten den Ausschlag als rein auf die Haut bezogenes Problem und verschrieben mir Cremes, die nicht halfen. Manche Ärzte tippten auf Nesselausschlag, andere wiederum auf *Herpes* oder ähnliche virale Geschichten. Die anthroposophischen Ärzte verschrieben mir Globuli, die ich gewissenhaft drei- bis fünfmal täglich zu mir nahm. Ich lernte in dieser Zeit im Selbstversuch alle erdenklichen Mittel der Homöopathie und Spagyrik kennen, die mir leider diesbezüglich keine Linderung verschafften, mir aber die Welt der Globuli, Tinkturen und Essenzen erschlossen. Ich war fasziniert von diesen Helfern, die mir, meinen Kindern und unseren Haustieren bei vielen akuten Erkrankungen gut und meist sehr schnell halfen.

Erst ein von mir in Auftrag gegebener Labortest (auf diese Idee kam leider keiner der von mir konsultierten Ärzte) ergab, dass sich in der klaren Flüssigkeit der Bläschen Streptokokken und Staphylokokken befanden. Ein Antibiotikum wollte ich nicht nehmen, da mein Darm bereits eine *Dysbiose* aufwies, und ich mir sicher war, dass es die **Ursache** dieser Erkrankung nicht bekämpfen konnte. Mir war schon damals bewusst, dass es sich hierbei nur um ein Symptom handeln konnte, die Ursache war mir zu diesem Zeitpunkt aber unbekannt. Mittlerweile ging ich damit gar nicht mehr zum Arzt, sondern versuchte mir selbst zu helfen. Ich arrangierte mich mit den Bläschen, desinfizierte sie sofort nach Auftreten und hoffte inständig, dass sie weniger werden würden.

[3. AKT] Einmal Hamburg und zurück

Es zogen weitere sieben Jahre ins Land, ich hatte inzwischen mein Studium beendet, war von einem Tag auf den anderen alleinerziehend und machte mich als Designerin zusammen mit einer Architektin selbstständig. Es gab Tage, an denen ich mich vor lauter Bläschen nicht auf die Straße traute und mein Tagesablauf und mein Gemütszustand waren von der Anzahl dieser Plagegeister bestimmt. Sie wurden zum bestimmenden Parameter meines Glücksbarometers: Blickte ich morgens in den Spiegel und entdeckte weniger als am Vortag, startete ich voller Optimismus in den Tag. Hatten sich diese während der Nacht schlagartig vermehrt, sehnte ich mich am Morgen schon nach dem Abend, um mich in mein Bett verkriechen zu können.

Eines Abends, als ich wieder einmal wie ein Detektiv (inzwischen hatte ich den anfangs den Therapeuten gegebenen Auftrag mangels fehlender konstruktiver Hinweise selbst übernommen) im Internet nach der Ursache für meinen Ausschlag forschte, landete ich plötzlich auf einer vielversprechenden Website – ich hatte dieses Mal wahrscheinlich im Vergleich zu meinen früheren Spurensuchen eine treffsicherere

Wortkombination eingegeben –, auf der ein Leidtragender über dieselben Symptome schrieb: klar gefüllte juckende Wasserbläschen im Gesicht! Und weiter unten stand das Wort *Kieferostitis* – diagnostiziert von einer darauf spezialisierten Ärztin.

Bingo! Sofort begann ich das ganze Internet nach dieser mir bis dato völlig unbekannten Krankheit zu durchforsten, und was ich dann erfuhr, erschreckte mich zugegebenermaßen sehr: Ich las in Foren von entmutigten Menschen, die wie ich eine Odyssee von Arzt zu Arzt hinter sich hatten, von ausgefrästen Kieferknochen, von stark toxischen Giften, sah Bilder von aus Kiefern entnommenen fettig-blutigen Klumpen und, spät in der Nacht und am Ende meines Optimismus angekommen, legte ich mich ins Bett und dachte nach: Anscheinend war mein Körper nach der Zahnextraktion nicht in der Lage gewesen, an dieser Stelle gesunden Knochen zu bilden. Es sammelten sich dort Bakterien an, die diesen Ausschlag verursachten. Sie waren jedoch lediglich ein Symptom und nicht die primäre Ursache. Das musste die *Kieferostitis* oder NICO sein bzw. dieser zugrunde liegend die Unfähigkeit, an dieser Stelle gesunden Knochen bilden zu können.

Alles, was die Entgiftungsorgane an Schlacken, Giften und Toxinen nicht verarbeiten können, leitet der Körper über sein größtes Entgiftungsorgan – die Haut – nach außen ab. Ich wusste, dass Hauterkrankungen immer nur Symptome einer tiefer liegenden Erkrankung sind.

Entmutigt und müde schlief ich ein.

Da ich ein Stehaufmännchen bin, hielt diese innere Stagnation nicht lang an, denn ich entdeckte einige Tage später in einem der Foren die Stabident-Methode: eine minimalinvasive Variante der Herdsanierung, die laut einschlägiger Literatur auch zu Erfolgen führen konnte, *ohne* dass man sich den Kiefer ausfräsen lassen musste. Diese Therapie hörte sich für mich schlüssig an, und ich war als Freundin minimalinvasiver Interventionen fest dazu entschlossen, diesen vielversprechenden Eingriff vornehmen zu lassen.

Um aber wirklich 100 Prozent sicherzugehen, dass ich tatsächlich eine *Kieferostitis* hatte, ging ich vorher noch zu drei unterschiedlichen Heilpraktikern, die alle verschiedene Testverfahren anwendeten. Sie testeten alle, unabhängig voneinander und ohne von mir einen Tipp bekommen zu haben, eine chronische fettige *Kieferostitis*, auch NICO genannt!

Nun galt es, den richtigen Arzt für die Stabident-Behandlung in angemessener Entfernung zu finden – ein Unterfangen, das ebenfalls wieder einiges an Zeit in Anspruch nahm. Der vielversprechendste Zahnarzt schien mir in Hamburg zu sein. Ich suchte also eine geeignete Bahnverbindung heraus und kaufte mir ein Ticket. Acht Stunden Fahrt hin und zurück ließen sich an einem Tag gerade so bewältigen.

Ich erzählte dem engagierten und interessierten Zahnarzt von meinem Beschwerdebild, es folgten verschiedene kinesiologische Tests und im Anschluss daran wurde ein dreidimensionales Röntgenbild angefertigt. Dort war das sehr große Areal mit der NICO für den Zahnarzt deutlich von den anderen Knochenbereichen abzugrenzen, und er empfahl mir als Therapie die Stabident-Behandlung. Insgesamt 4-mal fuhr ich dafür nach Hamburg. Irgendwann erschien mir aber die Relation von hochgerechnet 7 Minuten Behandlungszeit und abgerundet 8 Stunden Zugfahrt nicht mehr stimmig und ich wechselte zu anderen ganzheitlich arbeitenden Zahnärzten in einem 3 Stunden entfernten Ort im Vogtland und schließlich ins 2 Stunden entfernte Leipzig.

Proportional zur Reduzierung der Zugfahrzeiten minimierte sich letztendlich auch der Erfahrungshorizont der Zahnärzte in Bezug auf Stabident. Da ich aber beruflich wieder mitten in größeren Projekten steckte und zwei Kinder zu versorgen hatte, musste ich mit meiner Zeit effektiv umgehen. Als mir die in meinen Augen ziemlich schroffe Leipziger Zahnärztin den Bohrer ohne vorherige Betäubung in den Knochen rammte (mit der Begründung, eine Betäubung sei beim nervenlosen Knochen eigentlich nicht nötig), beendete ich dieses Projekt nach insgesamt rund zehn Behandlungen.

Die Symptome wurden nach und nach besser, verschwanden aber nicht völlig. Doch ich konnte mich mit den nur noch alle 4 Wochen in sehr reduzierter Anzahl auftretenden Bläschen kurz vor meiner Regelblutung einigermaßen arrangieren, da ich zumindest an den anderen Tagen davon verschont blieb.

[4. AKT] Eine falsche Ferndiagnose (oder „Zeig mir dein Foto/deine Zähne")

Leider blieben die Bläschen nicht die einzige optische Beeinträchtigung im Laufe der nächsten Jahre, sondern es wurde noch viel schlimmer. Mein Magen machte mich in kleineren und größeren Intervallen ziemlich stark darauf aufmerksam, dass ihn irgendetwas drückte, was eine allgemeine konstitutionelle Schwäche, einhergehend mit starken Schmerzen hervorrief. Der Arzt konnte keine Ursache finden, und so versuchte ich diesen Rebellen durch eine Schonkost zu beruhigen, was nach einiger Zeit in akzeptabler Weise durch zusätzliche unterstützende Massagen halbwegs gelang. Intuitiv spürte ich, dass diese Schmerzen etwas mit meinem Zahn zu tun haben mussten, der seit einiger Zeit „muckte". Aber ich wusste damals noch nicht um die genauen Zusammenhänge. Dieser Zahn, genauer mein 16er-Backenzahn, war schon seit ein paar Jahren mehr oder weniger auffällig. Anfangs reagierte er nur auf Kaltes, das ich dann einfach mied, um mich der Illusion hingeben zu können, dass alles mit ihm in Ordnung ist. Meine Zahnärztin riet mir dazu, die (optisch noch einwandfreie) kleinere Zementfüllung, die ich seit meiner Amalgamsanierung hatte, auszutauschen. Ein richtiges Inlay sollte ihrer Meinung nach den Zahn beruhigen und ihn besser schützen.

Mir widerstrebte dieser Gedanke, wusste ich doch, wie sensibel meine Zähne und mein Gehör auf Bohrer reagierten. Es verstrichen wieder ein paar Monate und die Schmerzen wurden nicht besser. Auffällig war, dass sich unter meinem rechten Auge nun ständig eine kleinere Schwellung befand, die es auf der linken Seite nicht gab. Irgendwann entschied ich mich doch zum Inlay und erhoffte mir davon endlich Ruhe mit diesem Zahn. Die Zahnärztin meinte nach dem Einsetzen des teuren Keramikinlays, dass der Zahn völlig in Ordnung sei, es sei keine Karies zu finden gewesen, und so war ich guter Dinge, dass die Schmerzen nur eine Folge der mikroskopisch undichten Zementfüllung gewesen waren. Bis zum finalen Crescendo mit höllischen Schmerzen vergingen noch ein paar Monate. Dann war plötzlich Ruhe.

Die Wahrscheinlichkeit, dass der Zahn abgestorben war, war, realistisch betrachtet, um einiges höher als die Möglichkeit, dass er mit großem Trara endlich spontan genesen war. Der kinesiologische Test am nächsten Morgen bei meiner Zahnärztin ergab, dass der Zahn zumindest noch keine bedenkliche Menge an Toxinen, die in toten Zähnen durch Verwesungsprozesse entstehen, produzierte, und auch der daraufhin aufgenommene Zahnfilm* zeigte nichts Auffälliges bzw. lieferte keine eindeutigen Indizien dafür, dass er devital war. Sie schloss diese Möglichkeit aber auch nicht aus, sprach doch der Verlauf eher für diese Variante. Der

* Röntgenaufnahme eines einzelnen Zahns

Kältetest war auch nicht eindeutig genug, um daraus Schlüsse ziehen zu können, denn ich war mir nicht sicher, ob es nun die Kälte oder die allgemeine Überreizung war, die diesen Schmerz erzeugte.

Mein nächster Weg führte mich ein paar Tage später in die Praxis eines Chirurgen, den ich bereits vor etwa 2 Jahren aufgesucht hatte, um mit ihm über die Implantation an der gegenüberliegenden 25er-Lücke zu sprechen. Er kam mir damals aufgeschlossen und ganzheitlich denkend vor und war sicher gern dazu bereit, mir den höchstwahrscheinlich frisch verschiedenen Backenzahn zu ziehen. Denn eines wusste ich: Ein toter Zahn war das Allerletzte, was ich jetzt noch gebrauchen konnte. Von der Freundlichkeit und Offenheit, die er mir beim letzten Mal entgegengebracht hatte, war dieses Mal keine Spur, denn ich hatte es gewagt, an einem seiner Grundpfeiler zu rütteln – an der Wurzelbehandlung, die damals bei mir leider nicht gründlich genug ausgeführt worden war. Er werde mir diesen Zahn auf gar keinen Fall ziehen, tot hin oder her, und mir diesen optisch einwandfreien Zahn später durch ein Implantat ersetzen, meinte er. Er pries mir die inzwischen um Welten verbesserte Wurzelbehandlung als eine revolutionäre Erfindung der Zahnheilkunde an (kam mir das nicht irgendwie bekannt vor?!) mit der Bemerkung, dass es hier absolute Spezialisten gebe, die den Zahn in einer aufwendigen Prozedur bis in die kleinsten Winkel säubern würden, drückte mir wirsch die Überweisung zum Fachzahnarzt für *Endodontie* in die Hand mit dem Verweis auf seine Arzthelferin, die mit zwölf wurzelbehandelten Zähnen immer noch putzmunter war und die sogleich strahlend erwiderte, dass sie überhaupt keine Probleme damit habe. Schön, dachte ich etwas neidisch ob dieser kräftestrotzenden Gesundheit – und herzlichen Glückwunsch! Bei mir reichte bereits ein einziger toter Zahn aus, um meinen sowieso schon desolaten Gesundheitszustand weiter zu schwächen.

Einige Wochen später versuchte ich mein Glück in einer Zahnarztpraxis in Berlin, die sich im Internet sinngemäß als „ganzheitliches Institut für complementäre Heilung“ anpries. Diese elegante Formulierung mit „C“ und der ganzheitliche Ansatz klangen für mich vielversprechend, und vielleicht konnte man mir hier eindeutig sagen, ob der Zahn nun tot oder lebendig war. Als man mir am Telefon mitteilte, dass die Zahnärztin auch per kinesiologischem Ferntest arbeite und ich lediglich ein Foto von mir und eine aktuelle Röntgenaufnahme des Zahns zu schicken bräuchte, freute ich mich über diese zeitsparende Variante, schickte ihr ein frisch gemachtes Selfie und den kürzlich aufgenommenen Zahnfilm, und ein paar Tage später rief mich die Zahnärztin schon an. Ihr Austesten habe ergeben, dass der Zahn eindeutig vital sei, ich mir nicht so viele Sorgen machen und stattdessen meinen Glauben hinterfragen solle. Das sei in der nächsten Zeit meine wichtigste Mission.

Ein halbes Jahr verbrachte ich in dieser „Unbedenklichkeits-Blase“, doch die Schwellung unter dem Auge erinnerte mich jeden Morgen daran, dass da in meinem Kieferknochen etwas nicht in Ordnung war. Hinzu kam, dass mein Puls nun ständig erhöht war, und ich wusste, dass ein erhöhter Puls ein Indiz für eine schwelende Entzündung sein konnte. Ich wurde zur Puls-Mess-Expertin, kontrollierte in allen erdenklichen Situationen meinen Ruhepuls, der vor lauter Aufregung nach den ersten Testsekunden erst recht in die Höhe schnellte. Ein Tuina-Therapeut* tippte auf zu wenig sportliche Ertüchtigung und meinte, dass mein untrainiertes Herz besonders in Ruhemomenten verstärkt arbeiten müsse, schloss aber auch einen toten Zahn als Auslöser nicht aus. Mein Verstand suchte sich aus Selbstschutz die sportliche Disposition als Ursache aus, und so nahm ich mir vor, jeden Tag eine Stunde im Wald spazieren zu gehen, um meinen Kreislauf in Schwung zu bringen und damit meinem schreibtischgewöhnten Herzen eine tägliche Bewegungskultur zu gönnen.

Zu dieser Zeit hatte ich gerade parallel zu meinem inzwischen florierenden Büro ein Angebot für eine Viertelstelle an der Uni als wissenschaftliche Mitarbeiterin angenommen. Anfangs als inspirierende Ergänzung zu meiner Arbeit als Designerin gedacht, entpuppten sich der Doppelpack an Arbeit und die gesundheitliche Schieflage schnell als größere Herausforderung und Belastungsprobe. Bisher hatte ich mein Arbeitsleben relativ frei genießen können – nun war ich an 2 Tagen fest verplant und musste meine Woche nach einem externen Stundenplan richten. Außerdem musste ich auch an Tagen mit Bläschenexplosion und dickerem Auge quer durch die Stadt zur Uni fahren, was mir, ehrlich gesagt, ziemlich unangenehm war.

---

* Eine selbstständige chinesische Massageform und eine der fünf Hauptsäulen der traditionellen chinesischen Medizin (TCM) – zusammen mit der chinesischen Arzneimitteltherapie, der Akupunktur, der chinesischen Ernährungslehre und den Bewegungstherapien Qigong und Taijiquan (nach: Wikipedia)

[5. AKT] Von Facelifting und Hightech-Implantaten (oder „Die zweite Lücke")

Irgendwann fühlte sich die Stelle über dem Zahn komisch an, und ich suchte eine Chirurgin auf, die einen sehr guten Ruf in ihrem Fachgebiet genoss. Freundlicherweise hatte ich aufgrund der Dringlichkeit schnell einen Termin bekommen, und man bat mich, einige Tage später mit viel Zeit im Wartezimmer Platz zu nehmen. Und so saß ich im Wartezimmer hoch über den Dächern der Stadt mit Panoramablick und wartete mit klopfendem Herzen auf den Termin.

Ich schaue mir eigentlich ungern Werbevideos in Arztpraxen an, aber nach einer gefühlten Ewigkeit des erfolgreichen Wegschauens und des gelangweilten Durchblätterns verschiedener Hochglanzillustrierten hatte mich der große Screen mitten im Wartezimmer nun doch „gepackt", zumal er genau vor meinen Augen angebracht war. In sanften Ein- und Ausblendungen wechselten sich facegeliftete Menschen unterschiedlichen Alters und Geschlechts mit aufgeplusterten Lippen, angehobenen Wangen und einer makellosen, bläschenfreien Haut mit herangezoomten, perfekt geformten titangrauen Hightech-Implantaten ab, die anmutig, geräuschlos und schmerzfrei in virtuelle, ästhetisch geformte entzündungsfreie Knochen glitten und diese somit (laut ebenso sanft eingeblendeten Textbannern) davor bewahrten, sich kümmerlich zurückzubilden und stattdessen die volle Kaukraft dieser schönen, alterslosen Menschen wiederherzustellen vermochten.

Da die Praxis sowohl das Spektrum der Schönheitschirurgie als auch der Implantologie und der Zahnheilkunde abdeckte, war ich mir nicht sicher, wer von den vielen Patienten im Wartezimmer sich welchem Bereich zuordnen ließ. Bei den jüngeren tippte ich mehrheitlich auf Weisheitszähne oder *Veneers**, bei den älteren wahllos mal auf die Schönheit, auf Implantate oder beides gleichzeitig. Was ich aber mit Sicherheit sagen konnte, war, dass es in dieser Branche boomte, denn die Anzahl der hereinkommenden und hinausgehenden Patienten war beachtlich.

---

* Eine hauchdünne, lichtdurchlässige Verblendschale aus Keramik für die Zähne, die mit Spezialkleber auf die Zahnoberfläche – vor allem von Frontzähnen – aufgebracht wird (nach: Wikipedia)

Dann wurde ich aufgerufen, und für einen kurzen Augenblick war es mir unangenehm, von den anderen Patienten vielleicht in einen Topf mit Facelifting-Kandidatinnen geworfen zu werden.

Die Chirurgin konnte kaum glauben, was sie sah. Hatte sie mir doch gerade eben vor der von mir mit Nachdruck verlangten 3-D-Aufnahme im Anschluss an die klinische Untersuchung noch bestätigt, dass der Zahn vital sei und ich mir nicht so viele Sorgen machen solle. Auf dieses schon so oft vernommene „Machen Sie sich doch nicht so viele Sorgen" reagierte ich mittlerweile leicht allergisch, denn es löste bei mir inzwischen eine Art Kampfreflex aus, der mich energisch dazu aufforderte, meine Intuition zu verteidigen. Der auf dem Bildschirm vergrößert dargestellte Knochen um die Zahnwurzel herum war stark entzündet, die Kieferhöhle verschattet und der Zahn eindeutig tot. Sie riet mir dringend, den Zahn entfernen zu lassen, da sei nichts mehr zu retten. Ich ärgerte mich über die „complementären Quacksalber" mit dem eleganten „C", über mich, weil ich meine Intuition nicht ernst genommen hatte, und über die verlorenen letzten 6 Monate, in denen die Entzündung genug Zeit gehabt hatte, sich immer tiefer in meinen Knochen hineinzufressen und meinen Körper mit einer wahren Flut an Toxinen zu belasten. Nicht zuletzt wurde mir schlagartig die hochpreisige Fehlinvestition des unschuldig weißen Keramikinlays bewusst – ein toter Zahn brauchte das ganz gewiss nicht mehr.

Hat man bereits einen Zahn verloren, könnte man meinen, dass man ob der Vorerfahrung das Ganze nur noch als Routine wahrnimmt. Doch bei mir war der Verlust des zweiten Zahns umso dramatischer. *Eine* Zahnlücke könnte man notgedrungen noch als „mutige Entscheidung zur Lücke" definieren – bei zwei Zahnlücken rutschte man in meinen Augen schon in die Ü70-Seniorenecke mit lückenhaften Gebissen. Dabei war ich erst 40 Jahre alt.

Ich erinnere mich noch ganz genau an den Tag des Zahnziehens, es war eine Woche später. Obwohl ich das Prozedere schon kannte, hatte ich zugegebenermaßen große Angst. Es war ja auch ein viel größerer Zahn und die damit verbundene größere Angst war in meinen Augen durchaus begründet.

Die Chirurgin zog ihn beherzt und virtuos in atemberaubender Schnelligkeit, sodass ich es vor lauter Angst kaum mitbekam, während die Schwester meinen Kopf mit beiden Händen und aller Kraft festhielt. Ich dachte nur: „Unglaublich, dass man es bis heute nicht geschafft hat, aus dem archetypischen, brutalen Akt des Zähneherausreißens eine sanftere Methode zu entwickeln." In dem Moment hatte ich eine tiefe Ehrfurcht vor meinem Körper, der bis dahin den Zahn so fest in sich verankert hatte. Den gezogenen Zahn mit dem teuren Keramikinlay gab mir die Chirurgin als Andenken mit. Und wieder einmal wurde der Stabmixer zur Herstellung pürierter Nahrung für die nächsten 2 Wochen zu meinem treuesten Begleiter.

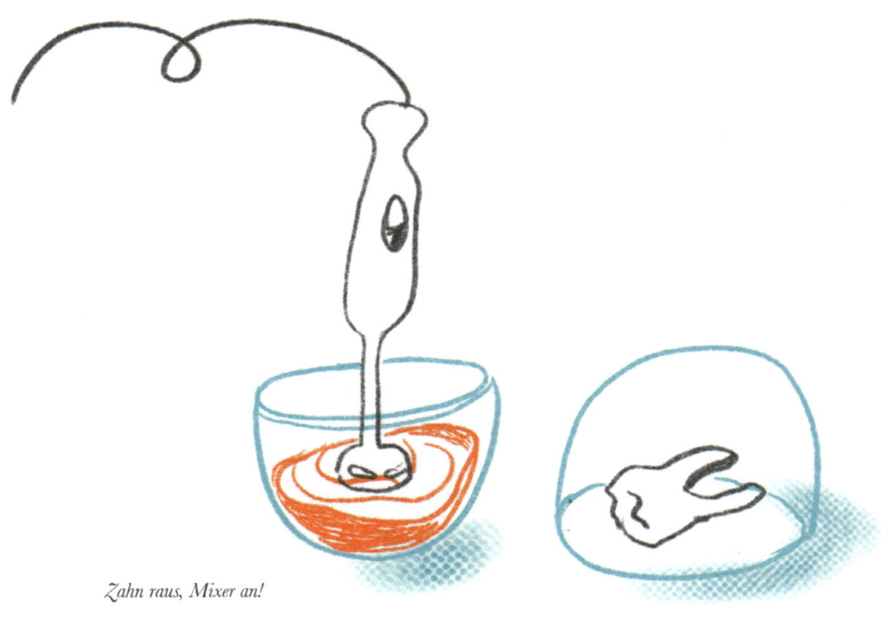

Zahn raus, Mixer an!

[6. AKT] Eine tagesfüllende Odyssee (oder „H wie ‚HNO' oder eher wie ‚Humor'?")

Ich erhoffte mir durch die Entfernung des toten Zahns und die damit einhergehende Eliminierung dieser Bakterien- und Toxinschleuder eine endgültige Besserung meiner Beschwerden. Doch wider Erwarten tat sich nichts in puncto Schwellungsreduzierung unter dem rechten Auge und die Bläschen vermehrten sich nach einer jahrelangen milder ausgeprägten Form der Fast-Normalität wieder wöchentlich in furchterregender exponentieller Manier.

Etwa ein Jahr nach der Zahnextraktion – ich steckte mit meinem Büro mitten in der Aufbauleitung einer Dauerausstellung für eines der besten Museen Deutschlands – wachte ich morgens auf und bemerkte, dass mein rechtes Auge sich irgendwie komisch anfühlte. Ich musste um 8 Uhr im Museum sein und eilte, von einer Vorahnung getrieben, ins Bad. Dort sah ich im Spiegel eine hühnereigroße Schwellung unter dem rechten Auge und ums Augenlid herum. Diese war so groß, dass ich direkt zum Kühlschrank rannte, um mir irgendetwas greifbares Kaltes daraufzupacken. Sicherheitshalber meldete ich mich für heute von allen Terminen ab, und glücklicherweise konnte meine liebe Kollegin für mich einspringen. Mein nächster Schritt führte mich direkt in die Praxis der Kieferchirurgin hoch über den Dächern der Stadt, die meinen letzten Zahn entfernt hatte. (*Das war Wegstrecke 1 auf der an diesem Tag ungeplant stattfindenden Arztpraxen-Odyssee.*)

Etwas ratlos über die unerklärlich große Schwellung unter meinem Auge, ließ sie auf mein Drängen hin wieder eine 3-D-Aufnahme des Kieferbereichs anfertigen und stellte bei der anschließenden gemeinsamen Auswertung der Aufnahme fest, dass der Kieferhöhlenboden immer noch stark verschattet sei und dieser Befund dem des präoperativen Stadiums entspreche. Die Tatsache, dass der Auslöser in Form des toten Zahns längst entfernt war und sich das umliegende Gewebe immer noch nicht regeneriert hatte, ließ bei ihr (im Gegensatz zu mir) leider keine weiteren Fragen aufkommen und eine von mir in Erwägung gezogene *Kieferostitis* oder NICO konnte sie beim besten Willen nicht finden. Am Ende mit ihrem Chirurgenlatein und der minutiös getakteten Zeit, die man als Durchschnittspatient bei Durchschnittskassenärzten verbringen darf, stellte sie mir eine Überweisung zum HNO-Arzt aus mit der Begründung, das sei ihrer Meinung nach nun eindeutig ein Problem seines Fachbereichs und sie als Kieferchirurgin sei dafür nicht mehr zuständig. – Heureka, Überweisung! Adieu, du schwierige, zeitintensive Patientin. ☺

Einige Stunden und einige Telefonate später saß ich in der Praxis eines mir empfohlenen HNO-Arztes (*Wegstrecke 2*). Schon beim Eintreten in das Arztzimmer und beim Anblick des PCs, der das vorige Jahrtausend schon erlebt hatte, war mir klar, dass meine mitgebrachte CD und sein PC nicht kompatibel sein konnten. Der sympathische Endfünfziger mit Dreitagebart, grün meliertem Wollpullover, Nickelbrille und *Vichy*-kariertem Hemd wünschte sich die Daten freundlich und bestimmt in

„ausgedruckter Form analog auf Papier". Die Kombination von „analog, gedruckt und Papier" im Kontext dieser diffizilen Suche nach der Nadel im Heuhaufen bzw. des Herds im Kiefer löste eine sofortige Adrenalinflut in meinem Körper aus, bescherte mir einen entsetzten Blick mit großen, teilgeschwollenen Augen und durchflutete mein mit Stresshormonen geladenes Gehirn mit dem blitzartigen Gedanken an das garantierte Scheitern dieses sinnlosen Unterfangens. Meine Kämpfernatur siegte am Schluss dennoch – so schnell war ich nicht bereit aufzugeben!

Ich fuhr daraufhin wieder zurück in die Praxis der Chirurgin (*Wegstrecke 3*), holte die qualitativ miserablen Schwarz-Weiß-Ausdrucke ab und sah mir, zu Hause angekommen (*Wegstrecke 4*), die CD auf meinem eigenen Rechner an, scrollte mich in der dreidimensionalen Welt meines Kieferknochens durch die verschiedenen digitalen Ebenen, um dem HNO-Arzt dann sofort die relevanten Stellen zeigen zu können. Das erschien mir um Welten besser als eine analoge, schlecht gedruckte Variante auf Papier.

Danach fuhr ich mit dem Laptop und den Ausdrucken im Rucksack, der immer noch beachtlichen Schwellung unterm Auge und der kaschierenden Sonnenbrille auf der Nase (ohne Sonnenschein) mit dem Fahrrad zurück in die HNO-Arztpraxis (*Wegstrecke 5*). Der Arzt beschwerte sich zu Recht über die miserable Qualität der Ausdrucke, warf noch einen sehr kurzen Blick auf die 3-D-Visualisierung, gab kopfschüttelnd ein paar „Tststs" von sich, hämmerte irgendetwas in die altertümliche Tastatur und druckte mir die Retoure bzw. Überweisung zur Chirurgin aus – mit der Begründung, dass die Kieferhöhle nicht das Problem sei, sondern primär eine Entzündung im Zahnareal des gezogenen 16er-Zahns. Punkt.

Er schimpfte über die Chirurgen, zeigte mir – inzwischen zum „Du" übergegangen – seine eigene Zahnlücke im Unterkiefer und meinte beschwichtigend, dass jeder Zweite solche „Problemchen" mit der Kieferhöhle habe. Man sähe auf einem 3-D-Bild eigentlich mehr, als man sehen wolle. („Ja, wenn man überhaupt die technischen Möglichkeiten dazu hat", dachte ich.)

Wir lachten noch ein wenig zusammen über erbauliche Zahn- und Kiefergeschichten aus seinem Repertoire und ich vergaß dabei fast mein dickes Auge. „Charmanter Typ", dachte ich beim Hinausgehen mit Blick auf ein an der Tür klebendes Plakat eines längst verjährten Rockkonzerts, und „schade, dass ‚du' mir nicht weiterhelfen kannst." Aber ich konnte es ihm nicht verübeln, dass er das auf ihn abgewälzte Problem per Überweisungsschein wieder an den Absender retournierte. Ich hätte es an seiner Stelle genauso gemacht, denn die Ursache lag ja eindeutig woanders.

Damit stand ich wieder allein da, weil sich keiner für dieses Problem zuständig fühlte. Ich fuhr am späten Nachmittag nach Hause (*Wegstrecke 6*), kühlte den Bereich unter meinem Auge und versuchte trotz der ergebnislosen Suche des heutigen Tags einen kühlen Kopf zu bewahren. Die Überweisung mitsamt den schlechten Ausdrucken warf ich ins Altpapier, die tagesfüllende Odyssee in dieses Kapitel.

[7. AKT] Ein etwas gedrosselter Endspurt …

Vielleicht war diese Schwellung ja nur eine einmalige Sache, vielleicht lag es auch gar nicht an der Kieferhöhle, sondern an meinen Verdauungsorganen: Der Bereich unter den Augen ist aus Sicht der chinesischen Akupunktur den Verdauungsorganen zugeordnet, und erst kürzlich hatte ein Akupunkteur ihn bei mit nur einem Nadelpiks zum Abschwellen gebracht (und leider auch zur Entstehung eines kleinen Hämatoms, das diese Stelle anschließend 3 Wochen lang zierte). Eine weitere Möglichkeit war das Essen am Vorabend, auf das ich vielleicht mit einer verstärkten Histamin-Ausschüttung reagiert hatte. Wir hatten am Vorabend Käsefondue gegessen, und ich hatte mir etwas zu spät am Abend den Bauch zu voll geschlagen. Alkohol und Käse im Übermaß stehen ansonsten nicht auf meinem Speiseplan, und vielleicht hatte mein Körper einfach überreagiert. Auch eine Ödem-Bildung durch Wasseransammlung während des Schlafes zog ich in Betracht und schlief in den nächsten Tagen mit erhöhtem Kopf, um das ausschließen zu können.

Etwas fokussierter und ruhiger, nahm ich mir vor, die Situation in den nächsten Tagen zu beobachten und meinen Körper darin zu unterstützen, der eventuell vorhandenen Entzündung in der Kieferhöhle zu trotzen.

Ich hatte mir im Laufe der Jahre einen durchaus respektablen Erfahrungsschatz auf dem Gebiet der Gesundheits- und spirituellen Literatur aus Hunderten von Büchern angelesen und Aberhunderte neue Mittel von A wie *Aconitum* bis Z wie Zeolith kennengelernt. Zudem verwandelte sich meine Küche – nicht ganz unbeeinflusst durch meinen neuen Liebsten – in ein stetig expandierendes Flagschiff voller heimischer und exotischer Superfoods.

Ich hatte täglich mehr Energie und fühlte mich, bis auf lokale Symptome wie die Bläschen und gelegentliche Schwellungen am rechten Auge, gut. Außerdem hatte ich eine besondere Form der Meditation kennengelernt, die ich seitdem fast täglich anwendete und die mir in allen möglichen Bereichen meines Lebens schon wahre Wunder beschert hat.

Die starken Schwellungen am Auge traten insgesamt nur noch 3-mal auf, manchmal war das gesamte Augenumfeld betroffen, manchmal nur der Tränensack. Ich hatte inzwischen eine Strategie mithilfe natürlicher „Zaubermittel" entwickelt, mit der ich die starke Schwellung innerhalb eines Tages gänzlich zum Abklingen bringen

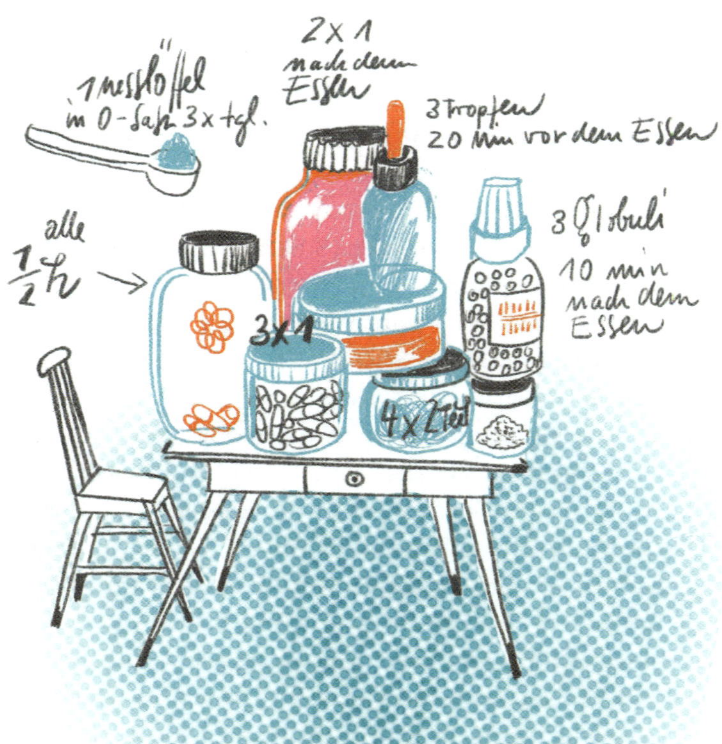

Das experimentierfreudige Küchenlabor

konnte, und die Sonnenbrille war mir in dieser Zeit zu einer treuen Gefährtin beim Gang aus dem Haus geworden, um das dicke Auge zu kaschieren.

Im Sommer 2017 bildete sich um das rechte Auge herum plötzlich ein bis dahin unbekannter Ausschlag: Die Haut war stark gerötet und aggressive, gruppenbildende größere Bläschen tummelten sich auf diesen Rötungen. Zudem reagierte das gesamte Oberlid auf mechanische Reizungen mit sofort anschwellenden großflächigen Pusteln.

Ich hatte erst kürzlich von der Ozonbehandlung gelesen und entschied mich, den Bereich über dem gezogenen 16er-Zahn mit Ozon behandeln zu lassen, denn ich hatte jetzt den dringenden Verdacht, dass da tatsächlich etwas nicht in Ordnung war.

Ich fand 2 Stunden entfernt einen ganzheitlich arbeitenden Zahnarzt, der mir in 10 preisintensiven Sitzungen Ozon in die Stelle spritzte: Ozon tötet innerhalb weniger Sekunden alle Keime in dem betreffenden Bereich. Ich hoffte, dass die Symptome verschwinden würden, zumal mir der Zahnarzt von Erfolgen durch diese Behandlung berichten konnte. Leider wurde durch die Behandlung nur mein Geld deutlich weniger, die Bläschen und die Schwellung jedoch nur in geringem Maße. Zwar wurde der Ausschlag um mein rechtes Auge herum mit der Zeit besser, verschwand aber erst nach einigen Monaten vollständig durch kolloidales Silber und Wasserstoffperoxid, die ich abwechselnd mehrmals am Tag auf diese Stellen auftrug. Die Schwellung unter dem Auge aber blieb.

[8. AKT] Im Kosmos von Chirurgin Dr. X

Im Herbst 2017 entschied ich mich, die Praxis einer als Koryphäe in der chirurgischen Herdsanierung geltenden Zahnärztin aufzusuchen. Dafür war ich bereit, insgesamt 8 Stunden Zugfahrt in Kauf zu nehmen. Bestenfalls ergab die Untersuchung, dass die Entzündung bereits abgeklungen und ich gesund war (eher unrealistisch), schlimmstenfalls war dort ein Entzündungsherd (schon realistischer), den ich dann bei ihr entfernen lassen wollte. Ich hatte bereits im Vorfeld mit der Zahnärztin telefoniert, war voller Zuversicht, da sie sich freundlich und kompetent meiner Problematik anzunehmen schien, und fieberte erwartungsvoll dem Termin entgegen, der mir endlich Klarheit verschaffen sollte.

Die Praxis lag in der obersten Etage eines dieser unscheinbaren Altneubauten, die man beim Flanieren durch hübsche historische Straßenzüge gern übersieht. Nach drei Etagen monochromer Tristesse mit Schummerlicht und uneinladenden

Eingängen anderer Praxen und Büros, öffnete sich die surrende Tür und ich betrat den Kosmos der Chirurgin Dr. X. (Meine Sinne waren für einen kleinen Moment irritiert, denn meine Augen brauchten einen Augenblick, um sich an die strahlende Helligkeit zu gewöhnen.)

Für mich als Designerin war das auf den ersten Blick eine wahre Offenbarung zwischen all den anderen Praxen, die ich im Laufe meines Lebens schon kennengelernt hatte und in denen ich während des endlosen Wartens in uninspirierenden Wartezimmern notgedrungen stets kreative Ideen ersann, die das Warten eines Patienten attraktiver machen könnten.

In dieser Zahnarztwelt ohne irritierenden Zahnarztgeruch glänzte alles vom Feinsten – extrem minimalistisch und modern gehalten, mit vielen schönen Details: hier ein dezentes, meditativ wehendes Windspiel, für die Patienten Edelsteinwasser in einer edlen Karaffe und da im weißen Nichts ein thronender goldener Buddha – klein genug, um das stylische Ambiente nicht zu stören und groß genug, um sich davon abzuheben und die weiße hochglanzpolierte Oberfläche mit seiner goldenen Aura schimmernd zu bestrahlen. Mein Herz und meine Augen waren gerührt, ebenso meine Ohren, die verzückt den sphärischen Klängen lauschten, die die loftartigen Räumlichkeiten einhüllten.

Die Chirurgin war die perfekte Ergänzung zu ihrer Praxis bzw. die Praxis zu ihr: Die minimalistisch mit einem Band gehaltenen, streng nach hinten liegenden, halblangen glatten Haare, das dezente Make-up und der weiße Arztkittel gaben ihr in diesem Umfeld fast eine buddhistische Note. Allerdings irritierte mich doch ein wenig die schwarze Haarfarbe, war die Dame doch auf der Webseite noch blond. Irgendwie hatte das weicher und sympathischer auf mich gewirkt.

Aus der Anamnese konnte sie nicht viel ableiten, denn ich hatte kaum irgendwelche gravierenden Beschwerden, sondern nur diese leidigen Symptome am Auge und auf der Haut, und mir ging es auch viel zu gut für große bestehende Herde im Kiefer. Nun ja, mein Untergewicht belastete mich, was ich meiner – von einer Ärztin für traditionelle chinesische Medizin (TCM) diagnostizierten – extrem schwachen Mitte zuschrieb, und ich hätte gern 5 Kilogramm mehr auf die Waage gebracht. Ich fühlte mich oft schlapp und antriebslos, aber im Großen und Ganzen ging es mir recht akzeptabel. „Recht akzeptabel“ – mit welch niedrigem Standard hatte ich mich damals arrangiert und diesen lange Zeit als Istzustand akzeptiert.

Immerhin musste ich auch sehr viel unternehmen, um diesen Status quo zu halten: Ich nahm jeden Tag zahlreiche Vitaminpräparate, Nahrungsergänzungsmittel, Superfoods in Form von Smoothies oder frisch gepressten Säften zu mir, dazu kamen noch verschiedene gesundheitsfördernde Therapien, und ich versagte mir die meisten kleinen kulinarischen Sünden. Ich lebte seit 20 Jahren in jeder Hinsicht sehr gesund und vollkommen zuckerfrei. Bücher über Superfoods, Super-Smoothies, Super-Detox-Kuren und exotische Saftkreationen hatten längst die vergleichsweise ungesunden Lecker-Kochbücher in unserer Küche ersetzt. Jeden unnötigen Stress, selbst in Urlaub zu fahren, hielt ich mir, so gut es ging, vom Hals, denn das war mit zeitintensiven vorbereitenden Maßnahmen wie dem tagelangen Umfüllen all der benötigten Gesundheitsmittelchen in Reiseportionen verbunden. (Darauf verzichten zu können wäre mir nur allzu lieb gewesen.) Trotzdem kam ich über das „Recht akzeptabel" nicht hinaus.

Etwas ungeduldig fragte mich Frau Doktor, ob da nicht noch mehr an Beschwerden sei, da ich offenbar nicht in ihr gewohntes Krankheitsschema passte. Als sämtliche Anamnesefragen erschöpft waren, folgte für meinen Geschmack ein etwas ruppiger Kältetest bei allen Zähnen, und bei jeder Berührung zuckte ich vor der strengen Kälte zurück, während sich das Gesicht der Zahnärztin nur bestätigend im Zeitlupentempo auf und ab bewegte und sie mit dem Testen unbeeindruckt fortfuhr. Ich kam mir selbst angesichts meiner Schmerzreflexe deplatziert vor, das passte einfach nicht in dieses perfekte Ambiente, und ich riss mich zusammen. Der Test ergab, dass ich keine toten, sondern gesund reagierende Zähne hatte, die sich nun wieder nach wohltemperierter Erholung sehnten.

Die 3-D-Röntgenaufnahme wurde gemacht. Ich hatte schon vergessen, wie viele das in den letzten Jahren gewesen waren, aber dank meiner Flugangst und des damit verbundenen selbst auferlegten „Flugboykotts" hatte ich mir ein persönliches Kontingent an „freien" Röntgenstrahlen angelegt, das ich nun nach und nach in Zahnarztpraxen aufbrauchte. Dann folgte die Auswertung der Daten, während ich wieder im Wartebereich Platz nahm. Die Zahnärztin zog sich hierfür ungefähr 10 Minuten in ihr Zimmer zurück, erledigte in dieser Zeit noch ein Telefonat … und ich wartete gespannt auf eine gemeinsame Auswertung, in der sie mir ausführlich alle Bereiche zeigen würde, die ihrer Meinung nach auffällig waren.

Die Wartezeit war vorüber, sie schwebte in ihrem weißen Mantel wie aus dem weißen Nichts kommend in die Wartelounge, sodass ich sie – in Gedanken versunken – beinahe übersehen hätte, und bat mich, mitzukommen. In kurzen knappen Sätzen demonstrierte sie mir auf einem für meinen Geschmack viel zu kleinen Monitor mit schlechter Auflösung eine „2 Millimeter große Verschattung in Regio 16" sowie eine Knochenaufweichung bzw. *Osteolyse* zwischen den Zähnen 26 und 27. Diese müsse man im Auge behalten und sie sei wahrscheinlich Resultat einer Störung des Magenmeridians, momentan aber nicht behandlungsbedürftig. Ich solle dringend meine mit diesem Bereich zusammenhängenden emotionalen Blockaden und Konflikte lösen. Sie empfahl mir hierfür eine ihr bekannte Therapeutin.

Ich war in mehrerer Hinsicht perplex: Erstens war ich es gewohnt, von Ärzten in die 3-D-Auswertung miteinbezogen zu werden, denn ich hatte durch meinen Job fast täglich mit 3-D-Visualisierungen zu tun und war als mündige Patientin durchaus in der Lage, mir ein räumliches Bild zu machen, zumal ich mir die letzte digitale Volumentomografie (DVT) inklusive des dazugehörigen Programms selbst auf meinen Rechner installiert hatte, um mich durch die verschiedenen Ebenen zu klicken und mir die Strukturen in meinem Kiefer anzusehen. Außerdem konnte ich mir beim besten Willen nicht vorstellen, dass ein nur 2 Millimeter großer Herd mein Auge in diesen hühnereigroßen Dimensionen anschwellen ließ.

Es folgten noch Standarderläuterungen, in denen Frau Doktor X mir die Zusammenhänge zwischen Zähnen und Organen erklärte, die ich alle bereits in- und auswendig kannte, und ich hörte an der monotonen Stimme die Routine, die sich im Laufe von Hunderten von Patientengesprächen eingeschlichen hatte, dass es sie sogar selbst langweilte. Es klang wie eine in Endlosschleife abgespulte CD, die längst vergessen hatte, welche Musik sie eigentlich spielte, und die Chirurgin tat mir dabei fast leid. Nachdem sie ihren Monolog beendet und meine wiederholte irritierte Frage, ob da wirklich nicht mehr im Kiefer zu finden sei, mehrmals mit der für mich inzwischen hochgradig allergieauslösenden Bemerkung abgewinkt hatte, ich solle mir doch nicht so viele Sorgen machen, empfahl sie mir einen Termin zur Operation der kleinen beherdeten 2-Millimeter-Stelle im Bereich des 16er-Zahns.

Die für diesen Termin eingeplante Zeit war abgelaufen und die Zahnärztin begleitete mich höflich distanziert und mit einer fließenden Handbewegung zur Tür. Begleitet von der Kunst, Contenance zu bewahren, ließ ich mich gern herausführen. Mein letzter Blick galt dem goldenen Buddha, der immer noch auf dem weißen Board saß und sich von uns nicht vom nach innen gerichteten Blick abhalten ließ – oder doch?

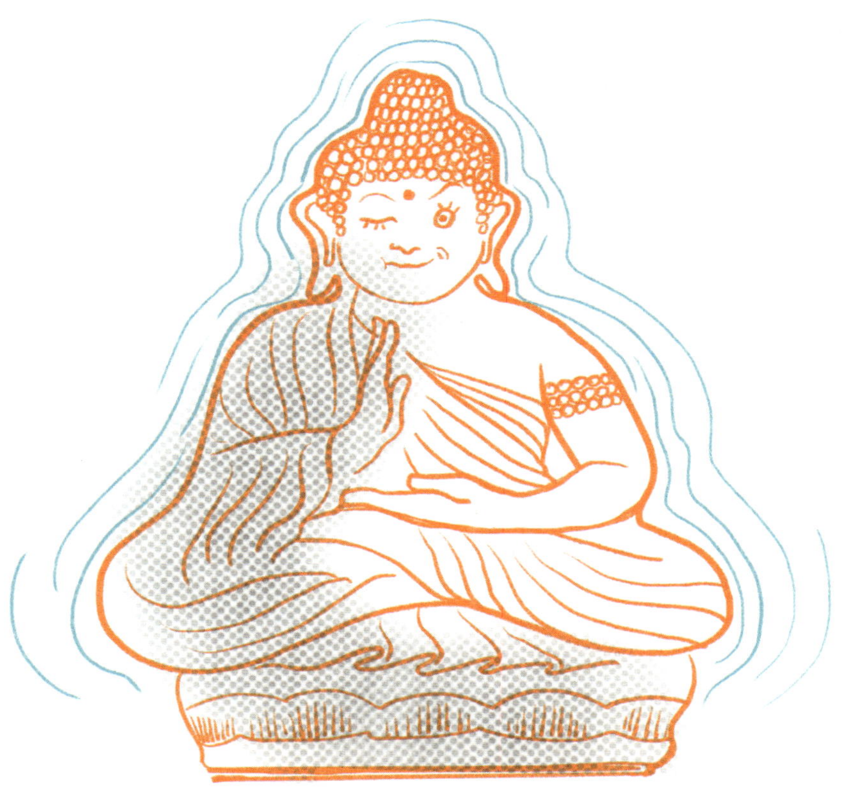

Buddha mit Keep cool-Augenzwinkern

[9. AKT]

Warum denn in die Ferne schweifen …?

Beim Verlassen der Praxis war mir klar, dass ich mich hier auf gar keinen Fall operieren lassen würde, und so schickte ich am übernächsten Tag die CD mit der Aufnahme an eine Praxis für ganzheitliche Zahnmedizin in Berlin, die ich tags zuvor ausfindig gemacht hatte.

Ich schilderte meine Problematik und bat eindringlich, sich die Aufnahme nochmals genau anzusehen – ich wollte unbedingt eine zweite Meinung hören.

Innerhalb eines Tages schrieb mir der Zahnarzt zu meiner großen Freude zurück, dass er die Regionen 16 und 18 als radiologisch aufgehellt interpretiere und empfehle, diese beiden Bereiche behandeln zu lassen. Er markierte die betreffenden Stellen auf den Aufnahmen in einem Umfang von etwa 1 mal 1 mal 1 Zentimeter! Ich war ihm unendlich dankbar für diese Rückmeldung, hatte sich doch meine Skepsis als begründet erwiesen. Außerdem ist es nicht selbstverständlich, dass sich ein Arzt einfach so die Zeit für eine komplizierte und zeitintensive 3-D-Auswertung nimmt.

Mir war nun natürlich auch bewusst, dass zwei Herde eine größere Belastung darstellen als nur einer, und ich war fest entschlossen, diese nun endlich operativ entfernen zu lassen, und vereinbarte einen Termin in der Berliner Praxis. Mein Körper hatte es also auch dieses Mal nach der Zahnextraktion nicht geschafft, die Wunde mit gesundem Knochen zu füllen, da ich ein paar wichtige Parameter, die für die Knochenheilung unbedingt erforderlich sind, zu dem Zeitpunkt noch nicht berücksichtigt hatte. Dass mein Körper zur Bildung von Zahnherden neigt, machte der Befund in Regio 18 deutlich, wo es nie einen Zahn gegeben hatte, sondern nur die Keimanlage zu einem Weisheitszahn. Daraus hatte sich aber kein Weisheitszahn entwickelt, sondern ein chronischer Entzündungsherd.

Wie es der glückliche Zufall wollte, fand ich nach all dem Suchen dann doch direkt in der Nähe einen Umweltzahnmediziner, dem ich sofort mein Vertrauen schenkte. Er war offen und interessiert an meiner Krankheitsgeschichte, schaute mit mir zusammen akribisch genau die 3-D-Aufnahme an und zeigte mir all die kritischen Bereiche, die seiner Meinung nach auf eine NICO hindeuteten. Der Befund deckte sich absolut mit dem der Berliner Zahnarztpraxis, und ich konnte aus dem Gespräch viele neue Erkenntnisse gewinnen. Bei ihm ließ ich die beiden Herde entfernen.

Letztendlich war es mir zu energieraubend, nach Berlin zu fahren, um dort eine OP vornehmen zu lassen, vor der ich zugegebenermaßen großen Respekt hatte. Da war die Vorstellung, mich sofort nach dem Eingriff ins Bett verkriechen zu können, angenehmer als die, anschließend 2 Stunden über die Autobahn fahren zu müssen oder im Zug zu sitzen.

Die OP sollte im Februar 2018 stattfinden – den Termin dazu vereinbarte ich im November 2017. Zeit genug, um mich noch 3 Monate einer Challenge der besonderen Art zu unterziehen: Ich startete den Versuch, die Zahnherde durch gezielt ausgewählte Methoden – zusätzlich zu den bereits eingenommenen Mitteln – zu eliminieren: durch Magnetfeldgeräte (Bezugsquellen siehe Seite 305 ff.), unterschiedliche Zapper und den *Zappicator*. In dieser Zeit verbrachte ich meine Zeit zu Hause abwechselnd mit magnetischen Spots an der Wange, auf einer Magnetfeldmatte oder verkabelt mit einem Zapper an den Handgelenken. Die Krönung war ein schwarzer Minikoffer, der sogenannte *Zappicator*, den ich eine halbe Stunde täglich zusätzlich zu den anderen Maßnahmen an die beherdeten Bereiche hielt, da Zahnstörfelder auch zu seinen Einsatzgebieten zählten. Meine Kinder wunderten sich sehr über das alles, mein Partner allerdings schon gar nicht mehr, und ich bildete mir ein, dass die Herde jeden Tag kleiner wurden.

Fakt war, dass diese sehr aufwendige, zeitintensive Prozedur leider keinen Erfolg brachte: Das Ausmaß der Herde war nach Aussage des Chirurgen am Tag der OP exakt so geblieben wie auf der 3-D-Aufnahme vom September. Vielleicht haben diese Maßnahmen dazu geführt, dass sie nicht gewachsen sind. Eliminieren oder wenigstens reduzieren konnten sie die Herde allerdings leider nicht.

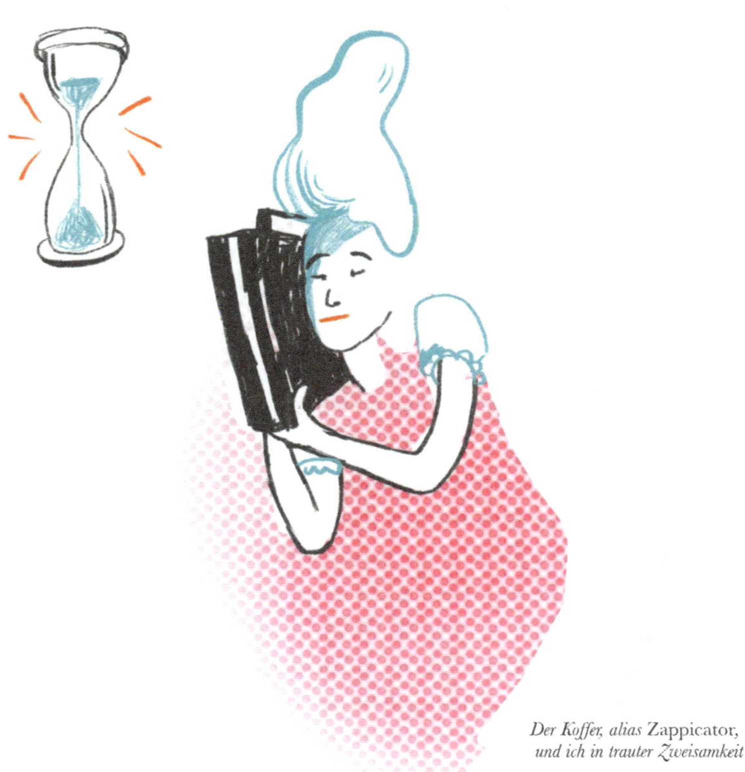

Der Koffer, alias Zappicator, *und ich in trauter Zweisamkeit*

[10. AKT]

Epilog: Eine kurze Kunst- und Lebensbetrachtung

Als ich vor vielen Jahren mit zwei kleinen Kindern und meiner desolaten Gesundheit wieder einmal völlig überfordert war, verordnete mir mein anthroposophischer Hausarzt Rhythmische Massagen nach Dr. Ita Wegman. So fand ich mich zweimal pro Woche in einem anthroposophischen Zentrum mit seiner besonderen Aura ein, das mir eine ganz neue Welt eröffnete.

Schon beim Durchschreiten der großen schweren Eingangstür, durch die der noch größere Alltag glücklicherweise nicht hindurchpasste, spürte man, dass die Uhr hier langsamer tickte. Die Luft duftete voller, die Sinne wurden wacher und oft genug wurde das Betreten dieser etwas anderen Welt mit dem sogleich angepassten langsameren Gang durch eine wohlklingende Klaviermusik untermalt, die sich aus den großzügigen Veranstaltungssalons im Erdgeschoss in das ganze Haus ergoss. Über das lichtdurchflutete herrschaftliche Treppenhaus gelangte man, eine knarzende schlichte hölzerne Treppe entlang an einer wohlproportionierten Steinskulptur und einer gerahmten, organisch geschwungenen Zeichenstudie vorbei, ins obere Stockwerk zu dem Atelier einer Kunsttherapeutin, einem Raum für Heileurythmie und vorüber an einem an einer Pinnwand hängenden Zettel, auf dem der Spruch zu lesen war, den Sie bereits aus dem Vorwort kennen: „*Krankheit fordert den Menschen heraus, sein Leben zu wandeln. Denn der Weg zur Gesundheit führt niemals zurück zu dem Zustand, in dem die Krankheit ihren Anfang nahm.*“ Jedes Mal dachte ich mir schon, wenn ich von unten auf diesen Zettel blickte: „Was bildest du dir ein, du neunmalkluger Spruch, so von oben herab?! Du hast gut reden und bist ja nicht krank.“ Erst viel später offenbarte sich mir die Bedeutung dieses für mich anfänglichen Mysteriums und ich konnte mich ihm öffnen.

Am Ende des Gangs lag, etwas versteckt, dieser kleine Raum für die Rhythmischen Massagen. Ein 8 Quadratmeter kleines Refugium – Wohlfühloase – und doch die ganze Welt.

Der mit einer dezenten Lasurtechnik versehene, angenehm wohlduftende Raum hatte an den Fenstern zartgelbe Voile-Vorhänge und es gab einen schweren Schrank aus warmem Kirschholz, der die Handtücher und Utensilien für die Massage in sich barg. Darin stand seitlich in einem der offenen Regalfächer ein Bild von Ita Wegman, der Mutter der Rhythmischen Massage, darunter ruhten mehrere Kupferkugeln auf einem gehäkelten Deckchen und darüber befand sich ein kleiner Wecker, dessen Zeiger leider viel zu schnell wanderten, denn diese Massagen waren fast die einzigen Augenblicke, in denen ich in den Ruhemodus abtauchen konnte und die ich mit allen Sinnen genoss.

In der Mitte des Raums stand die Massageliege und rechts ein klein wenig schräg dahinter reihten sich auf einem kleinen runden Tischchen unzählige Fläschchen mit besonderen wohlduftenden Ölen, Salbentuben und Cremes nebeneinander auf, sodass der Tisch vor lauter Kostbarkeiten kaum mehr zu sehen war. Vor der Liege stand ein einfacher Holztisch mit einer farblich zum Raum passenden Tischdecke, auf dem jede Woche ein frischer Blumenstrauß stand, und direkt darüber hing ein im anthroposophischen Stil gemaltes, kraftvoll farbiges Bild mit einer Jesus-Darstellung.

Und rechts neben der Liege – nicht einmal einen Meter davon entfernt – hing dieses Bild:

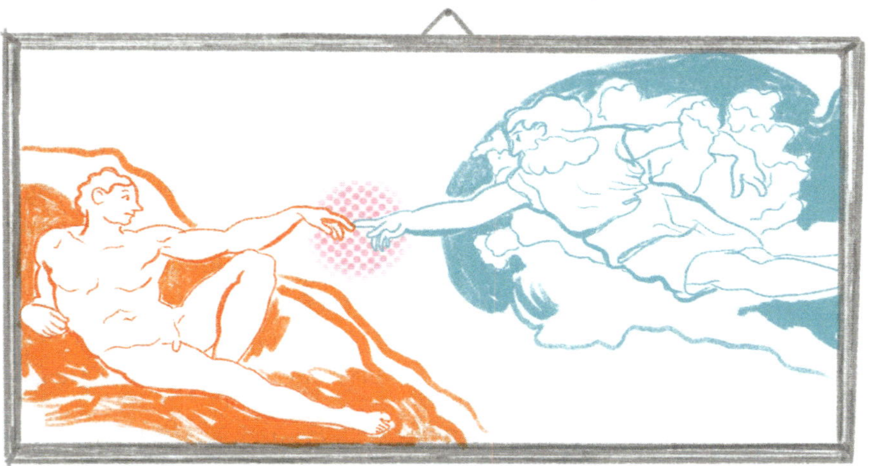

Die Erschaffung Adams

Jedes Mal nach der Massage, die ich teils in einen tiefen kurzen Schlaf gehüllt, teils im meditativen Alpha-Zustand erlebte, schweifte mein Blick während des

Nachruhens über dieses Motiv, das in einem schlichten, hölzernen Bilderrahmen hinter Glas hing.

Gut 16 Jahre lang – mit kleineren und größeren Abständen dazwischen – übte ich mich in der Betrachtung dieser Szene: der Erschaffung Adams.

Ich kannte das Bild aus meinem Kunst- und Architekturstudium natürlich in- und auswendig. Es war mir damals aber nie so nah wie jetzt, in den Zeiten, die ich nach der Massage auf der Liege ruhte. Wer kam schon in den Genuss, diesen Teil des berühmten Deckenfreskos, das im Original nur aus vielen Metern Entfernung betrachtet werden konnte, in einem tiefenentspannten Zustand so nah zu haben. Mich störte es nicht, dass es sich hierbei um eine einfache Kopie hinter Glas handelte.

Immer wieder tauchte ich in die dargestellte Szene ein und erlebte den elektrisierenden Augenblick, in dem der göttliche Zeigefinger Adams Finger *fast* berührte. War das der von Michelangelo eingefangene Moment kurz vor einer wahrhaftigen Berührung der beiden oder der, kurz nachdem sie sich bereits berührt hatten? Gab es überhaupt jemals eine Berührung der beiden Protagonisten, oder war das der eingefrorene Zustand der Idee, dass der göttliche Funken auf den Menschen überspringt? Brauchte es dazu überhaupt einer Berührung des Materiellen, des Vergänglichen?

Durch diesen winzigen Abstand, diesem „Alles und Nichts", diesem Genius, entsteht ein magischer Augenblick, in dem uns dieser kaum vorhandene Raum, dieses allerkleinste Etwas einen unendlichen Kosmos an Möglichkeiten schenkt. Immerhin floss über diesem Raum der Hauch Gottes in Adam ...

Doch dann – eines Tages – entdeckte ich *sie*, auf Adams Oberschenkel. So, als hätte sie – das Mimikry ihrer lebenden Artgenossen zum Vorbild nehmend – die Farbe von Adams Schenkel angenommen, um sich möglichst gut in diese Szenerie einzugliedern und darin aufzugehen:

eine Motte!

Genauer gesagt eine *Tineola bisselliella*, besser bekannt als das – von allen Kaschmir- oder Alpakapullover tragenden Damen dieser Welt und damit auch von mir gefürchtete – Mini-Vampirchen: die Kleidermotte.

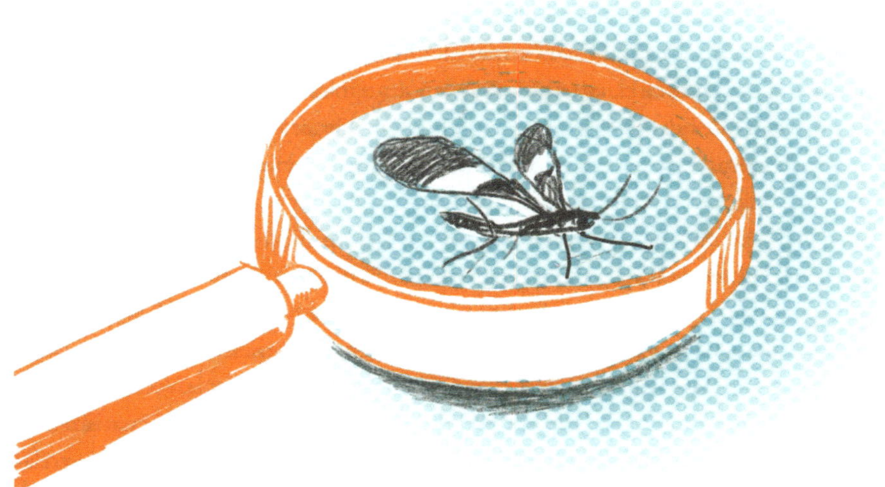

Die Motte: Protagonistin dieser Geschichte

Anmerkung: An dieser Stelle wollte ich ursprünglich das Foto von der Motte zeigen, habe mich aber dagegen entschieden. Das Mysterium der „Motte im Michelangelo" wollte ich nicht durch eine nüchterne fotografische Dokumentation entzaubern, ruft diese Illustration doch im Gegensatz dazu in der Vorstellung eines jeden Betrachters ein ganz individuelles inneres Bild hervor. Außerdem wäre das von der Motte perfekt inszenierte Mimikry durch eine fotografische Makroaufnahme jäh zunichtegemacht worden, und so bleibt das – wenigstens unter optischen Gesichtspunkten – unser Geheimnis, ihres und meines.

Gebannt starrte ich auf das noch immer grau glitzernde Tierchen, das wie ein Flugzeug in Richtung Adams Zehen zu fliegen schien und das in diesem Bilderrahmen seine letzten Sekunden erlebt hatte – und es tat mir sehr leid.

Doch wie und vor allem von wo war sie dort überhaupt hineingekommen? Hatte die Mottenmutter ein Ei auf diesem kleinen Spalt zwischen Glas und Bildpappe abgelegt und die geschlüpfte Larve war danach in diesen kleinen Spalt hineingekrochen, um ihr Leben hinter dem Glas zu verbringen? Und wenn ja, spiegelte sie uns damit nicht unsere eigene Gefangenheit in unserem beschränkten Bewusstsein oder gar in unserer holografischen Wirklichkeit wieder?

Doch wie konnte sie sich dort überhaupt bewegen? Hatte sie, nachdem sie sich verpuppt hatte und danach geschlüpft war, jemals ihre Flügel ausbreiten können oder sogar geschwungen, oder war sie dort in diesem engsten Raum auf dem Bilddruck und unter dem Glas umhergekrochen, um nach einem Ausgang zu suchen? Wovon hatte sie sich ernährt? Warum war sie ausgerechnet an dieser Stelle gestorben? Wie lang war sie dort im Bild gefangen gewesen? Jahre, Jahrzehnte oder sogar Jahrhunderte? Möglich war auch, dass sie bereits als fliegendes Insekt ein Loch in eine eventuell vorhandene Leinwandbindung gefressen, hineingekrochen und sich dann in diesem engen Gefängnis verloren hatte. Ich hatte mich nie getraut, das Bild von der Wand zu nehmen, um auf der Rückseite nach verdächtigen Spuren zu suchen, doch zumindest nahm ich diese Möglichkeit in die engere Wahl meiner Spurensuche.

Ich fand keine befriedigenden Antworten auf meine Fragen, da jede Frage neue Fragen aufwarf. So hielt ich mich an die Fakten: Sicher war, dass sie dort gestorben war, auf dem Unterschenkel des schönen Adam, und sich dadurch selbst verewigt hatte, und ich dachte an die tragischen Schicksale der Film- und Sängeridole, an all die James-Deans oder Kurt-Cobains, die in jungen Jahren den tragischen Tod gefunden hatten und damit in den Olymp der Unsterblichen eingezogen waren. Sie musste eine Kämpferin gewesen sein, das zeigen eindeutig die ausgebreiteten Flügel, mit denen sie allen Widrigkeiten zum Trotz mit letzter Kraft und eisernem Willen versucht hatte, der unsichtbaren Glasscheibe, die ihr zum Gefängnis geworden war, zu entfliehen.

War es das Schicksal der Motte oder ihr Lebensplan, konserviert und erstarrt in diesem Bild unsterblich zu werden? Gab es so etwas wie „Schicksal" überhaupt? Der Preis, sein Leben vielleicht von Anfang bis Ende eingepresst in einem Bilderrahmen zu verbringen, rechtfertigte es in meinen Augen nicht, in die Geschichte dieses Bildes einzugehen, aber es war immerhin kein normales Bild, sondern ein Teil der berühmten Schöpfungsgeschichte Michelangelos. Die Motte und Michelangelos Schöpfungsgeschichte wurden durch dieses Drama eins. Das „M“ als Anfangsbuchstabe in beiden Namen verband sie ja bereits – wie konnte es auch anders sein als in dieser Kombination? Nichts passiert zufällig, und so war es sicher von Anfang an ihr gemeinsamer Plan, an jenem Ort, zu jener Zeit zusammenzutreffen.

... Break.

Open End ...

Meine lieben Leserinnen und Leser – wenn Sie von mir zu diesem Zeitpunkt eine abschließende Bildinterpretation zu der Motte in Michelangelos Gemälde erwarten, muss ich Sie leider enttäuschen, denn an dieser Stelle endet meine Geschichte, da ich immer noch bei den nun in größeren Abständen stattfindenden wohltuenden Massagen um Antworten ringe und es wahrscheinlich noch eine Weile dauern wird, bis ich auf all meine Fragen Antworten gefunden habe. Eines aber ist sicher: Das von mir einige Monate später festgestellte, genauso rätselhafte Verschwinden der Motte aus dem Bild warf wieder einen Sack neuer Fragen auf ...

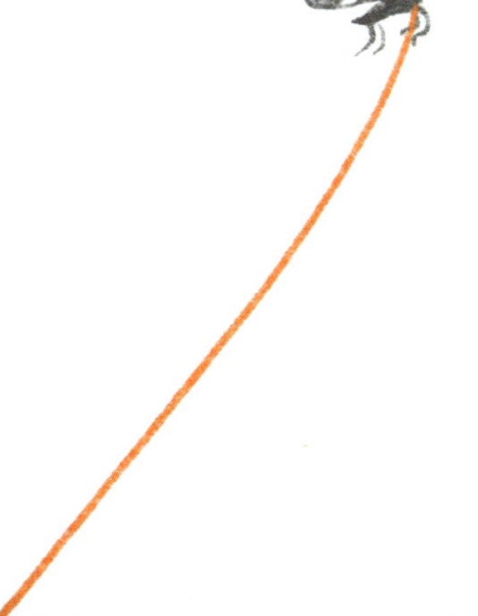

2

"Die Wurzel des Übels
ist oft das Übel an der Wurzel."

– Gerhard Uhlenbruck –

Wichtige medizinische Grundlagen

Zähne und Kieferknochen – Unter ganzheitlichen Gesichtspunkten betrachtet

Haben Sie schöne, weiße und gerade Zähne, dann hätten Sie in einem Vorstellungsgespräch durchaus beste Chancen, die Stelle zu bekommen, entsprechende fachliche Qualifikation natürlich vorausgesetzt. Gepflegte, optisch tadellose Zähne werden mit einem gesunden und damit leistungsfähigen Körper assoziiert. Und damit punktet man – zumindest auf den ersten Blick. Das wissen auch die Stars und Sternchen und helfen in Sachen „Zahnoptimierung" gern Mutter Natur durch unsichtbare Zahnspangen, Veneers, Implantate oder Bleaching nach.

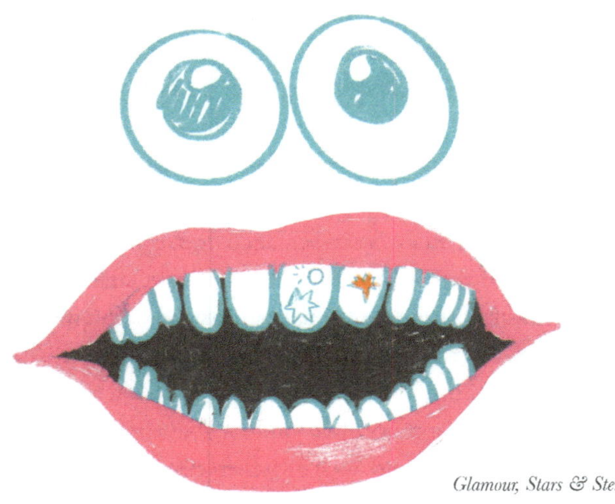

Glamour, Stars & Sternchen

Fangen wir von ganz vorn an: Bereits im Mund beginnt die lange Reise unserer Nahrung durch unseren Verdauungsapparat. Mit den Zähnen zerkleinern wir den Gaumenschmaus, Enzyme im Speichel beginnen mit der Spaltung der Kohlenhydrate schon im Mund. So wird hier der Grundstein für eine optimale Verwertung der Nährstoffe im Körper gelegt. Die Redewendungen „Biss haben" und „sich in etwas verbeißen" zeigen die Verbindung von Kraft und Stärke in Bezug auf die Zähne. Die bekannte amerikanische Sachbuchautorin Louise Hay deutet Zahnprobleme allgemein als ein Fehlen an Entschlossenheit und die Unfähigkeit, Entscheidungen zu treffen.

Die Zahnsubstanz ist das härteste Material im Körper. Wird man sich dieser Tatsache bewusst, könnte man sich verwundert fragen, warum die Zähne dennoch so anfällig für Defekte sind und sich im Wartezimmer von Zahnarztpraxen so viele arme Zahnproblemgeplagte tummeln.

Dieses extrem harte, widerstandsfähige Material kann durch eine Vielzahl von Faktoren geschädigt werden: Dazu gehören Karies, Abrasionen durch Zähneknirschen, Zahnerosionen durch zu starke säurehaltige Nahrungsmittel und Zahnverlust durch Parodontose. Auch psychische Traumata können Zahnverlust bzw. Zahnverfall zur Folge haben. Ich kenne Berichte von Fällen, wo nach Schockerlebnissen bis dahin völlig gesunde Zähne innerhalb kürzester Zeit kariös wurden oder sogar ausfielen.

Unter ganzheitlichen Gesichtspunkten betrachtet, hat nicht nur jeder Zahn, sondern auch jede Region im Kiefer eine bestimmte symbolische Bedeutung. Rüdiger Dahlke hat in seinem Buch *Krankheit als Symbol* auch diesen Bereich im Körper unter die Lupe genommen. Seiner Meinung nach steht der Oberkiefer, der dem Element Luft zugeordnet ist, für die höheren Kräfte des Menschen, für die Herkunftsfamilie bzw. die Ahnen, für unser „Waffenlager" bzw. die statische Heimat und Basis unserer oberen „Waffen", der Zähne. Der Oberkiefer hat die Aufgabe oder das Thema, „die Zähne in etwas zu schlagen" oder drückt das erste Fangen aus. Der Unterkiefer, der dem Element Erde zugehörig ist, steht wiederum für die unteren Kräfte, und das Individuum und hat die Aufgabe, die Falle zuschnappen zu lassen, dranzubleiben oder sich in etwas mit Ausdauer hineinzubeißen. Er steht für die konkrete Verwirklichung der Pläne im Jetzt. Im Kiefergelenk, als Ganzes betrachtet, treffen sich also Vergangenheit und Gegenwart, es soll zwischen den oberen und den unteren Kräften und auch zwischen den Generationen vermitteln mit dem Ziel, beides miteinander in Harmonie zu bringen.[1]

Das Maß der Schädigung der Zähne zeigt, wie gesund der ganze Körper ist, denn wo die härteste Substanz geschädigt wird, liegt einiges im Argen! Es zwickt also nicht nur dort, sondern auch noch an ganz anderen Stellen im Körper. Dr. Bruce Fife, der sich intensiv mit der sagenhaften Wirkung des Kokosöls auf die Gesundheit und im speziellen auf die Zahngesundheit beschäftigt hat, schreibt, dass ein kluger Bauer einem Pferd bekannterweise erst ins Maul schaue, bevor er es kaufe. Er wisse nämlich, dass der Zustand des Gebisses eine Menge über den allgemeinen gesundheitlichen Zustand des Tiers aussage. *„Kein Bauer, der seine fünf Sinne beisammenhat, würde einen roten Heller für ein Pferd zahlen, dem ein Zahn fehlt oder dessen Zahnfleisch entzündet ist. Denn Schäden an Zähnen und Zahnfleisch sind ein deutlicher Hinweis auf weitere gesundheitliche Probleme. Das ist beim Menschen nicht anders."*[2]

Die russische Autorin und Chemikerin Tamara Lebedewa äußert sich zu diesem Aspekt wie folgt: *„Ich betrachte die Erkrankung des Zahnhalteapparates nicht als lokales Phänomen, sondern als eine Erkrankung, die im gesamten Körper erfolgt. Deshalb wundere ich mich nicht, wenn festgestellt wird, dass Menschen mit Parodontitis noch an anderen chronischen oder unheilbaren Erkrankungen leiden – sei es Diabetes, Bronchialasthma, Arthritis oder Herz-Kreislauf-Beschwerden. Das bedeutet, dass die Parodontitis ein Alarmzeichen dafür ist, dass ein Mensch auch anderswo Probleme mit seiner Gesundheit hat. Er muss ganzheitlich therapiert werden."*[3]

Der Körper ist unter optimalen Umweltbedingungen, bei typgerechter Ernährung und einem ausbalancierten emotionalen, seelischen und geistigen Zusammenspiel jederzeit in der Lage, gesund zu bleiben und gesunde Zähne zu haben. Nun leben wir in einer Zeit und in einer Umwelt, die alles andere als förderlich für die Gesunderhaltung von Körper, Geist und Seele ist: Wir konsumieren zu viele säurebildende, zuckerhaltige und zu wenig nähr- und vitalstoffreiche Lebensmittel, leben im Dauerstress durch Elektrosmog, Umweltgifte und den persönlichen nervenzehrenden Alltag und meiden die energiespendende Sonne und damit unsere wichtigste Vitamin-D-Quelle. Dazu gesellen sich psychische Traumata, die zusätzlich an unserer „Substanz" nagen.

Irgendwann fehlt dann im wahrsten Sinne des Wortes der Biss, man hat keine Kraft mehr, sich in etwas „zu verbeißen", die härteste Substanz des Körpers wird krank. Das von Natur aus perfekt funktionierende Gefüge „Körper, Geist und Seele" ist aus den Fugen geraten.

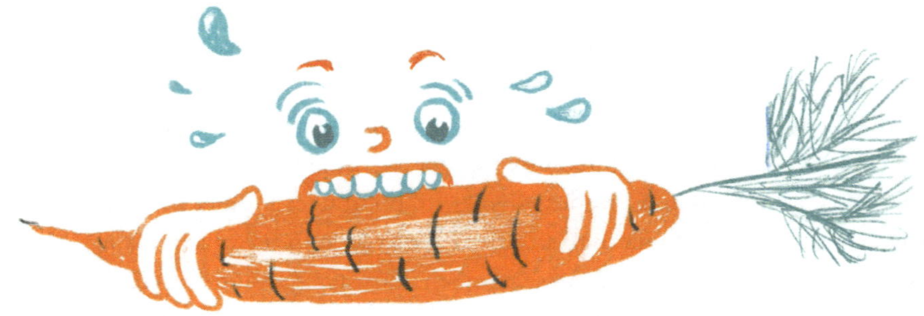

Es fehlt buchstäblich der Biss ...

Zahnherde und Zahnstörfelder – Eine Definition

Unter bestimmten Umständen und unter dem Einfluss gewisser Faktoren kann es auch im Zahn-, Mund- und Kieferbereich zur Bildung von „Herden" bzw. „Störfeldern" kommen. Man spricht im Falle einer chronischen Belastung in diesem Bereich von „Zahnherden" bzw. „Zahnstörfeldern".

Die Theorie von Herden bzw. Störfeldern geht auf die beiden Arztbrüder und Begründer der Neuraltherapie Dr. Ferdinand Huneke und Dr. Walter Huneke zurück.

Folgende Leitsätze wurden nach Huneke definiert:[4]

1. Jede chronische Erkrankung kann störfeldbedingt sein.
2. Jede Stelle des Körpers kann zu einem Störfeld werden.
3. Jede Störfelderkrankung ist nur durch Ausschaltung des Störfelds heilbar.

Basierend auf diesem Konzept wurden die Begriffe „Herd" und „Störfeld" später im Wesentlichen von den Ärzten Dr. Peter Dosch, Dr. Alfred Pischinger und Dr. Hartmut Heine, auf die ich mich hier beziehe, genauer definiert. In der Ganzheitsmedizin wird zwischen diesen beiden Begriffen genau unterschieden.

Ein **Störfeld** ist nach Definition von Dosch, Heine und Pischinger eine Region mit einer veränderten Beschaffenheit der Grundsubstanz (z. B. Strukturveränderungen in Narbengeweben), die histopathomorphologischen Routinemethoden nicht zugänglich ist, die aber vegetativ oder kybernetisch gestört ist.[5] Diese Bereiche können Fernwirkungen im Organismus haben, können zu zahlreichen segmentalen und systemischen Störungen führen und die Regulationsfähigkeit des Körpers unter Umständen stark beeinträchtigen und schwächen. „*Ein Störfeld gefährdet die Aufrechterhaltung der inneren Ordnung und der Selbsterhaltung im Sinne einer störungsfreien Autoregulation eines Systems.*“[6] Zahnstörfelder belasten den Körper bakteriell, toxisch oder energetisch und können auch dazu führen, dass der Organismus gegenüber äußeren Stressoren anfälliger wird.

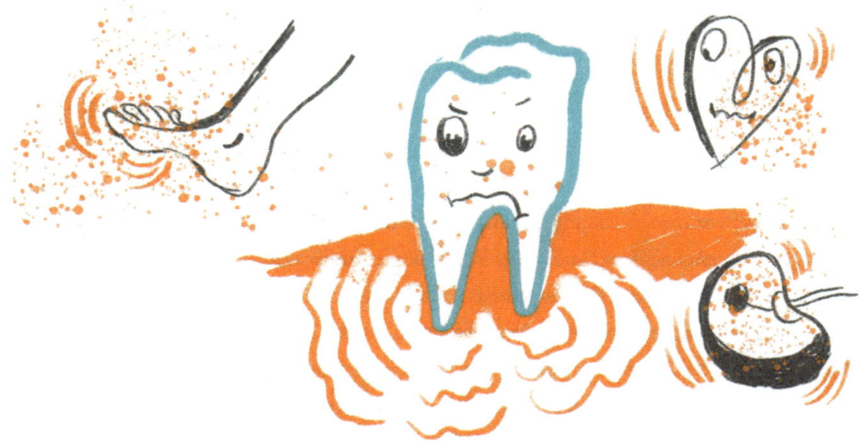

Ursache und Wirkung

Wichtig: Störfelder sind meist nicht am Ort der Beschwerden aufzufinden und häufig nicht durch übliche Laboruntersuchungen aufzudecken. Zudem zeigen Störfelder oft wechselhafte Beschwerdebilder und die Suche nach dem Auslöser oder Ursprung gestaltet sich besonders bei chronischen Krankheitsbildern sehr schwierig.

Ein **Herd** – auch **Fokus** (vom lateinischen *focus*, „Herd“ oder „Feuerstelle“)[7] genannt – ist ein Ort mit einer lokal krankhaften, entzündlichen Gewebeveränderung (bakteriell, viral oder aseptisch), die pathomorphologisch fassbar ist.[8] Von Herden können – ausgelöst durch Toxine oder Bakterien – Streuwirkungen, d. h. Fernwirkungen im gesamten Körper ausgehen. Durch die permanent vorhandenen, unterschwellig ablaufenden Entzündungsvorgänge kann die Regulationsfähigkeit des

Organismus massiv geschwächt werden. Damit beginnt die eigentliche Herderkrankung. Zahnherde gehören neben den Mandeln und Narbenstörfeldern zu den häufigsten Störfeldern im ganzen Körper.[9]

Wichtig: Zahnherde sind somit immer auch Zahnstörfelder. Umgekehrt müssen Zahnstörfelder aber nicht immer zwangsläufig auch Zahnherde sein.

Die Ganzheitsmedizin geht davon aus, dass die Ursache vieler Erkrankungen nicht unbedingt an der Stelle der Störung zu finden ist, sondern ihren Ursprung an einer völlig anderen Stelle im Körper haben kann. Die Internationale Gesellschaft für Ganzheitliche ZahnMedizin e. V. (GZM) schreibt dazu, dass die ganzheitliche Zahnmedizin auf der Erkenntnis beruhe, dass der Auslöser vieler akuter oder chronischer Erkrankungen im Mund liege. *„Störungen an Zähnen oder Kiefer können zu erheblichen gesundheitlichen Belastungen des gesamten Körpers führen. Das bedeutet, dass die Erkrankung eines Zahns nicht auf diesen beschränkt bleiben muss, sondern zu Schäden an anderen Organen führen kann – und umgekehrt. Aktuelle Forschungsergebnisse spiegeln die Zusammenhänge zwischen oraler und allgemeiner Gesundheit wider.*“[10]

So können Zahnstörfelder durch beispielsweise tote Zähne, unverträgliche, toxische Füllungsmaterialien oder Zahnwurzelentzündungen laut Umweltzahnmedizin zu vielerlei Symptomen im Körper wie Herzrhythmusstörungen, Magen-Darm-Erkrankungen, Nervenschmerzen, Allergien, Depressionen, Blasenbeschwerden u. v. m. führen. Auch gesunde Zähne können zu Zahnstörfeldern werden, wenn beispielsweise Weisheitszähne quer im Kiefer liegen.

Die Zahnärztin Rosemarie Mieg, Spezialistin auf dem Gebiet der Herdforschung, hat ausführlich die verschiedenen Arten von Zahnherden und Zahnstörfeldern untersucht und zeigt in ihrem Buch *Krankheitsherd Zähne* anhand vieler Beispiele deren Auswirkungen auf die Gesundheit. So schreibt sie darin u. a. über Patienten mit Herz-Kreislauf-Beschwerden durch retinierte Weisheitszähne, von starken Migränebeschwerden durch eine nicht sachgerecht angefertigte Brücke oder von Rheuma und Kniegelenkschmerzen aufgrund toter Zähne.

Wichtig: Zahnherde und Zahnstörfelder können an den verschiedensten Stellen im Körper eine Vielzahl an chronischen Erkrankungen auslösen und zu einer erheblichen Belastung für das Immunsystem werden. Haben

Sie unspezifische Symptome, ziehen Sie Herde oder Störfelder im Zahn-Kiefer-Bereich in Betracht!

Die Therapie eines Zahnstörfelds oder Zahnherds besteht im Idealfall darin, das Störfeld oder den Herd zu beseitigen: Das bedeutet, dass das toxische Zahnmaterial entfernt, der tote Zahn gezogen und das entzündete Gebiet gesäubert werden muss.[11]

Die Wechselbeziehungen zwischen Zähnen, Organen und Meridianen

Stellen Sie sich die Zähne und die dazugehörigen Zahnfächer wie einen Sicherungskasten im Körper vor: Brennt an einer Stelle im Gebiss z. B. durch Zahnherde die Sicherung durch, so fließt in dem dazugehörigen Meridian der Strom nicht mehr ausreichend. Es kommt aufgrund der energetischen Unterversorgung zu Störungen im Körper: Man wird krank. Die Ärzte Dr. Voll und Dr. Kramer entwickelten ein Zahnschema, das die Zusammenhänge zwischen Zähnen, Organen und Meridianen anschaulich darstellt. Durch dieses Zahnschema lassen sich Rückschlüsse von Krankheiten auf Zahnstörfelder ziehen.

Dr. Reinhold Voll (1909–1989) wurde in der ganzheitlichen Medizin vor allem durch seine bahnbrechenden Arbeiten zur Elektroakupunktur bekannt. Sie sind Grundlage der „Elektroakupunktur nach Dr. Voll“, die bis heute in der ganzheitlichen Medizin angewendet wird. Dr. Voll waren die Organbezüge und Verläufe der Meridiane (Energieleitbahnen) aus dem Erfahrungsschatz der traditionellen chinesischen Medizin (TCM) bestens vertraut. Ihm und seinem Kollegen Dr. Fritz Kramer (1920–2001) gelang es schließlich, die Beziehungen zwischen Zähnen, Meridianen und Organen weiter zu entschlüsseln.[12] Hierbei spielen auch die Elemente und Funktionskreise der TCM eine wesentliche Rolle. Darauf aufbauend konnte der HNO-Arzt Dr. Jochen Gleditsch später weitere Zusammenhänge herstellen und entwickelte daraus die Mundakupunktur.

Es ist es sowohl möglich, dass sich Zahnstörfelder negativ auf bestimmte Meridiane oder Organe auswirken, als auch der umgekehrte Fall, bei dem sich belastete oder blockierte Meridiane (z. B. durch Emotionen oder Organstörungen) belastend auf Zähne oder den Heilungsprozess bei der Therapie von Zahnstörfeldern auswirken. Aus diesem Grund sollten sowohl die physischen als auch die emotionalen Aspekte in die ganzheitliche Heilung miteinbezogen werden und nach der eigentlichen Ursache der Erkrankung in beide Wirkungsrichtungen gesucht werden, da man in dem Fall analog zum Henne-Ei-Problem oftmals nicht weiß, was zuerst da war.

Hinter jedem Zahn steht ein ganzer Mensch oder wie es Paracelsus ausdrückte: *„An jedem Zahn hängt ein ganzer Mensch."*

Wechselbeziehungen zwischen Zähnen und Organen*; [13]

Herz Dünndarm	Pankreas Magen	Lunge Dickdarm	Leber Gallenblase	Niere Blase	Niere Blase	Leber Gallenblase	Lunge Dickdarm	Pankreas Magen	Herz Dünndarm
Zwölffinger- darm, ZNS*	Rachen- raum	Nase Nebenhöhlen Siebbeinzellen	Auge Hüfte Knie	Urogenital- system, Innenohr	Urogenital- system, Innenohr	Auge Hüfte Knie	Nase Nebenhöhlen Siebbeinzellen	Rachen- raum	Zwölffinger- darm, ZNS*
Schulter	Kieferhöhle	Bronchien	Keilbein- höhle	Stirnhöhle	Stirnhöhle	Keilbein- höhle	Bronchien	Kieferhöhle	Schulter
Ellbogen	Kehlkopf		Rachen- mandel	Rachen- mandel	Rachen- mandel	Rachen- mandel		Kehlkopf	Ellbogen
18	17/16	15/14	13	12/11	21/22	23	24/25	26/27	28

48	47/46	45/44	43	42/41	31/32	33	34/35	36/37	38
Schulter	Bronchien	Lymph- gefäße	Keilbein- höhle	Stirnhöhle	Stirnhöhle	Keilbein- höhle	Lymph- gefäße	Bronchien	Schulter
Ellbogen		Brustdrüse	Gaumen- mandel	Rachen- mandel	Rachen- mandel	Gaumen- mandel	Brustdrüse		Ellbogen
Krummdarm Mittelohr periph. NS**	Nase Nebenhöhlen Siebbeinzellen	Rachenraum Kieferhöhle Kehlkopf	Auge Hüfte Knie	Urogenital- system, Rachenmandel	Urogenital- system, Rachenmandel	Auge Hüfte Knie	Rachenraum Kieferhöhle Kehlkopf	Nase Nebenhöhlen Siebbeinzellen	Krummdarm Mittelohr, periph. NS**
Herz Dünndarm	Lunge Dickdarm	Pankreas Magen	Leber Gallenblase	Niere Blase	Niere Blase	Leber Gallenblase	Milz Magen	Lunge Dickdarm	Herz Dünndarm

* Zentralnervensystem ** peripheres Nervensystem

* *Unter www.oldenburk.de/index.php?article_id=143* können Sie auf jeden einzelnen Zahn klicken und es öffnet sich ein PDF mit den spezifischen Wechselbeziehungen zwischen dem jeweiligen Zahn und den zugeordneten Organen sowie Körperbereichen.

Zahnherde und Zahnstörfelder – Einige Beispiele

Tote Zähne

Stirbt ein Zahn aufgrund einer tiefen Karies und einer daraus resultierenden *Pulpitis**, durch eine Nervenentzündung oder einen Unfall, verwesen die weichen Teile des Zahns, d. h. die *Pulpa*, die aus Nervenfasern sowie aus Bindegewebe mit Blut- und Lymphgefäßen besteht. In der Zahnmedizin spricht man hier von einer „Nekrose der Pulpa", d. h. einer Verwesung des Nervengewebes. Es entstehen bei diesem Prozess die umgangssprachlich auch als „Leichengifte" bezeichneten Nervengifte (Neurotoxine), die stark toxisch wirken, z. B. Methylmerkaptan, Thioether, Putrescin, Kadaverin und Polyamine,[14] zu denen sich unzählige Bakterien, Schwermetalle und andere Toxine gesellen – ein Mix, der den gesamten Körper ungemein belastet.

Dieser Prozess kann sich auf den angrenzenden Knochen ausbreiten und dort eine Entzündung hervorrufen. Oft stirbt ein Zahn unbemerkt, und man entdeckt erst viele Jahre später an diversen Symptomen, dass ein Zusammenhang zwischen dem toten Zahn und einer bestimmten Krankheit besteht. Bleibt solch ein toter Zahn unbemerkt im Mund, kann das gesundheitliche Auswirkungen haben. Biologisch gesehen ist der „tote" Zahn zwar tot, aber er steht mit dem gesamten Organismus in einem permanenten, lebendigen Stoffwechselaustausch und überflutet somit den gesamten Körper mit Toxinen. Aus diesem Grund sollte nach Meinung vieler ganzheitlich orientierter (Zahn-)Mediziner ein toter Zahn unbedingt entfernt werden.

Wurzelbehandelte Zähne

Die Zahnärzte der früheren Tage wussten um die Theorie der fokalen (also von einem infektiösen Krankheitsherd ausgehenden) Infektion und zogen aus diesem Grund die kranken Zähne, um eine Ausbreitung der Krankheit auf andere Kör-

* Eine Entzündung der Zahnpulpa, sprich des Zahnmarks, die z. B. durch eine tiefe Karies oder eine Fraktur hervorgerufen werden kann

perbereiche zu verhindern.[15] Dr. Bruce Fife formuliert es wie folgt „*Mitte des 20. Jahrhunderts wurden bessere zahnärztliche Techniken entwickelt, jetzt konnte man Zähne reparieren, ohne dass sie gezogen werden mussten. Die ‚Theorie der fokalen Infektion' galt als überholt. Doch die Reperatur der Zähne setzt den Zusammenhang zwischen Zahnerkrankungen und Gesundheit nicht außer Kraft.*"[16]

Es gibt in der zahnärztlichen Praxis verschiedene, mehr oder weniger erfolgreiche Methoden der Wurzelbehandlung bzw. Wurzelkanalbehandlung. Bei der endodontischen Behandlung, die mit modernsten Methoden mittels Mikroskop, Lupenbrille sowie computergestützten Längenmessgeräten durchgeführt wird, soll möglichst das komplette Wurzelkanalsystem behandelt werden. Das ist für den Erfolg dieser Behandlung unerlässlich. Dabei wird das abgestorbene Zahnmark entfernt, die Hohlräume werden mit speziellen Wurzelkanalfeilen ausgeformt, die Wurzelkanäle mit antibakteriellen Spülflüssigkeiten gründlich gereinigt und desinfiziert und anschließend werden die Hohlräume mit einem Wurzelfüllmaterial versiegelt. Zum Schluss wird der Zahn mit einer bakteriendichten Füllung verschlossen. Anthroposophische Zahnärzte nutzen alternativ Präparate aus dem pflanzlichen und mineralischen Bereich, die eine bessere Verträglichkeit versprechen. Die Erfolgsraten bei einer professionell durchgeführten endodontischen Behandlung liegen nach Aussagen der Behandler bei 90 bis 95 Prozent. Doch auch die Endodontie hat ihre Grenzen, denn obwohl Spüllösungen wie z. B. das antibakterielle und gewebeauflösende Natriumhypochlorit zwar auch in enge Kanäle fließen können, kann es keine völlige Sterilität herstellen. Ebenso wenig können endodontische Problemkeime damit eliminiert werden.[17] Der Einsatz von speziellen Lasern, etwa in Form der laseraktivierten Wurzelkanalspülung, soll in Zukunft dazu beitragen, nachhaltigere Behandlungsergebnisse zu erzielen.[18]

Solch eine aufwendige, endodontische Behandlung wird von den Krankenkassen nicht komplett bezahlt und ist mit einer Eigenleistung verbunden, sodass sich nicht jeder Patient in die Hände eines auf Wurzelbehandlungen spezialisierten Endodontologen begeben mag/kann. Je weniger der Zahn von totem Zahnmaterial gereinigt wird, desto mehr Erreger verbleiben im Zahn und desto stärker können sie sich belastend auf den Organismus auswirken. Da der Zahn neben den Hauptkanälen noch unzählige kleine und kleinste Seitenkanäle hat, die man mit einer Wurzelkanalbehandlung nicht erreicht, verbleiben sie als totes Gewebe im Zahn und werden zur idealen Brutstätte für anaerobe Bakterien.* Diese finden im Dentin genügend organisches Material, um sich dauerhaft davon zu ernähren.

Wie bereits oben unter „Tote Zähne“ erwähnt (siehe Seite 65), entstehen durch die sich vermehrenden Bakterien Schwefelwasserstoffverbindungen wie Thioäther, Methylmerkaptan und biogene Amine. Diese toxischen „Leichengifte“ belasten den Körper und sind für zahlreiche chronische Entzündungen und verschiedenste Krankheitsbilder wie Bluthochdruck, Herzerkrankungen, *Arthritis, multiple Sklerose, Rheuma* u. v. m. verantwortlich. Es ist hinreichend bekannt, dass Methylmerkaptan in der Lage ist, wichtige Enzyme zu hemmen und zu zerstören.[19] Nach Aussage von Dr. Johann Lechner, Leiter der Praxisklinik für ganzheitliche Zahnmedizin in München, stellt die weitgehende Hemmung der alkalischen Phosphatase in den Augen der *American Cancer Society* eine der entscheidenden Faktoren für die Entstehung bösartiger Tumoren dar: *„Methylmerkaptan ist einer der Hauptfaktoren für die Zerstörung des wichtigen Enzyms alkalische Phosphatase. Die wichtigsten Quellen für das Methylmerkaptan sind: parodontale Taschen, wurzelgefüllte Zähne und chronisch entzündliche Prozesse im Kieferknochen (chronische Kieferostitis).“*[20]

Heilpraktiker, ganzheitlich arbeitende Zahnärzte und Umweltzahnärzte betrachten die Wurzelbehandlung nicht selten kritisch. Bestenfalls testen sie kinesiologisch aus, ob der wurzelbehandelte Zahn für den Organismus ein Problem darstellt. Das hängt von mehreren Faktoren ab, beispielsweise von der Gesamtkonstitution des Patienten sowie der Professionalität der ausgeführten Wurzelbehandlung. Auf der Website der Zahnärztlichen Tagesklinik Konstanz (siehe im Anhang unter „Wichtige Adressen“, Seite 307) wird die Wurzelkanalbehandlung sogar als Denkfehler der modernen Zahnmedizin bezeichnet. Das sei seit über 100 Jahren durch den amerikanischen Zahnarzt Weston A. Price bekannt. So habe er in seinen Studien eindeutig den Zusammenhang zwischen Wurzelkanalbehandlungen und chronischen Erkrankungen nachweisen können.[21] Weiter heißt es auf dieser Website, dass es schlichtweg unmöglich sei, einen toten Zahn vollständig von allen Bakterien zu befreien. *„In einem Zahn existieren nicht nur einer oder einige wenige Kanäle, sondern immer ein komplexes Kanalsystem. Zudem ziehen von der Ka-*

---

* Bakterien, die zum Überleben keinen Sauerstoff benötigen. Sie können sich unter diesen Bedingungen ideal vermehren

nalwand bis zu 75 000 kleine Dentinkanälchen zur Wurzeloberfläche, alles in allem ergibt sich eine Kanallänge von bis zu 1 Kilometer, von dem 1 bis 4 Zentimeter am Ende gefüllt werden."[22] Dr. Thomas Rau, Chefarzt der Schweizer Paracelsus Klinik, belegte durch Untersuchungen, dass im Rückenmark an *multipler Sklerose* erkrankter Patienten dieselben Toxine gefunden wurden wie in den toten, wurzelbehandelten Zähnen dieser Patienten.[23]

Wird bei Ihnen eine Wurzelbehandlung in Erwägung gezogen, sollten Sie sich intensiv mit dem Thema beschäftigen und eventuelle Fragen mit Ihrem Zahnarzt bzw. Endodontologen klären. Eine Alternative zur Wurzelbehandlung sind Brücken, Prothesen und nun immer häufiger auch die von Umweltzahnärzten favorisierten Keramikimplantate. Leider besäßen Implantate im Gegensatz zur natürlichen Zahnwurzel keine federnde Eigenbeweglichkeit und könnten bei Belastungen nicht nachgeben, so die Zahnärztin Dr. Nicole Wagner.[24] Jeder Zahnersatz hat seine Vor- und Nachteile und der absolut perfekte, nebenwirkungsfreie und optimale Zahnersatz muss erst noch erfunden werden. Aus diesem Grund belassen manche Patienten ihre Lücke oder hoffen auf das Nachwachsen der eigenen dritten Zähne – immerhin kenne ich Menschen, bei denen diese ursprünglich russische Methode funktionierte. Wenn Sie diese Möglichkeit in Erwägung ziehen, lohnt sich die Teilnahme an dem regelmäßig stattfindenden Seminar für „Mentale Organ- und Zahnregeneration nach dem Konzept Quantenharmonie®" der BeTeWi-Akademie oder der Kontakt mit Maria Kageaki, Initiatorin des Zahngesundheitssymposiums 3.0/2019, die hierfür eine Anleitung nach Angaben einer Patientin zusammengestellt hat. (Adressen finden Sie im Anhang unter „Hilfreiche Websites", Seite 307 ff.). Auch die Stammzellenforschung arbeitet auf Hochtouren an den „nachwachsenden Zähnen auf Bestellung"[25].

Der TOPAS-Test

Der von Prof. Dr. Boyd Haley entwickelte TOPAS-Test (***To**xicity* – ***P**re-screening* – ***As**say*) dient dem Nachweis von Zahntoxinen.[26] Anhand dieses Verfahrens kann binnen weniger Minuten genau geprüft werden, ob Zahnherde bzw. Zahnstörfelder (z. B. durch tote, wurzelbehandelte Zähne oder parodontale Zahnfleischtaschen) vorliegen und ob diese Zähne bereits eine bedenkliche Menge an Toxinen produzieren.

Hierbei werden die Zahnfleischtaschen des zu untersuchenden Zahns mit einer Papierspitze sondiert. Diese wird etwa 1 Minute an dieser Stelle belassen, damit sie genügend der eventuell vorhandenen Toxine absorbieren kann. Anschließend wird die Papierspitze in ein Behältnis mit einer Indikatorflüssigkeit getaucht und nach 5 Minuten auf eine Farbänderung geachtet. Je dunkler die Gelbfärbung, desto mehr Toxine, die aus den mit Bakterien gefüllten Dentin-Kanälchen in die Zahnfleischtasche diffundieren, sind vorhanden und desto stärker ist somit auch die Belastung für das Gesamtsystem des Menschen.[27]

Um ganz sicherzugehen, dass von vorhandenen wurzelbehandelten Zähnen keine starke Toxinausscheidung ausgeht, ist es ratsam, diese alle anhand dieses Tests untersuchen zu lassen und gegebenenfalls die erforderlichen Maßnahmen zu ergreifen, die wie folgt aussehen:

- den toten Zahn entfernen,
- die relevanten Areale säubern
- und die Toxine aus dem Körper ausleiten

Wichtig: Tote bzw. wurzelbehandelte Zähne stellen immer potenzielle Störfelder im Körper dar. Diese gilt es nach Meinung von Umweltzahnmedizinern nach Möglichkeit zu vermeiden – vor allem, wenn Sie bereits chronisch krank sind. Es ist also ratsam, durch kinesiologische Tests oder durch Testverfahren wie den Topas-Test zu verifizieren, ob ein bestimmter Zahn die Ursache für die chronische Erkrankung ist. Danach sollte eine geeignete, individuell abgestimmte Therapie erfolgen.

Retinierte oder nicht ausgebildete Weisheitszähne

Wie kommt es, dass die ursprünglich angelegten Weisheitszähne plötzlich als *„die größten Terroristen im Körper eines Menschen"*[28] bezeichnet werden? Häufig bilden sich bei Jugendlichen gar nicht mehr alle vier Weisheitszähne aus, oder diese Zähne passen aufgrund der im Laufe der Evolution geschrumpften Kiefer nicht mehr in die Zahnreihe und müssen entfernt werden. Mittlerweile gehört es fast zum Standard, dass bei Jugendlichen die Weisheitszähne gezogen werden – möglichst alle vier auf einmal. Das stellt für den Körper eine große Herausforderung dar, da in dem Falle gleich vier Hohlräume mit gesundem Knochen gefüllt werden müssen.

Unsere Vorfahren besaßen viel größere Kiefer, weil sie laut dem Evolutionsbiologen Prof. Dr. Daniel E. Lieberman von der *Harvard University* häufiger und kräftiger kauen mussten, was das Kieferwachstum anregte.[29] Somit hatten alle 32 Zähne genug Platz. Mit der Zeit wurde die Nahrung bei der Zubereitung immer mehr zerkleinert und durch den Kochvorgang weicher gemacht, sodass die mechanischen Reize wegfielen. Die Folge war, dass die Kiefer im Laufe der Evolution immer mehr schrumpften und es für die Zähne und insbesondere für die Weisheitszähne damit zu eng wurde. Der moderne Mensch hat es heutzutage gar nicht mehr nötig, stark zu kauen, und braucht dementsprechend auch keinen so großen Kiefer mehr. Ein Experte für Funktionsdiagnostik, Kiefergelenkstörungen und der dynamischen Einlagenversorgung meinte hierzu – Kiefer und Füße meines damals 14-jährigen Erstgeborenen auf Herz und Nieren prüfend –, dass kaum ein Kind mehr freiwillig eine natürlich gewachsene Möhre in den Mund nehme, um diese dann ausdauernd und lustvoll zu zerkauen und zu zerkleinern. „Wozu auch?", dachte ich, „wo heutzutage möglichst alles *smooth* oder klein- und feinportioniert, in Streifen, Spiralen und Gemüsespaghetti geschnitten, gegessen werden kann." Gutes und „mit Schmackes" verbundenes Kauen ist out und das schon bei Kindern.

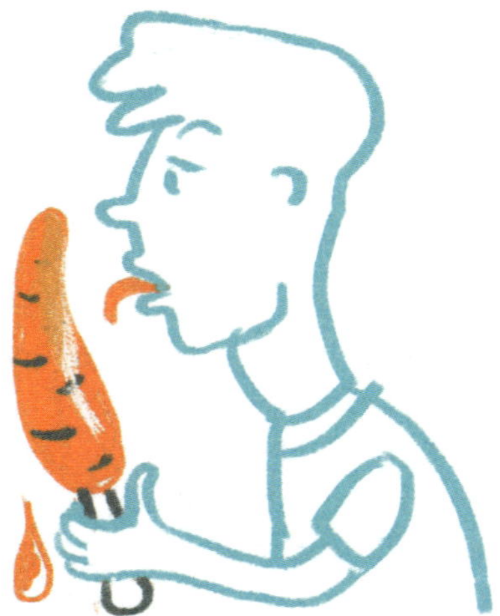

Lieber lecken als kauen?

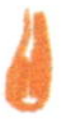

Die Anlage zu den Weisheitszähnen ist zwar bei vielen noch vorhanden, jedoch können diese ansonsten nützlichen Zähne auch zu Zahnstörfeldern werden. Man spricht in diesem Fall von „verlagerten Zähnen", wenn diese z. B. quer, also falsch im Kiefer liegen, oder von „retinierten" oder „teilretinierten" Zähnen[30] – *retiniert* heißt übersetzt „zurückgehalten", was bedeutet, dass der Zahn im Kiefer meist wegen Platzmangel zurückgehalten wird und nicht in die Mundhöhle vordringen kann. Bei einem teilretinierten Weisheitszahn schaut manchmal schon ein kleiner Teil aus dem Zahnfleisch heraus, aber der Zahn kann aufgrund des Platzmangels nicht weiter durchdringen. Besonders sind hier die unteren Weisheitszähne zu beachten, die auf den unteren Ast des Trigeminusnervs drücken und damit ebenfalls zum Störfeld werden können.

Liegen in der Zeit, in der die Weisheitszähne ausgebildet werden, schon Krankheiten bzw. eine körperliche Dysregulation vor, fehlen vor allem Vital- und Nährstoffe, die zur Bildung dieser Zähne dringend erforderlich sind und ist die Nierenenergie (genauer genommen das Nieren-*Yin**), die in einem direkten Zusammenhang mit der Zahnbildung und Zahngesundheit steht, geschwächt, so kann es in den Anlagen der Weisheitszähne auch zu entzündlichen oder degenerativen Prozessen kommen. Statt eines Zahns entsteht aus dem Zahnkeim dann ein Zahnherd. Das war auch bei mir der Fall, wo sich im 18er-Gebiet eine NICO mit dem Durchmesser von mehr als 1 Zentimeter entwickelte, obwohl es an dieser Stelle nie einen Weisheitszahn gegeben hatte.

Wichtig: Sind Sie chronisch krank, sollten Sie unbedingt die Bereiche Ihrer Weisheitszähne überprüfen lassen! Auch dann, wenn Sie nie Weisheitszähne hatten oder diese bereits entfernt wurden.

Zusammenfassend zählen zu Herden und Störfeldern im Zahn-Kiefer-Bereich:

- tote Zähne
- wurzelgefüllte Zähne
- verlagerte und retinierte Zähne

---

* Ein Begriff aus der traditionellen chinesischen Medizin (siehe auch unter „Die Nieren stärken", Seite 195 ff.)

- Leerkieferstellen mit Wurzelresten
- *Zysten*
- *Parodontitis*
- Fremdmaterial im Knochen oder in der Kieferhöhle wie z. B. Metallsplitter, Amalgamklumpen
- Zahnfüllmaterialien wie Amalgam, Gold, Titan, Palladium, Kunststoffe
- Narben
- Zahnersatz wie Prothesen, Kronen, Implantate
- Zahnspangen
- ***Kieferostitis***
- **NICO**

Kieferostitis und NICO – Krankheiten mit vielen Gesichtern

Begriffserklärung

Bei einer **Kieferostitis** (*Ostitis* bedeutet „entzündliche Erkrankung der Knochensubstanz“) handelt es sich um einen **entzündlichen** Prozess in Leerkieferbereichen. Unter einer **NICO** (***N**euralgia-**i**ncluding **c**avitational **o**steonecrosis*; deutsch: neuralgieinduzierende, hohlraumbildende *Osteonekrosen*), auch fettig-degenerativen *Osteonekrose** genannt, versteht man **degenerative** Prozesse im Kieferknochen.

Dieser Begriff wurde zum ersten Mal durch den amerikanischen Pathologen Prof. Dr. Jerry Elmer Bouquot und seine Mitarbeiter in der Arbeit „Neuralgia-including cavitational osteonecrosis (NICO)“[31] geprägt, weil diese blanden, d. h. reizlosen bzw. mild und nicht-entzündlich verlaufenden Osteopathien und osteo-

* „Knochennekrose“ oder „Osteonekrose“ beschreibt einen Gewebsuntergang (Infarkt) des Knochens oder eines Knochenabschnitts mit Absterben (Nekrose) des betroffenen Knochens bzw. Knochenabschnitts, der nachfolgend ab- bzw. umgebaut wird. Es entsteht dabei eine geschwächte Stelle in der Knochenstruktur, wobei das Ausmaß des Infarkts und der danach resultierende Defekt in der Knochensubstanz unterschiedlich sein können. (Nach: Wikipedia)

lytischen Nekrosen häufig auch unspezifische Gesichtsschmerzen auslösen. **NICO kann demnach als Sonderform einer Kieferknochen-*Osteopathie*, bezogen auf Gesichtsschmerzen und *Trigeminusneuralgien* (ausgelöst durch die Zerstörung der Myelinschicht [Schutzschicht] der Nerven) bezeichnet werden.**[32]

Daneben gibt es noch zahlreiche weitere Auswirkungen auf den Körper im Sinne einer stummen chronischen Entzündung. Obwohl der Begriff „NICO" genau genommen nicht ganz korrekt ist, weil die Nervenschmerzen auslösenden (neuralgiformen) Beschwerden nicht immer mit einer NICO gemeinsam auftreten müssen, hat sich dieser leicht fassbare Begriff im internationalen klinischen Sprachgebrauch etabliert.[33] Umgangssprachlich wird NICO auch als „chronische *Kieferostitis*" oder „fettig-degenerative *Kieferostitis*" bezeichnet, wobei diese Bezeichnung wissenschaftlich nicht korrekt ist, da es sich nicht vorrangig um entzündliche Prozesse handelt. Der Begriff *Osteonekrose* trifft das damit weitaus besser. Somit ist *„fettig-degenerative Osteonekrose"* bzw. *„fettig-degenerative Osteolyse (FDOK)"* ein Synonym für NICO, und „chronische Kieferostitis" wird abgekürzt als „CKO" bezeichnet. Demnach meint man mit diesen Begriffen letztendlich dasselbe, obwohl wie oben bereits erwähnt, der Begriff *Ostitis* hier nicht ganz passend ist. Auch der Begriff *Kieferostitis* wird der Einfachheit halber oft mit „NICO" gleichgesetzt: (chronische, persistierende, chronisch-bakterielle) *Kieferostitis*, *Restostitis*, NICO, FDOK, CKO. Ebenfalls wichtig zu wissen ist, dass sich NICO deutlich von der klassischen Form einer akuten oder chronischen *Osteomyelitis** unterscheidet und nicht mit dieser verwechselt werden darf.[34]

Der Leiter der Zahnärztlichen Tagesklinik Konstanz Dr. med. dent. Holger Scholz stellt fest, **dass bei der Hälfte seiner Patienten eine *Kieferostitis* und bei der anderen Hälfte eine NICO vorliege.**[35]

In Fachkreisen mittlerweile sehr gut erforscht, ist insbesondere NICO in der Schulmedizin noch so gut wie unbekannt. Das Phänomen dieser chronisch-osteopathischen Erweichungen im Kieferknochen wird bislang wenig beachtet und die gesundheitlichen Auswirkungen dieser Erkrankung werden nicht ausreichend ernst genommen. *„Die Kieferostitis (auch Restostitis, persistierende Kieferostitis oder chronisch-bak-*

---

* Eine akute oder chronische Entzündung des Knochenmarks und Knochens, die meist durch eine bakterielle Infektion ausgelöst wird

terielle Kieferostitis genannt) führt in der Schul(zahn)medizin ein Aschenbrödel-Dasein, d. h., sie ist eigentlich gar nicht existent. "[36] Das ist damit zu erklären, dass sich herd- oder störfeldbedingte Krankheitsbilder nicht mit den üblichen Symptomschemata erklären lassen. Dabei wurde die Kieferostitis bereits vor mehr als hundert Jahren in der Zahnheilkunde erwähnt. Bereits im Jahr 1915 beschrieb der Vater der modernen Zahnheilkunde Dr. Greene Vardiman Black (1836–1915) die chronische Kieferostitis als einen chronisch fortschreitenden Entzündungsprozess, der Hohlräume produziere und Knochenzellen abbaue. *„Black war beeindruckt von der Ausdehnung dieser Krankheitsprozesse ohne Entzündungszeichen auf der Schleimhaut, ohne Schwellungen im Kieferbereich und ohne Erhöhung der Körpertemperatur des Patienten. 1930 benannte Phemister in den USA erstmalig diese Prozesse als ‚Cavitations' und beschrieb sie als primär ‚avaskulär' [Fehlen von entzündungsbedingten Gefäßvermehrungen] und weniger infektiös.* "[37]

Charakteristische Eigenschaften und Auswirkungen von Kieferostitis und NICO

NICO und *Kieferostitis* schmerzen oftmals nicht, schlummern meist unbemerkt im Knochen und sind ohne gründliche Anamnese bzw. geeignete diagnostische Verfahren in Verbindung mit dem notwendigen Fachwissen nicht auffindbar. Dr. Johann Lechner drückt es folgendermaßen aus: *„NICO ist ein vollständig stummes Geschehen, bleibt von Arzt und Patient gleichermaßen unerkannt und löst deshalb lange Leidenswege aus.* "[38]

Wir haben es bei NICO oder *Kieferostitis* mit Erkrankungen zu tun, die viele Gesichter haben und die je nach Ausprägung und individueller Konstitution des Patienten laut Fachliteratur zu mehr oder weniger belastenden Folgeerkrankungen führen können. So mag Patient A ein völlig anderes Beschwerdebild aufweisen als Patient B oder C, wobei der kleinste gemeinsame Nenner buchstäblich an einer manchmal nur wenige Millimeter kleinen Stelle im Kiefer zu finden ist. Oftmals sind die Ausdehnungen dieser Zahnherde aber auch viel größerer Natur.

Aus den vielfältigen, in der Fachliteratur aufgeführten Symptomen wie z. B. Hautkrankheiten, psychischen Erkrankungen, Herz-Kreislauf-Beschwerden, Organstörungen u. v. m. lassen sich für den Laien kaum Zusammenhänge zum Kieferknochen herstellen. Das macht es für den Patienten ungemein schwer, in solchen Fällen die Ursache seiner Erkrankungen zu finden bzw. einen Therapeuten, der sich mit dieser Problematik auskennt. Die wenigsten Ärzte werden z. B. bei chronisch entzündlichen oder degenerativen Erkrankungen wie z. B. Krebs oder *multipler Sklerose* nach Herden oder Störfeldern im Kieferknochen suchen, obwohl es hier Zusammenhänge gibt, die von zahlreichen Medizinern und Zahnmedizinern in der Literatur dokumentiert wurden. Die Auswirkungen einer *Kieferostitis* oder NICO können oftmals *nicht* exakt nach dem bereits vorgestellten Zahnschema bestimmt werden. Nach Dr. Babette Klein, Fachärztin für Mund-, Kiefer- und Gesichtschirurgie in Hamburg, sind diese Zuordnungen nicht primär als lineare Zuordnung zu verstehen, sondern eher als Hinweis. [39]

Vielmehr kann NICO oder *Kieferostitis* sowohl **Auslöser als auch Verstärker verschiedenster chronisch entzündlicher sowie degenerativer und neurodegenerativer Erkrankungen sein.**[40,41] Auf der Website der Deutschen Gesellschaft für Umwelt-ZahnMedizin werden Hinweise aufgeführt, dass eine NICO an rheumatoiden Gelenkbeschwerden, *multipler Sklerose*, Brustkrebs-Metastasen, Asthma sowie Allergien beteiligt sein könne.[42] Ein besonderes Augenmerk ist dabei auf den Brustkrebs zu richten (siehe auch unter „Bestimmen von Entzündungsmarkern", siehe Seite 87 ff.). Das ist vor allem darin begründet, dass das Immunsystem und die für eine Regeneration notwendige Aktivität des *Parasympathikus* bei Vorliegen von Zahnstörfeldern oder Zahnherden nur noch eingeschränkt funktioniert und diese stummen Entzündungen im Kiefer ein Milieu schaffen, das u. a. auch einen idealen Nährboden für Krebs bietet. Hinzu kommt oftmals, dass der Trigeminusnerv ebenfalls im Entzündungsherd eingebettet ist und außerdem auch der *Parasympathikus*.[43] Dazu meint das *DNA Health&Aesthetics – Zentrum für Biologische Zahnmedizin*: „*Da auch der Parasympathikus-Nerv an dieser Stelle vorkommt, wird dieser giftig. Man spricht vom Toxic Vagus Syndrom – es gibt tatsächlich eine Menge Patienten, die keinerlei Parasympathikus-Aktivität mehr haben.*"[44] Infolgedessen wird die Regeneration und Entgiftung des Körpers geschwächt bzw. kann oft gar nicht mehr erfolgen, da nur noch der *Sympathikus* als Antagonist des *Parasympathikus* aktiv ist.

Somit beginnt für viele Patienten eine Odyssee von Arzt zu Arzt, und nur wenn man großes Glück hat, trifft man irgendwann auf einen erfahrenen Therapeuten, der die Zähne bzw. den Kieferknochen ins Visier nimmt.

Die erkrankten Bereiche im Kieferknochen weisen nicht mehr die gesunde und feste Knochenstruktur auf, sondern bestehen oftmals aus gelblich weichem, öligem bzw. fettigem Gewebe, weswegen NICO auch als „degenerative fettige *Kieferostitis*" bezeichnet wird. Manchmal sind aber auch nur Hohlräume vorzufinden. Dr. Johann Lechner benennt diese charakteristischen Merkmale von NICO, die von Bouquet definiert wurden, wie folgt:[45]

- abgestorbener (nekrotisierter), erweichter *Spongiosa*-Knochen (meint das Innengewebe des Knochens);
- hohle Kavitäten, die mit fettig-dystrophisch (degenerativ) verändertem Weichgewebe gefüllt sind
- sowie Zerstörung der Nervenfasern (Entmyelinisierung) des *Nervus infraalveolaris.*

Interessant in diesem Zusammenhang ist auch folgender von Dr. med. dent. Holger Scholz formulierter Aspekt zur Unterscheidung zwischen *Kieferostitis* und NICO: ***„Die Strukturveränderungen zeichnen sich im Falle einer Restentzündung durch Mehrdurchblutung, bei einer NICO durch eine Minderdurchblutung aus."***[46]

In diesem Gewebe findet sich eine Ansammlung von Bakterien, Viren, Pilzen, Parasiten und Schwermetallen. Häufige Bakterienarten, die man in diesen Arealen findet, sind z. B. Staphylokokken und Streptokokken. Sie lösen beim Menschen unterschiedliche Symptome aus: Staphylokokken, allen voran der *Staphylococcus aureus*, können u. a. zu juckenden Hautbläschen führen, Streptokokken können mitunter Schmerzen im ganzen Körper verursachen.

Das Hauptproblem einer *chronischen Kieferostitis* ist aber weniger ein bakterielles, sondern vielmehr ein toxisches – erzeugt durch die Gifte der Bakterien, wie etwa Methylmerkaptan bzw. Thioäther. Für Professor B. Haley sind diese Toxine weitaus giftiger als Botulinumtoxin, sie gehören seiner Meinung nach **zu den giftigsten Substanzen, die es je gab**.[47]

Durch diese Toxine können lebensnotwendige Enzyme blockiert werden, was eine ungenügende Bereitstellung von ATP zur Folge hat. Dadurch kommt es innerhalb der Zelle zu einer Reduzierung der gesamten Zellfunktion. Unter ATP (Adenosintriphosphat) versteht man die universelle Speicherform von Körperenergie, die durch enzymatische Prozesse in den Mitochondrien der Zelle gebildet wird. Ohne ATP ist kein Stoffwechselprozess möglich.[48]

Doch wie kommt es überhaupt dazu, dass der Körper keinen Knochen nachbilden kann und stattdessen infektiöses Material produziert wird? Dafür gibt es viele Ursachen, denen eine körperliche, geistige und seelische Dysregulation zugrunde liegt bzw. die fehlende Fähigkeit, gesunden Knochen zu bilden.

Mögliche Faktoren der Entstehung dieser Erkrankungen

Müssen Zähne entfernt werden (z. B. Weisheitszähne oder tote Zähne), entsteht durch den fehlenden Zahn zunächst ein Loch im Kieferknochen. Es entwickelt sich eine Wunde im Knochen, die ein optimal regulierender Körper unter idealen Umständen innerhalb einer gewissen Zeit wieder mit gesundem Knochenmaterial füllt.

Es gibt viele Theorien zur Entstehung von *Kieferostitis* und NICO. Wie bereits erwähnt, **handelt es sich bei der *Kieferostitis* um einen *entzündlichen* und bei der NICO um einen *degenerativen* Prozess**. Kommt es bei einer vorliegenden entzündlichen Erkrankung im Laufe einer gewissen Zeit *nicht* zur Heilung, kann dieser Zustand in eine degenerative Erkrankung – eine NICO – übergehen. Der Körper ist hier nicht mehr in der Lage, festen Knochen zu bilden, und es entstehen weiche, infektiöse Bereiche im Kieferknochen.

Mediziner gehen davon aus, dass folgende Faktoren zu dieser Fehlentwicklung führen können:

- unsaubere Zahnextraktionen
- schlechte Durchblutung
- Wundheilungsstörung
- eingeschlossene Fremdkörper
- Zahnanlagen (z. B. nicht ausgebildete Weisheitszähne)

Häufig treten diese Faktoren nach Aussage von Umweltzahnmedizinern in Kombination mit diesen Umständen auf:

- einem bereits geschwächten Immunsystem
- einem Mangel an Vitaminen, Mineralstoffen, Spurenelementen, Omega-3-Fettsäuren
- entzündungsfördernden und unverträglichen Lebensmitteln
- Stress

Dazu das *DNA Health&Aestethics – Zentrum für Biologische Zahnmedizin*: *„Der Körper ist durch diese Mangelsituation mit Heilungsvorgängen häufig überfordert – er befindet sich sozusagen im ‚Winterschlaf'. Er ist nicht in der Lage, neues Gewebe aufzubauen, da schlicht und einfach die Nährstoffe dafür fehlen.“*[49] Das ist **ein** mögliches Erklärungsmodell für die Entstehung von *Kieferostitis* bzw. NICO. Doch es gibt noch weitere Faktoren, auf die ich später genauer eingehen werde.

Warum häufen sich gerade in der heutigen Zeit solche degenerativen Erkrankungen, die dem Menschen buchstäblich „bis auf die Knochen“ gehen? Wir leben in einem Zeitalter hoch entwickelter Technologien und haben zumindest in Deutschland einen hohen Lebensstandard – und dennoch wird der Mensch insgesamt immer kränker, was die Zunahme chronischer Krankheiten beweist. In einer Umfrage aus dem Jahr 2018 gaben 47 Prozent der Befragten an, an einer oder mehreren chronischen Erkrankungen zu leiden.[50]

Der Umweltzahnmediziner Dr. Thomas Hoch schätzt, dass mittlerweile 90 Prozent aller Menschen nach einer Zahnextraktion oder durch nicht ausgebildete Weisheitszähne in diesen Bereichen eine *Kieferostitis* oder NICO entwickeln. Auffällig ist auch die Tatsache, dass sich neben der Häufigkeit auch das Ausmaß der Erkrankung verändert und sich eine NICO teilweise über zentimetergroße Areale im Kieferknochen erstrecken kann. Diese Entwicklung ist besorgniserregend, und es ist für die meisten Patienten nicht erkennbar, dass der Grund ihrer Beschwerden im Kieferknochen in Form einer noch nicht identifizierten *Kieferostitis* oder NICO zu finden sein könnte.

Es besteht nach wie vor eine hohe Diskrepanz zwischen bereits in Fachkreisen vorhandenem Wissen auf der einen und einem in der zahnärztlichen Praxis häufig immer noch fehlenden Verständnis auf der anderen Seite.

Diagnostische Verfahren

Wie bereits erwähnt, ist NICO als pathologisch strukturelle Veränderung des Kieferknochens in der klassischen Medizin noch weitestgehend unbekannt, was, wie Dr. Thomas Hoch in seinem Vorwort erklärt (siehe Seite V ff.), mitunter auch an der unzureichenden röntgenologischen Darstellung liegt.

Suchen Sie einen Zahnarzt oder Chirurgen auf, der auf diesem Gebiet keine oder nur ungenügende Erfahrungen hat, wird er auf den Röntgenbildern auch keine Herde oder Anzeichen für Störfelder finden. Das bedarf eines geschulten Auges und geeigneter diagnostischer Verfahren. Es ist angeraten, die Befundung nur von Ärzten vornehmen zu lassen, die sich mit dieser Problematik intensiv und regelmäßig auseinandersetzen. (Adressen finden Sie im Anhang des Buchs unter „Wichtige Adressen", Seite 307)

Im Folgenden gehe ich auf die wichtigsten diagnostischen Verfahren zum Erkennen von NICO und *Kieferostitis* ein. Ich zeige Ihnen, welche Verfahren aussagekräftig sind und welche sich in der Praxis als unzureichend, umstritten oder gar nutzlos erwiesen haben.

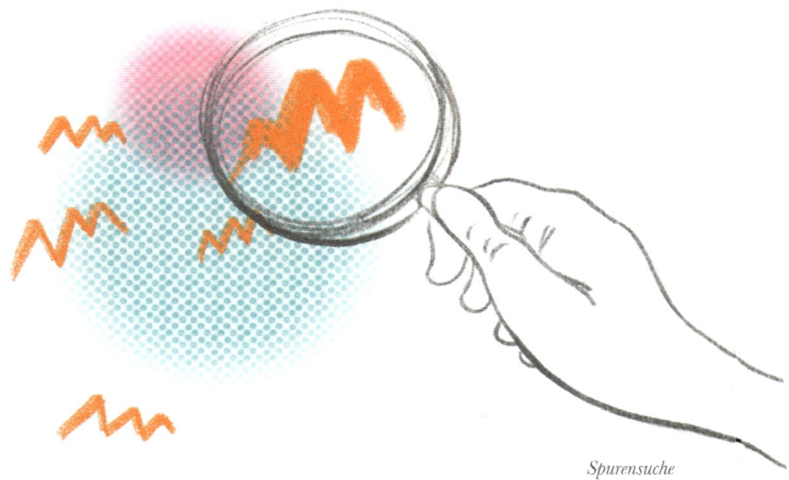

Spurensuche

Zuallererst: Die Anamnese

Grundlage einer umfangreichen, mehrstufigen Diagnostik ist eine gründliche Anamnese. Im ausführlichen Anamnesegespräch erkundigt sich der Zahnarzt oder Chirurg zunächst nach Ihren aktuellen Beschwerden und Problemen, wann diese zum ersten Mal auftraten, wo diese Beschwerden lokalisiert sind und um welche Beschwerden es sich im Einzelnen handelt. Danach folgen Fragen zu Ihrem Zahnzustand, nach alten Amalgamfüllungen, gezogenen oder wurzelbehandelten Zähnen, Weisheitszähnen, kieferchirurgischen Behandlungen, Unfällen in Verbindung mit Zahnschäden, zahnchirurgischen Operationen etc. mit einer darauffolgenden gründlichen Inspektion. Der Zahnarzt erfasst den Zahnstatus, prüft den Zustand aller Zähne hinsichtlich Vitalität, Verfärbungen und freiliegender Zahnhälse sowie Zahnfleischveränderungen oder -schwellungen.

Testen von Druck- und Reflexpunkten im Mund- und Kopfbereich

Im Rahmen einer klinischen Zahnuntersuchung wird bei der Störfeldsuche der Kiefer auch auf schmerzhafte oder geschwollene Stellen abgetastet. Einige der in der Mundakupunktur nach Dr. Jochen Gleditsch relevanten Punkte, wie z. B. die sogenannten Vestibulumpunkte, kann man durch sorgfältiges und vorsichtiges Abtasten am Zahnfleisch über bzw. unter den Zähnen finden.[51] Diese Punkte weisen dieselben Wechselbeziehungen zu Organen auf wie die ihnen vorgelagerten Zähne und geben daher wichtige Hinweise auf Störfelder, wenn sie schmerzhaft reagieren oder geschwollen sind.[52]

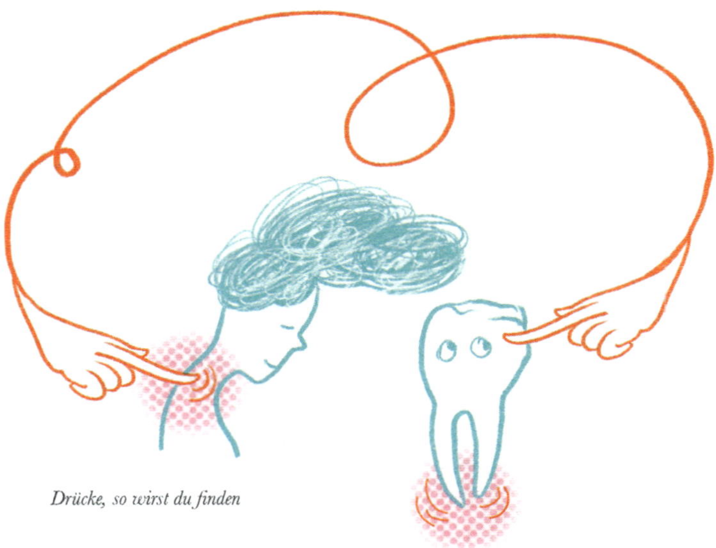

Drücke, so wirst du finden

Es gibt darüber hinaus weitere spezielle Druck- und Reflexpunkte, die als „Adler-Langer-Druckpunkte“ bezeichnet werden. Sie wurden nach dem Zahnarzt und Entdecker dieser Reflexpunkte Dr. Ernesto Adler und nach Dr. Hans Langner, der die einzelnen Punkte auf Basis der Erkenntnisse von Dr. Adler weiter differenzierte, benannt und liegen an den Halswirbeln und um den Mund herum.

Anhand der um den Mund liegenden Punkte kann man beispielsweise feststellen, ob die Lymphdrüsen schmerzen oder geschwollen sind. So geben die an den Halswirbeln liegenden Punkte C1 bis C7 wichtige Hinweise für Belastungen durch Störfelder im gesamten Kiefer- und Hals-Nasen-Ohren-Bereich. Beim Testen sitzt der Patient mit etwas nach vorn gebeugtem Kopf, während der Therapeut mit dem Zeigefinger abwechselnd links und rechts wechselseitig Wirbel für Wirbel die einzelnen Druckpunkte überprüft. An den schmerzhaften Druckpunkten finden sich meistens kleine Verquellungen, die sich ähnlich wie neurolymphatische Punkte anfühlen. Dort, wo nach Aussage des Patienten der maximale Schmerzpunkt liegt, ist das Hauptstörfeld zu finden. Danach orientiert sich dann die Störfeldsanierung. Nach einer erfolgreichen Therapie verschwinden diese schmerzhaften Stellen vollständig.[53]

Fazit: Anhand dieser einfachen und schnellen Methode ist es sehr gut möglich, Störfelder im Kieferbereich ohne aufwendige Technik zu erkennen und dann alle weiteren Schritte zur genaueren Diagnostik und Störfeldsanierung einzuleiten.

Das 2-D-Röntgenbild

Auf einer 2-D-Panoramaschichtaufnahme ist NICO bzw. *Kieferostitis* selbst für einen erfahrenen Diagnostiker nur ansatzweise zu erkennen: Die betroffenen Stellen unterscheiden sich rein theoretisch von den gesunden Knochenbereichen insofern, als dass diese die Röntgenstrahlen aufgrund der minder vorhandenen Dichte des Materials (infolge des Verlusts an Kalzium und Phosphat) anders abbilden – als dunklere Verschattungen im Knochenareal, bedingt durch eine höhere Strahlendurchlässigkeit. Nun reichern sich nach Dr. med. dent. Holger Scholz aber in diesen Bereichen vermehrt Übergangsmetalle wie Kupfer, Eisen und Zink an, wodurch die Strahlendurchlässigkeit wieder vermindert wird. So wird eine eindeutige Diagnostik im 2-D-Röntgenbild ungemein erschwert, da sich die Effekte gegenseitig aufheben können.[54]

Fazit: Das 2-D-Röntgenbild ist für einen ersten groben Gesamtüberblick ausreichend, aber ungeeignet, um damit NICO und Kieferostitis eindeutig zu identifizieren.

Das 3-D-Volumen-Tomogramm (DVT)

Besser als eine 2-D-Panoramaschichtaufnahme ist ein DVT (digitales Volumentomogramm oder 3-D-Volumen-Tomogramm) geeignet. Hierbei handelt es sich um ein Röntgenverfahren, das speziell für die Zahnmedizin entwickelt wurde und einen genaueren Einblick in den Kieferknochen ermöglicht. Das DVT ermöglicht eine dreidimensionale Darstellung des Kiefers, die aus einzelnen Schichtaufnahmen berechnet wird. Hier sind die osteolytisch-nekrotischen Bereiche leichter zu erkennen und grenzen sich deutlicher von der übrigen Knochenstruktur ab. Laut Dr. med. dent. Holger Scholz, Chefarzt der Zahnärztlichen Tagesklinik Konstanz, hängt die Qualität des Befunds aber *entscheidend* davon ab, ob sie von Ärzten ausgeführt wird, die sich mit dieser speziellen Thematik regelmäßig und intensiv auseinandersetzen oder ob sie nur sporadisch Befundungen auf diesem Gebiet machen.[55] Dazu Dr. Johann Lechner: *„Wer sich mit dem Thema NICO vertraut gemacht hat, kann die Osteolyse aus dem DVT interpretieren. Eine verlässliche Diagnose ist daraus aber nicht abzuleiten und damit sind – in Verbindung mit der wenig verbreiteten Kenntnis über NICO – viele falsche negative Befundungen anzunehmen.“*[56]

Fazit: Selbst unter Spezialisten kann es bei dieser Methode zu Fehlinterpretationen kommen, wie ich bei meiner eigenen Erkrankung erfahren musste. Ich hatte, wie bereits beschrieben, ein und dasselbe DVT von 3 Spezialisten auswerten lassen: Zwei Chirurgen diagnostizierten jeweils zwei Stellen mit einer NICO und einer Abmessung von mindestens etwa 1 Zentimeter Durchmesser im Gegensatz zu einer Chirurgin, die nur eine Stelle mit einer NICO in einer Abmessung von etwa 2 Millimetern Durchmesser auf dem DVT erkennen konnte, während die andere Stelle für sie nicht sichtbar war. Das ist bei Weitem kein Einzelfall, wie mir durch viele Gespräche im Rahmen der Recherche zu diesem Buch klar wurde. Es zeigt, dass letztendlich auch bei diesem Verfahren die tatsächliche Dimension von NICO bzw. Kieferostitis oft nicht exakt bzw. nur von sehr erfahrenen Ärzten bestimmbar ist.

Tipp: Das homöopathische Mittel X-Ray und Olivenblattextrakt – Schutz vor den negativen Folgen von Röntgenstrahlen

Die Naturheilkunde bietet diverse Möglichkeiten, sich vor negativen Folgen von Röntgenstrahlung zu schützen. Als Beispiele sind hier das homöopathische Mittel *X-Ray* (homöopathisch aufbereitete Röntgenstrahlen) und Olivenblattextrakt (siehe Seite 285) zu nennen. In Versuchen konnte nachgewiesen werden, dass Olivenblattextrakt wirksam vor DNA-Schäden durch Röntgenstrahlen schützt, wenn er vor oder nach der Röntgenbestrahlung eingenommen wurde.[57]

Die Denta-Computertomografie (Denta-CT)

Hierbei handelt es sich um eine spezielle, hochauflösende Computertomografie (CT) des Kieferknochens und der Zähne. Laut Dr. Babette Klein, Fachärztin für Mund- Kiefer- und Gesichtschirurgie in Hamburg, liefert die Denta-CT die exakteste Darstellung zur Bestimmung von krankhaften Veränderungen im Kieferbereich und ist derzeit außer Konkurrenz bei der Diagnostik von NICO oder *Kieferostitis*. *„So ist das Denta-CT das aktuell einzig verfügbare bewährte und radiologisch beweisende bildgebende Verfahren für das Vorliegen einer NICO."*[58]

Bei der Denta-CT können Untersuchungsserien ohne Kontrastmittel in sehr dünnen Schichten angefertigt werden.[59] Durch die spezielle Verarbeitung der Bilddaten ist es möglich, den Kieferknochen in Bezug auf vorliegende Knochenerkrankungen sehr differenziert zu betrachten. Das erlaubt dem Behandelnden eine optimale Beurteilung, ob und in welcher Ausdehnung die Knochensubstanz chronisch entzündliche Areale aufweist.

Durch eine Denta-CT mit spezieller Software können sogar kleinste Veränderungen in einer Größe von 1 bis 2 Millimeter (z. B. Metallpartikel, Wurzelresten, abgestorbene Gewebestücke) gemessen und nachgewiesen werden. Interessant ist, dass sich um diese Stellen herum oft NICO oder *Kieferostitis* entwickelt, daher liefern diese Stellen wichtige Anhaltspunkte.[60]

Fazit: Die Denta-CT ermöglicht alles in allem eine sehr differenzierte und komplexe Wiedergabe der Knochenstruktur, woraus sich eindeutige Rückschlüsse ziehen lassen.

CAVITAT® bzw. CaviTAU® – Die bildgebende Ultraschalldiagnose

Osteolytisch-nekrotische Bereiche im Sinne von NICO lassen sich hervorragend mit einem *CAVITAT®*- oder *CaviTAU®*-Ultraschall-Messgerät nachweisen. Diese Technik wird auch als „Transitions-Alveolar-Ultraschalldiagnose" (TAU) bezeichnet. Das Vorgängermodell von *CaviTAU®* war *CAVITAT®*. Leider wird das ursprünglich in den USA entwickelte und patentierte *CAVITAT®*-Messgerät seit 2011 nicht mehr produziert. *CaviTAU®* soll laut Hersteller erhebliche mess- und anwendungstechnische Vorteile im Vergleich zu seinem Vorgängermodell mit sich bringen.[61]

CaviTAU® arbeitet mit einer spezifischen Frequenz von 2,5 bis 2,75 Megahertz, um die äußere Schicht des Kieferknochens (*Substantia corticalis*) zu durchdringen. Normalerweise wird Ultraschall von der *Kortikalis* reflektiert. Trifft der Schall auf fettig-degenerative Areale im Kieferknochen, wird er gedämpft. Das Gerät misst demnach den Grad der Dämpfung der Schallgeschwindigkeit nach Durchtritt der degenerativen, kavitätenbildenden Areale, wie sie bei NICO auftreten.[62]

Anhand dieser Technik ist es möglich, die Knochendichte in den einzelnen Bereichen zu bestimmen. In der renommierten Praxisklinik von Dr. Lechner & Kollegen in München wird dieses Verfahren standardmäßig verwendet, um einen Verdacht auf NICO bzw. *Kieferostitis* auszuschließen oder zu bestätigen. Damit lassen sich in Kombination mit anderen diagnostischen Verfahren zuverlässige Diagnosen erstellen.

Anhand einer übersichtlichen Farbgrafik können dann folgende Strukturen eindeutig angezeigt werden:[63]

- gesunde und feste Knochen- und Zahnstrukturen (grün);
- mittleres Stadium einer chronisch fettigen Degeneration (gelb/orange)
- und fettig aufgelöster Kieferknochen, hohlraumbildende Kavitäten (rot).

Fazit: Die bildgebende Ultraschalldiagnose ist eine sehr gute Möglichkeit der bildlichen Darstellung, um den ersten Verdacht auf Kieferostitis bzw. NICO auszuschließen oder zu bestätigen. Weitere diagnostische Verfahren sind anschließend notwendig. Von großem Vorteil ist, dass keine Strahlenbelastung auftritt wie das beim normalen (digitalen) Röntgen der Fall ist. Leider wird diese Technik bislang nur in wenigen Praxen in Deutschland angewendet. Es bleibt zu hoffen, dass sich dies bald ändern wird.

Bioresonanz: Elektroakupunktur nach Dr. Voll, Vegatest bzw. TimeWaver

Die Elektroakupunktur (EAV) nach Dr. med. Reinhold Voll (1909–1989) arbeitet auf der Grundlage der chinesischen Medizin, insbesondere der Meridianverläufe im Körper. Sie ist eine der ältesten Therapieformen in der alternativen Medizin. In den 1950er-Jahren prägte Dr. Voll gemeinsam mit Dr. Kramer den Begriff der „fettig-degenerativen *Kieferostitis*“ und stellte entsprechende Nosoden her, um über die Elektroakupunktur diese röntgenologisch nicht sichtbaren Prozesse testen zu können.[64]

Über genau definierten Akupunkturpunkten an der Hautoberfläche werden die Energiezustände der einzelnen Meridiane getestet. Je nachdem, ob hier eine Blockade vorliegt oder der Energiefluss einwandfrei funktioniert, gibt das Gerät ein bestimmtes Signal.

Da jeder Zahn einen Bezug zu einem bestimmten Organsystem hat, durch die Meridiane mit diesem verbunden ist, lassen sich so aussagekräftige Rückschlüsse auf Störungen ziehen, die ihre Ursache in den Kiefer-Zahn-Bereichen haben können.

Der vegetative Reflextest oder Vegatest basiert ebenfalls auf der Elektroakupunktur nach Voll und erlaubt noch differenziertere Einblicke in den Körper. Daneben gibt es noch weitere Geräte, die man für die gezielte Suche von Störfeldern einsetzen kann, wie z. B. den *TimeWaver* oder ähnliche Geräte, die immer mehr in naturheilkundliche Arztpraxen Einzug halten.

Fazit: Elektroakupunktur nach Dr. Voll, Vegatest bzw. *TimeWaver* sind gute, preiswerte und aussagekräftige Möglichkeiten, um den ersten Verdacht auf Herderkrankungen auszuschließen oder zu bestätigen. Weitere diagnostische Verfahren sind anschließend notwendig.

Die Kinesiologie

Die Kinesiologie (von griechisch *kinesis*, „Bewegung“, *und logos*, „Lehre“)[65] ist ein alternativmedizinisches Diagnose- und Behandlungskonzept aus dem Bereich der Körpertherapie und Chiropraktik.[66] Das Werkzeug eines Kinesiologen in der Praxis ist der Muskeltest. Anhand dieses Tests kann der Körper nach Blockaden, Störungen, Allergien und Krankheiten „befragt“ werden. Gängig ist es, mit Arm, Bein oder Finger des Patienten zu testen: Je nachdem, wie stark oder schwach diese in der Ausgangslage gegen den Widerstand des Therapeuten bleiben, kann der Therapeut Rückschlüsse auf Störungen ziehen. Auch hier kommt die Philosophie des Meridiansystems aus der chinesischen Medizin zum Tragen.

Es gibt unterschiedliche Formen der Kinesiologie in der Praxis, z. B. die *Applied Kinesiology* (AK) bzw. Angewandte Kinesiologie oder die Psychokinesiologie nach

Dr. med. Dietrich Klinghardt. Um Zahnstörfelder aufzufinden, stehen in diesem Bereich mehrere Möglichkeiten zur Verfügung. Auch hier ist die Professionalität des Therapeuten gefragt, will man zu einem exakten und aussagekräftigen Ergebnis kommen. Dieses sollte dann in weiteren Untersuchungen wie z. B. einer Denta-CT (siehe Seite 83) verifiziert werden.

Es ist auch möglich, über kinesiologisches Testen Medikamente auf ihre Verträglichkeit hin zu prüfen. Ganzheitlich arbeitende Zahnärzte nutzen diese Methode beispielsweise, um Zahnmaterialien auszutesten und dabei eventuelle Unverträglichkeiten auszuschließen. Des Weiteren eignet sich die Kinesiologie dazu, die Ursachen psychischer Störungen ausfindig zu machen sowie Konflikte und Traumata aufzulösen. Sie eröffnet dem Anwender ein breites Spektrum an Möglichkeiten und ist mittlerweile nicht nur im medizinisch-therapeutischem Bereich sehr beliebt.

> **Fazit:** Die Kinesiologie ist eine gute, preiswerte und aussagekräftige Möglichkeit, um den ersten Verdacht auf Herderkrankungen auszuschließen oder zu bestätigen. Weitere diagnostische Verfahren sind anschließend notwendig.

Der Huneke-Test

Dieses Verfahren hat seinen Ursprung in den 1920er-Jahren und geht auf die Ärzte und Brüder Dr. Walter Huneke und Dr. Ferdinand Huneke zurück. Nach einer Testinjektion (z. B. mit Procain) kann Zahnstörfeld für Zahnstörfeld kurzfristig ausgeschaltet werden, es ist sozusagen für einige Stunden „nicht existent". Man spritzt hierfür an der Wurzelspitze des verdächtigen Zahns oder im Areal des Zahnherds oder Zahnstörfelds das Medikament und prüft, ob sich die Beschwerden verändern. Sind diese sofort nach der Injektion und dann ungefähr 8 Stunden lang vollständig verschwunden, kann man den betreffenden Zahn bzw. das Zahnstörfeld mit eindeutiger Sicherheit als Ursache der Beschwerden benennen. Man spricht in diesem Falle vom sogenannten Sekundenphänomen: „*Das Augenmerk der Neuraltherapie richtet sich nicht nur auf die Behandlung bestimmter Beschwerden (Symptome), sondern zielt vor allem auf den Nachweis und die Beseitigung vorhandener chronischer Belastungsfaktoren ab.*"[67]

> **Fazit:** Der Huneke-Test ist eine gute, preiswerte und aussagekräftige Möglichkeit, um den ersten Verdacht auf Herderkrankungen auszuschließen oder zu bestätigen. Weitere diagnostische Verfahren sind anschließend notwendig.

Die Energetische Terminalpunkt- (ETD) oder Kirlian-Diagnose

Diese Methode, auch als Kirlian-Fotografie bezeichnet, wurde von Peter Mandel (*1941) in den 1970er-Jahren auf Grundlage russischer Forschungsarbeiten entwickelt.[68] Das Diagnoseverfahren hat sich sehr gut in der naturheilkundlichen Praxis etabliert. Mit einem speziellen Gerät werden hierbei von Händen und Füßen des Patienten Aufnahmen erstellt, die anschließend anhand eines bestimmten Auswertungsschemas interpretiert werden. Die Strahlenkränze, die auf dem ETD-Bild sichtbar werden, stehen in Beziehung zu den Endpunkten der Akupunktur-Meridiane.[69] Ihr spezifisches Aussehen lässt Rückschlüsse auf Störungen im Körper, Krankheiten und Dysbalancen zu.

> **Fazit:** Das Kirlian-Bild bietet dem Behandler einen guten und schnellen Überblick über den gesamten Organismus bzw. liefert davon eine Art energetisches Übersichtsbild und kann im Hinblick auf das Auffinden von Zahnherden und Zahnstörfeldern zumindest erste Hinweise geben, da es auch allgemeine Belastungen im Zahn-Kiefer-Bereich aufzeigen kann. Für eine Abklärung des Einzelzahngebiets ist es aber nicht geeignet. Es wären daher anschließend weitere, genauere diagnostische Verfahren notwendig. Dieser Methode stehen gewisse Schwierigkeiten in ihrer Objektivierbarkeit entgegen, ebenso fehlt die wissenschaftliche Anerkennung.

Bestimmen von Entzündungsmarkern

Bei vorliegender NICO werden von den beherdeten Regionen im Knochen vermehrt proinflammatorische, d. h. entzündungsfördernde Zytokine* ins Blut ausgeschüttet[70]. In diesem Zusammenhang muss auf ein Zytokin namens RANTES (***R**egulated on **A**ctivation, **N**ormal **T** Cell **E**xpressed and **S**ecreted*)[71] hingewiesen werden, das bei NICO eine besondere Rolle spielt.

In Studien konnte Dr. Johann Lechner einen direkten Zusammenhang zwischen RANTES und *Kieferosteonekrose* bzw. NICO aufzeigen. Er konnte nachweisen, dass in dem fettig-osteolytischen Operationsgewebe von NICO-Patienten in allen

---

* Proteine, die das Wachstum und die Differenzierung von Zellen regulieren (nach: Wikipedia)

von ihm untersuchten Fällen ein sehr hoher lokaler RANTES-Spiegel messbar war.[72] Andere – bei akuten Entzündungen ansonsten typische Markerzytokine wie z. B. Interleukin-1β (IL-1β) oder Interleukin-6 (IL-6) – waren dagegen kaum im Operationsgewebe messbar.[73]

Treten im Körper Entzündungen auf, so weisen unterschiedliche Parameter unspezifisch auf Entzündungen hin: Dazu gehören neben der Erhöhung der Körpertemperatur z. B. auch ein Anstieg der Anzahl der Leukozyten sowie der Konzentration verschiedener Plasmaproteine. All diese herkömmlichen Entzündungsmarker sind bei NICO unauffällig und somit ist ein Nachweis anhand dieser Parameter nicht möglich. Dr. Johann Lechner drückt es folgendermaßen aus: *„Die pathogenetische Natur der NICO kann nur unter dem Aspekt der chronisch-unterschwelligen Irritation unspezifischer Immunfunktionen gesehen werden. Denn es gehört zum histopathologischen Charakteristikum der NICO, dass spezifische, lymphozytär getragene Abwehrreaktionen fehlen.“* [74] Das ist ein Grund, weshalb NICO in weiten Kreisen der Medizin immer noch verkannt und als klinisch irrelevant betrachtet wird: Diese spezifischen Abwehrreaktionen sind eben nicht vorhanden. Somit wird NICO einfach ignoriert.

Ein erhöhter RANTES-Spiegel im Blut ist zwar ein Hinweis auf lokale Entzündungsprozesse (wie sie auch bei NICO auftreten), er bedeutet aber nicht, dass damit **eindeutig** NICO diagnostiziert werden kann. RANTES ist als systemischer Entzündungsmarker für NICO nicht spezifisch. *„Erhöhte RANTES-Spiegel im Blut treten bei zahlreichen systemischen Entzündungserkrankungen auf. Dazu zählen Rheuma, Allergien, Asthma, multiple Sklerose und auch einige Tumorerkrankungen.“*[75] Man sollte zwar bei erhöhten RANTES-Werten im Blut unbedingt NICO in Erwägung ziehen und eine entsprechende Diagnostik in die Wege leiten, aber es ist weder angebracht noch zielführend, bei einem unauffälligen Befund hartnäckig an der Verdachtsdiagnose festzuhalten. Ebenso sind leicht erhöhte RANTES-Werte nach einer kieferchirurgischen Herdsanierung kein Indiz dafür, dass noch Restostitiden vorliegen. Um NICO eindeutiger diagnostizieren zu können, empfiehlt das *IMD Institut für Medizinische Diagnostik* in Berlin/Potsdam, parallel zu RANTES noch andere Entzündungsmediatoren wie z. B. Hochsensitives C-reaktives Protein (hsCRP) oder Tumornekrosefaktor-α (TNF-α) zu bestimmen. Sind diese unauffällig, ist NICO sehr wahrscheinlich.[76]

In Studien wurde auf eine Verbindung zwischen RANTES und der Entstehung von Krebs hingewiesen.[77] Wissenschaftler fanden heraus, dass durch Botenstoffe wie RANTES auch das Fortschreiten einer Brustkrebserkrankung beeinflusst werden kann. Liegt NICO vor, können die tumorfördernden Aktivitäten von RANTES auch auf die Metastasenbildung Einfluss nehmen. In einer aus dem Jahr 2014 stammenden Studie von Lechner und Baehr wurde NICO bereits als mitauslösender Faktor für chronisch entzündetes Brustgewebe sowie der Entstehung von Brustkrebs thematisiert. Dabei wurden bei Brustkrebspatientinnen im fortgeschrittenen Krebsstadium höchste RANTES-Werte im Blut nachgewiesen.[78] Dazu schreibt auch der bekannte Krebsarzt Dr. Josef Issels: *„Schaut man auf die CAVITAT-Scans von Brustkrebs-Patientinnen, dann hat jede dieser Frauen eine Kieferostitis im Bereich der entsprechenden Akupunktur-Meridiane."*[79]

Ziehen Sie NICO in Betracht, so bestünde eine erste Möglichkeit darin, bei Ihrem Hausarzt über einen Bluttest RANTES bestimmen zu lassen. Sprechen Sie ihn gezielt darauf an. Bei einem erhöhten RANTES-Spiegel könnten Sie dann im nächsten Schritt bei einem Facharzt weitere diagnostische Verfahren in Anspruch nehmen, die den Verdacht entweder erhärten oder entkräften. Auch bei Letzterem sollte weiter nach den Ursachen für den erhöhten Wert geforscht werden. RANTES kann über einen Bluttest in Speziallaboren bestimmt werden.

Fazit: Der RANTES-Test ist eine gute, preisgünstige und aussagekräftige Möglichkeit, um den ersten Verdacht auf NICO auszuschließen oder zu bestätigen.* Es wird bei erhöhten RANTES-Werten empfohlen, noch andere Entzündungsmediatoren wie z. B. hsCRP oder TNF-α zu bestimmen. Es sind anschließend weitere diagnostische Verfahren notwendig.

Testen der Fußreflexpunkte nach Hanne Marquardt

Die Fußreflexzonentherapie nach Hanne Marquardt ist eine Therapie aus dem Bereich der Komplementärmedizin. Sie basiert auf der Grundlage, dass der Fuß

---

* Die Kosten belaufen sich für Selbstzahler derzeit auf weniger als 30 Euro. Nähere Auskunft erhalten Sie über das IMD Institut für Medizinische Diagnostik Berlin-Potsdam (siehe unter „Wichtige Adressen", Seite 307).

– wie z. B. auch das Ohr – in verkleinertem Maßstab den Zustand des ganzen Menschen abbildet. Erweisen sich bestimmte Stellen – die sogenannten Reflexzonen – beim Abtasten anhand spezieller Griffe als schmerzhaft, können daraus Rückschlüsse zu dem zugeordneten Organ oder System gezogen werden. Der Schmerz zeigt demnach an, dass in diesem Bereich eine Störung vorliegt und eine Behandlung angezeigt ist.

Genauso wie sich all unsere Organe an bestimmten Stellen an den Füßen „wiederfinden“, finden sich hier auch die entsprechenden Stellen für unsere Zähne bzw. Zahnregionen. Diese Zahnzonen liegen an unseren Zehen. Wird eine Stelle schmerzhaft getestet, so kann hier mit hoher Wahrscheinlichkeit ein Störfeld ausgemacht werden, wodurch dann weitere zielgenaue diagnostische Verfahren in die Wege geleitet werden können.

In den Seminaren zur mentalen Zahn- und Organregeneration der *BeTeWi-Akademie* wird dieser Zusammenhang genauestens erläutert und kann von den Seminarteilnehmern sofort im Selbstversuch überprüft werden. In einem persönlichen Brief schrieb mir Frau Dr. oec. Katharina Friedrich dazu: *„Unser Ziel ist es, den Zahn und Kieferknochen so zu stärken, dass Entzündung ab- und Knochen nach der Norm aufgebaut wird.“*

Zusammenfassend stellt die Fußreflexzonentherapie sowohl ein diagnostisches Verfahren als auch eine unterstützende Therapie zur Behandlung von Zahn- und Kieferstörfeldern dar.

Fazit: Die Fußreflexzonentherapie ist eine gute, preiswerte und aussagekräftige Möglichkeit, um den ersten Verdacht auf Herderkrankungen auszuschließen oder zu bestätigen. Kann auch selbst ausprobiert werden. Weitere diagnostische Verfahren sind anschließend notwendig.

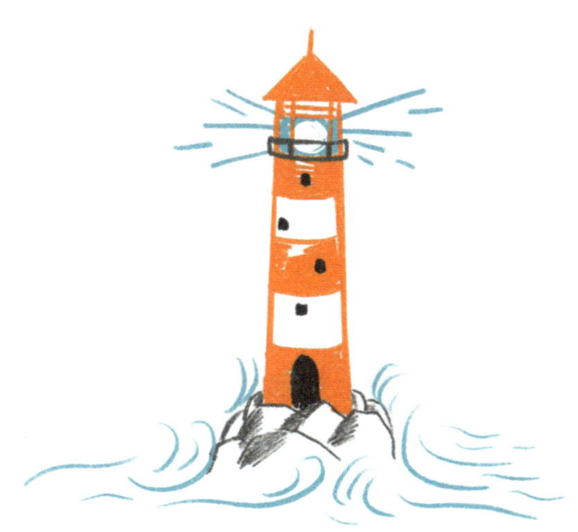

3

„Es kommt darauf an,
den Körper durch die Seele
und die Seele
durch den Geist zu heilen.“

– Oskar Wilde –

Kieferostitis und NICO ganzheitlich heilen

„Ganzheitliche Heilung" – Was genau ist das?

Um diese Frage zu beantworten, müssen wir uns erst einmal vergegenwärtigen, was den Menschen in seiner Ganzheit ausmacht. Es ist uraltes Wissen und Grundlage der ganzheitlichen bzw. holistischen* Medizin, dass der Mensch eine Einheit aus Körper, Geist und Seele darstellt, in der stets alle Aspekte miteinander interagieren. Sokrates formuliert es folgendermaßen: *„Es gibt keine Krankheit des Körpers außerhalb des Geistes.*" Und Platon sagt: *„Willst du den Körper heilen, musst du zuerst die Seele heilen.*"

Für Dr. John Diamond, Pionier alternativer Heilmethoden, gibt es für Gesundheit keine großartigere Beschreibung als die von Walt Whitman (1819–1892), der einst meinte, Gesundheit sei im menschlichen Wesen die Vollkommenheit der körperlichen Ordnung, der intellektuellen Energie und der moralischen Kraft. Gesundheit sei der höchste Ausdruck aller in vollkommener Harmonie zusammenwirkenden Fähigkeiten und Leidenschaften des Menschen. Gesundheit sei die vollkommene Befreiung von körperlichen Schmerzen und geistiger Disharmonie. Gesundheit bedeute Schönheit, Energie, Reinheit, Heiligkeit, Glück. Gesundheit sei jener Zustand, in dem der Mensch der höchste Ausdruck der Macht und Güte seines Schöpfers sei, den man kenne. Und weiter schreibt er: *„Wenn ein Mensch in seinem Wesen, seinem Körper und seiner Seele vollkommen ist, vollkommen in ihren harmonischen Adaptionen und Handlungen, und in vollkommener Harmonie mit der Natur, mit seinen Mitmenschen und Gott lebt, kann man von ihm sagen, dass er sich im Zustand der Gesundheit befindet.*"[80]

---

*Die Ganzheitslehre bzw. der Holismus ist die Vorstellung von natürlichen Systemen und ihren Eigenschaften, die als Ganzes und nicht als Zusammensetzung ihrer Teile zu betrachten sind. Dass ein System als Ganzes funktioniert, kann nicht vollständig aus dem Zusammenwirken all seiner Einzelteile heraus verstanden werden. (Nach: Wikipedia)

In der klassischen Medizin wird der Körper – bis auf wenige Ausnahmen wie z. B. bei psychosomatischen Erkrankungen – als Basis für Gesundheit und Auslöser für Krankheit angesehen. Dass sich in der westlichen Welt über die letzten Jahrhunderte solch eine allopathische, symptomorientierte und auf wissenschaftlichen und evidenzbasierten Grundsätzen geprägte Medizin überhaupt etablieren konnte, liegt nicht zuletzt an der descartschen* Weltanschauung, die den Menschen in drei Teile auseinanderriss und den Körper vom geistigen und vom seelischen Bereich trennte. Die daraus entstandene Medizin, wie wir sie heute auch in großen Teilen kennen, stürzte sich fortan auf die Erforschung des Körpers – was ihr auch sehr gut gelang – und deklarierte Geist und Seele als einen Fall für Kirche und Philosophie.

Zeigt sich ein körperliches Symptom, wie z. B. Migräne, wird in den meisten Fällen ein Mittel verordnet, das die Kopfschmerzen beseitigt. Das Symptom soll also möglichst schnell eliminiert werden. Liegt das Problem bzw. die Ursache aber auf einer ganz anderen Ebene wie beispielsweise in einer emotionalen Belastung, so werden zwar die Schmerzen durch diese Mittel bestenfalls beseitigt, die Ursache bleibt aber nach wie vor bestehen und kann mit der Zeit zu stärkeren körperlichen Symptomen führen, die sich dann nicht mehr so einfach mit einer Tablette löschen lassen. Der Körper zeigt in diesem Falle durch das jeweilige Symptom einen Missstand an und möchte durch die pochenden Schmerzen wachrütteln und signalisieren, dass da irgendwo ein Ungleichgewicht herrscht. Man tut gut daran, die Alarmglocken auch zu hören, am besten solange sie noch „bitterzart“ sind und nicht erst dann, wenn sie laut dröhnen.

Nun stellen Sie sich einmal vor, wie sich diese einseitige Behandlung im Falle der nicht anerkannten und damit nicht existenten *Kieferostitis* oder NICO auswirken würde. Man würde versuchen, sämtliche Symptome durch die besagten Mittel zu lindern bzw. auszuradieren. Infolgedessen hätte man vielleicht bestenfalls erst einmal einen beschwerdefreieren Zustand erreicht, aber langfristig bekäme der Kieferherd immer mehr Zeit, sich noch weiter und tiefer im Knochen auszubreiten, bis das Fass endgültig zum Überlaufen und damit sämtliche Regulationsmechanismen zum Erliegen kämen.

---

* Nach dem Philosophen René Descartes (1596–1650)

In der ganzheitlichen Medizin stellt der Körper nicht die alleinige Basis der Gesundheit dar, *„... vielmehr ist er die physische Manifestation der Summe all dessen, was uns im Leben an Erfahrungen widerfährt“*[81]. Besonders bei chronischen Krankheiten trifft das zu, und es gilt, diese Faktoren näher zu beleuchten und nach den Ursachen für eine Erkrankung zu suchen. Sie müssen nicht immer an der Stelle zu finden sein, an der es gerade „brennt“, sondern können eine Reaktion auf einen anderen Missstand auf körperlicher, geistiger oder seelischer Ebene sein. Dazu die Heilpraktikerin Marlene Kunold aus Hamburg: *„Chronische Erkrankungen sind immer vielschichtig und vielgesichtig. Viele Facetten zeigen sich erst, wenn man beginnt, wirklich überall hinzuschauen.“*[82] Gesundheit ist stets auf mehreren Säulen aufgebaut, die sich in einem komplexen Wechselspiel gegenseitig beeinflussen, und der Mensch an sich ist ein hochkomplexes Wesen, das alle Aspekte des Seins integriert.

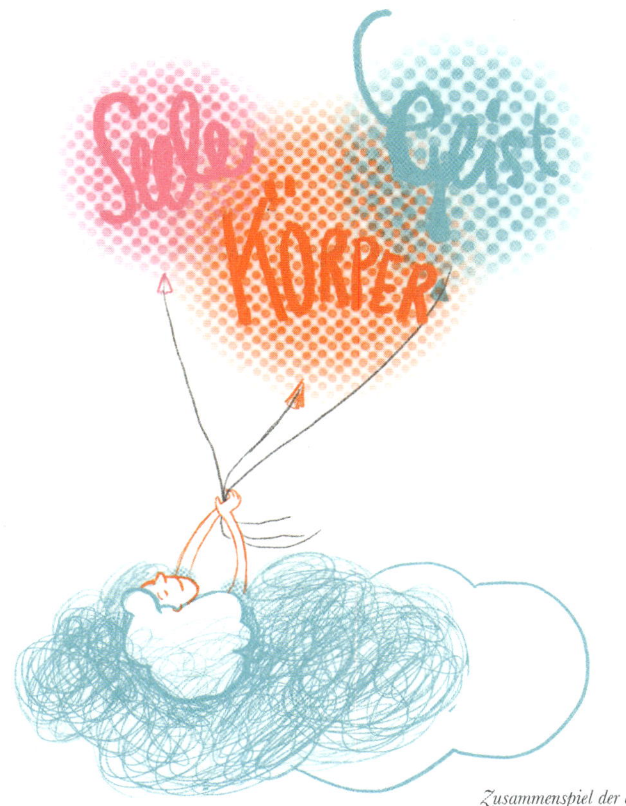

Zusammenspiel der drei Aspekte

„Der Körper ist nicht mehr als eine bloße Projektion des Geistes, und der Geist ist nicht mehr als ein armer Widerschein eines brennenden Herzens", so formulierte es der indische Gelehrte Ramana Maharshi (1879–1950).

Kieferostitis und NICO sind in dieser Hinsicht eine doppelte Herausforderung: Zum einen sind die Auswirkungen meist an einer ganz anderen Stelle als an dem auf den ersten Blick unauffälligen *Hotspot* im Kieferknochen zu finden und zum anderen kann die Ursache eben auch auf der nichtkörperlichen Ebene liegen. Bei chronischen Erkrankungen wie NICO oder *Kieferostitis* sollte unbedingt immer nach den tiefer liegenden Ursachen geforscht werden, und diese können auch im seelisch-geistigen Bereich liegen. Eine energetische Schwäche oder Dysbalance auf der Meridianebene beispielsweise kann sich schwächend auf das dem Meridian zugeordnete Zahnfach auswirken und in diesem Falle eine gesunde Knochenheilung verhindern.

Natürlich ist bei der Entwicklung von chronischen Erkrankungen auch die umgekehrte Richtung möglich, wenn z. B. starke chronische Schmerzen zu einer emotionalen Belastung werden und in eine Depression münden. Ich selbst habe nur zu oft erlebt, wie mein jahrelang bestehender, juckender und nässender Ausschlag meine Psyche beeinflusste und ich sehr viel Kraft aufwenden musste, um dem entgegenzusteuern.

Ganzheitliche Heilung zielt also immer auf die Heilung aller Aspekte ab – Körper, Geist und Seele –, denn sie bedingen sich in einer komplexen Wechselwirkung gegenseitig und haben einen unmittelbaren Einfluss aufeinander.

In diesem Teil des Buchs möchte ich daher auf alle drei genannten Aspekte des Menschen im Hinblick auf eine ganzheitliche Heilung eingehen, d. h. darauf, wie Körper, Geist und Seele zur Ganzheit zurückfinden.

„Die wirksamste Medizin ist die natürliche Heilkraft, die im Inneren eines jeden von uns liegt."

– Hippokrates –

Ich werde Hilfsmittel aufzeigen, die für den Heilungserfolg einer NICO oder *Kieferostitis* vielleicht von Bedeutung für Sie sein können. Natürlich kann ich in diesem Kontext nicht auf jede einzelne Therapierichtung eingehen, vielmehr möchte ich Inspirationen liefern und eine möglichst große Bandbreite an Behandlungsmöglichkeiten aufzeigen. Sie können sich dann je nach Gusto näher und vertiefend mit den Bereichen beschäftigen, die Sie interessieren und ansprechen. Lassen Sie uns also aufbrechen … wir gehen auf eine Reise in Richtung „ganzheitliche Gesundheit"!

Ihr persönlicher ganzheitlicher Behandlungsplan

GESUNDHEIT von KÖRPER, GEIST & SEELE
Aktivierung der SELBSTHEILUNGSKRÄFTE
Vertrauen
Spiritualität
positive Emotionen & Gedanken
Entspannungs-techniken
Homöopathie, Isopathie, Nosoden, Bachblüten
energetische Heilmethoden
Detox auf allen Ebenen
Bewegung
Nahrungs-ergänzungsmittel
Stress vermeiden
Leber & Niere stärken
gesunde Ernährung
die Meridiane stärken
Elektrosmog vermeiden
Schlafplatz-sanierung
Darmsanierung
gutes Wasser trinken
chirurgische Herdsanierung

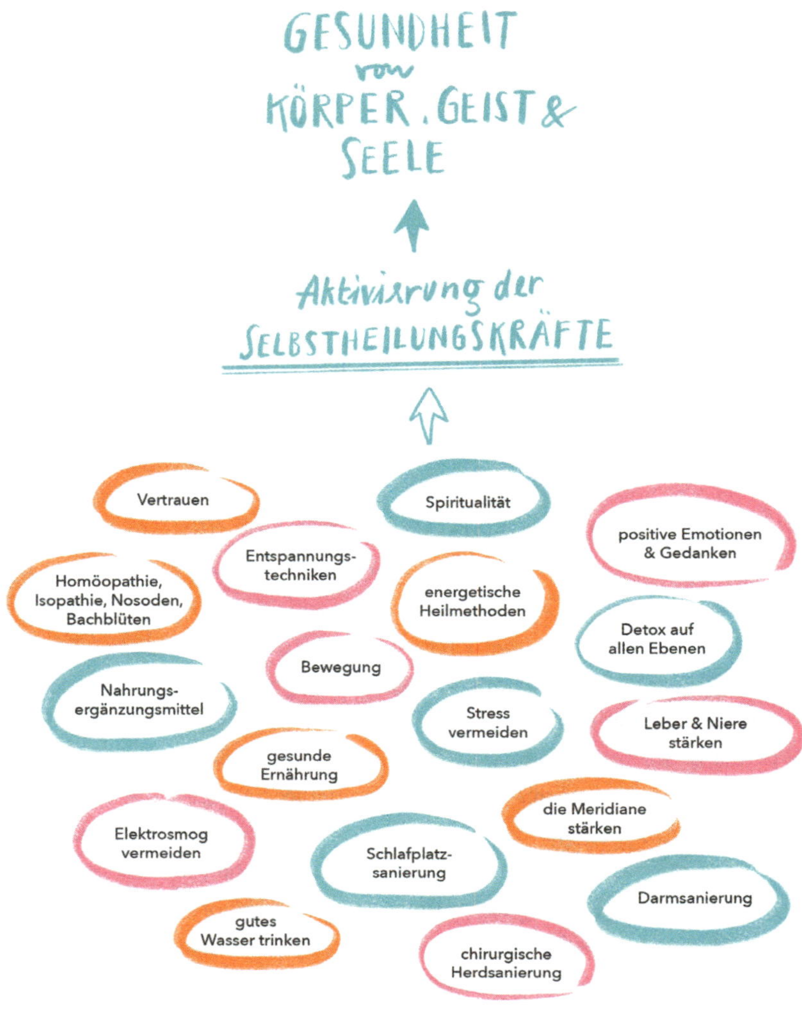

Einfach gesund werden nach Plan!

Die von mir aufgeführten ganzheitlichen Methoden lassen sich zu einem auf Sie ganz persönlich zugeschnittenen Behandlungsplan zusammenbauen, der sämtliche relevanten Faktoren zur Behandlung von Kieferherden abdeckt und so eine optimale Knochenheilung ermöglicht. **Beginnen Sie mit Ihrer ganzheitlichen Behandlung bereits *vor* einer möglichen chirurgischen Maßnahme**, auf die ich später noch näher eingehen werde.

Nur wenn Sie alle Bereiche – Körper, Geist und Seele – berücksichtigen, können Sie mit größtmöglicher Wahrscheinlichkeit vollständig gesund werden. Indem Sie Ihre eigene Göttlichkeit und Schöpferkraft erkennen, nach Ihrem Seelenplan leben, Ihre Spiritualität und Kreativität zelebrieren, sich in Selbstliebe, Selbstfürsorge, Mitgefühl und der Liebe und Verbundenheit zu „Allem, was ist" üben, werden Sie Glück, Freude, Entspannung, Gelassenheit und Dankbarkeit für alles empfinden. Frei zu sein von Ängsten, Blockaden, Stressoren aller Art aktiviert in hohem Maße die Selbstheilungskräfte Ihres Körpers und Sie können in Ihrer Ganzheit – in Körper, Geist und Seele – vollständig gesund werden.

Die Basis der körperlichen Gesundheit

Halten wir uns an das Modell der Einheit von Körper, Geist und Seele, so ist es primär wichtig, nach den Ursachen einer chronischen Krankheit Ausschau zu halten. Liegen diese im geistig-seelischen Bereich, so sind wir gefordert, diesen Knoten zu lösen, um körperlich heil zu werden. Ganzheitlich arbeitende Therapeuten sind der Meinung, dass fast jede chronische Erkrankung mit mentalem und emotionalem Stress in Verbindung steht und damit mit einem Mangel an Energie. Chronischer Stress (z. B. durch eine belastende Beziehung, einen unerfüllten Beruf, seelische Traumata, Angst etc.) entzieht uns Energie und schwächt das Immunsystem in solchem Maße, dass es nicht mehr optimal funktioniert. Bei chronischem Stress arbeitet der Körper die meiste Zeit im sympathischen statt im parasympathischen Modus. Das führt zu Sauerstoffmangel, Dehydration, Nährstoffdefiziten, Azidose etc.[83] und infolgedessen zu chronischen Erkrankungen.

Die Frage ist also, was wir tun können, um den geistig-seelischen Bereich zu stärken und damit die Ursachen der körperlichen Erkrankungen zu beseitigen, die

Selbstheilungskräfte anzuregen und im Gesamten gesund zu werden. Hier stehen uns viele wertvolle Hilfsmittel zur Verfügung, die genau an diesem Punkt ansetzen.

Die Ärztin und Autorin Dr. Lissa Rankin untersuchte anhand ihrer umfangreichen Forschungsarbeiten die Auswirkungen geistig-seelischen Wohlbefindens auf die körperliche Gesundheit und entwickelte ein ganzheitliches Gesundheitsmodell. Dieses enthält wesentliche Punkte, die ihrer Meinung nach in unserem Leben wichtig sind, um Schutz vor Krankheiten und im Krankheitsfall eine optimale Heilungschance zu ermöglichen.

Exkurs: Das Gesundheitsmodell nach Dr. Lissa Rankin[84]

Dieses Modell erinnert an ein Steinmännchen.

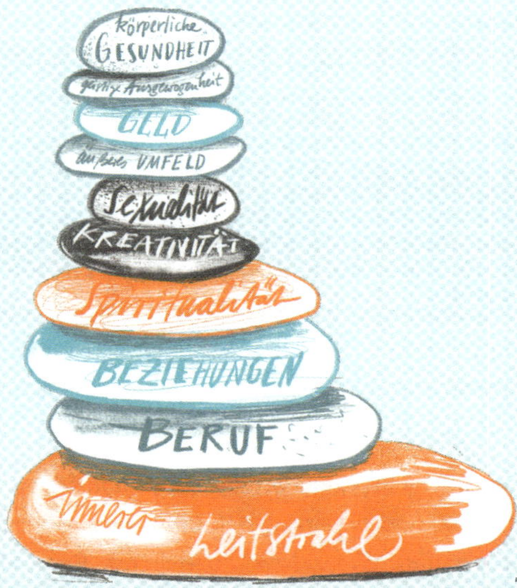

Steinmännchen (frei nach Dr. Lissa Rankin)

Das Steinmännchen ist (von oben nach unten betrachtet) wie folgt aufgebaut (siehe Abb. oben):

- **Körperliche Gesundheit:** durch eine gesunde Ernährung, Bewegung, genügend Schlaf etc. Die körperliche Gesundheit steht nach Dr. Lissa Rankin an oberster Stelle und alle anderen Faktoren bedingen diese.

- **Geistige Ausgewogenheit:** Zufriedenheit, Optimismus, Zuversicht anstelle von Ängsten, Sorgen und Depression oder anderen mentalen Belastungen
- **Geld:** frei sein von Geldsorgen; materielle Sicherheit, gesicherte Grundbedürfnisse
- **Äußeres Umfeld:** frei sein von gesundheitsschädigenden Faktoren
- **Sexualität:** unser erotisches Selbst ausdrücken
- **Kreativität:** unsere umfassende Kreativität leben und ausdrücken
- **Spiritualität:** uns mit Gott, der geistigen Welt oder dem Heiligen im Leben verbunden fühlen
- **Beziehungen:** ein tragendes soziales Netz – Familie, Freunde, Bekannte und Kollegen –, das uns stärkt und stützt
- **Beruf:** eine sinnvolle und bereichernde Tätigkeit, mit der wir unsere individuellen Gaben zum Ausdruck bringen können
- Ein **innerer Leitstrahl,** den wir alle in uns tragen, bildet die breite und stabile Basis von allem. Lissa Rankin bezeichnet ihn auch als Höheres Selbst oder Seele. *„Es ist dieses zu 100 Prozent authentische Licht, das uns den Weg zurück zu Ganzheit, Glück und Gesundheit weist."*[85]

Die hier genannten zehn Aspekte sind also elementar wichtig für die Gesundheit unseres Körpers und sorgen dafür, dass es uns gut geht, dass wir uns wohlfühlen, dass wir glücklich und zufrieden sind. Wenn das Steinmännchen ins Wanken gerät, ist es der oberste Stein (d. h. die Gesundheit), der zuerst fällt. Er ist das sensibelste Element in dieser Konstruktion.

Oft ist es so, dass bei einer vorliegenden chronischen Krankheit viele dieser Faktoren nicht im Gleichgewicht sind, und es ist praktisch unmöglich, all diese Bereiche auf einmal optimal zu gestalten. Was ist *dann* die treibende Kraft, die es uns dennoch ermöglicht, gesund zu werden und nicht am Leben oder an der Krankheit zu verzweifeln?

Die Antwort auf diese Frage bekam ich, als ich selbst durch einen schweren Lebensabschnitt ging, in dem auf einmal viele Dinge wegfielen, die für mich damals zu einem glücklichen Leben gehörten: Meine Beziehung zerbrach, ich war plötzlich alleinerziehend, gemeinsame Freunde verschwanden aus meinem Blickfeld, ich hatte mein Studium gerade erst abgeschlossen, war ohne Geld und zu allem Überfluss auch noch chronisch krank.

Ich hatte also, von außen betrachtet, kein optimal funktionierendes Gerüst, auf dem ich meine körperliche Gesundheit hätte aufbauen können – mein Steinmännchen war buchstäblich ein Steinhaufen. Dennoch gelang es mir nach einiger Zeit, mich aus diesem Zustand der anfänglichen Depression herauszukatapultieren. Mir blieb schlichtweg keine andere Wahl, denn ich hatte zwei kleine Kinder, die mich brauchten und für die ich sorgen musste.

Es gab in mir trotz dieser schwierigen Umstände eine innere Kraft, die mir sagte, dass alles gut werden würde, es war tatsächlich dieser innere Leitstrahl, der sich mir offenbarte und mir den Weg zeigte, der mir Zuversicht gab und mich zu den Wundern des Lebens führen wollte. Auf dieser soliden Basis konnte ich nach und nach meine körperliche Gesundheit wieder aufbauen, indem ich Stein für Stein sicher einen auf den anderen legte.

Ein wichtiger Faktor, der zu meiner Heilung beitrug, war, dass ich Dankbarkeit für das empfand, was ich hatte: Ich legte in meinem Kopf den Schalter um, und sah statt der Dinge, die ich nicht mehr hatte, jene, die da waren, die mir Kraft gaben und über die ich mich freute.

Ein Dankbarkeitstagebuch führen

Dankbarkeit wird als natürliches Antidepressivum angesehen und soll auch gegen Angst und Phobien helfen. Es ist inzwischen wissenschaftlich erwiesen, dass ein solches Tagebuch zu führen glücklich machen kann. Professor Robert Emmons stellte bei den Studienteilnehmern eines diesbezüglichen Forschungsprojekts folgende Effekte fest:[86]

- verbesserte allgemeinen Stimmung;
- gesteigerter Optimismus;
- geringere Krankheitsanfälligkeit und Besserung der körperlichen Symptome;
- bessere Schlafqualität;
- mehr Fortschritte im Bereich „Motivation“ und beim Erreichen wichtiger persönlicher Ziele
- und mehr Enthusiasmus, Entschlossenheit und Energie im Leben.

Tun & Spüren: Ihr persönliches Dankbarkeitstagebuch

Es ist ein sehr schönes und effektives Ritual, ein Dankbarkeitstagebuch zu führen. Sie benötigen nur 5 Minuten täglich, und Ihre Lebensqualität kann sich durch diese einfache Methode entscheidend verbessern.

Notieren Sie jeden Abend ein paar Dinge – solche, für die Sie heute dankbar sind, andere, die Sie an dem Tag gut gemacht haben, und Ereignisse, die Ihnen Glück beschert oder ein gutes Gefühl gegeben haben.

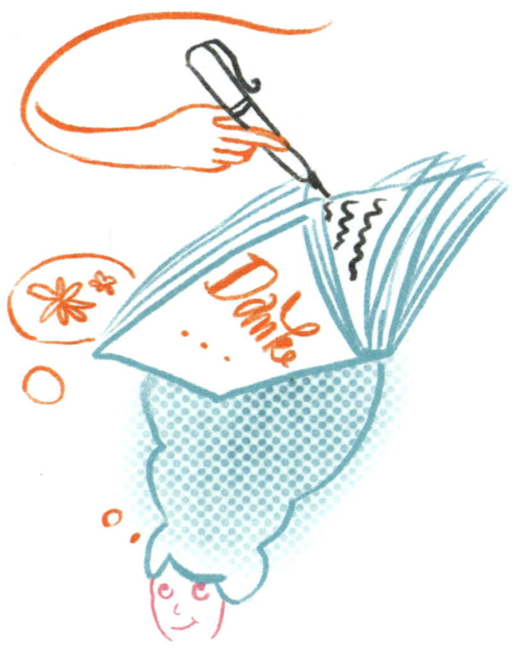

Die Kraft der Dankbarkeit

Energie erzeugt Materie – Die Selbstheilungskräfte energetisch aktivieren

Das Vertrauen stärken – Entscheidend für den Heilungsprozess

Anthony William, weltweit bekanntes geistiges Medium und Heiler, beschreibt ein gesundes Vertrauen als den entscheidendsten Aspekt einer Heilung.[87] Wenn man krank sei, habe man oft auch das Vertrauen verloren: in sich selbst, in die Heilung, in die Medizin oder die Ärzte. Dieser Verlust an Vertrauen wirke sich negativ auf die Selbstheilungskräfte aus und könne den Heilungsprozess dementsprechend blockieren. Anthony William nennt eine ganz einfache, uralte Methode, um das Vertrauen zu stärken:

> **Tun & Spüren: Den Sonnenuntergang betrachten**
> Anthony Williams Rezept lautet: Nehmen Sie 3- bis 4-mal pro Woche achtsam den Sonnenuntergang wahr, und machen Sie sich dabei bewusst, dass die Sonne am nächsten Tag wieder aufgehen wird. Sie können mit 100-prozentiger Sicherheit darauf vertrauen, dass die Sonne immer wieder aufgehen wird – jeden Tag, ein ganzes Leben lang. Die Sonne wird Sie nie enttäuschen und damit gibt sie Ihrer Seele sofort Kraft.

Dieses kleine Abendritual entfacht nach Meinung von Anthony William den Vertrauensfaktor in der Seele neu, es stärkt das Vertrauen in uns – unser Selbstvertrauen – und gibt unserer Seele damit eine enorme Kraft und Zuversicht. Dadurch werden in einem hohen Maße unsere Selbstheilungskräfte aktiviert.

Die Sterne am Nachthimmel zu betrachten gibt der Seele ebenfalls einen heilsamen Impuls, da wir intuitiv spüren, dass hinter den Sternen ja noch viel mehr ist als das, was wir hier auf der Erde sind und was wir wahrnehmen. Der Blick in die Unendlichkeit kann uns von unserer beschränkten Sicht auf die Dinge befreien und unser Bewusstsein weiten. Dabei dürfen wir alle Sorgen, Ängste und Nöte einfach loslassen und ins Universum schicken. Wir sollten diesen Teil in uns regelmäßig nähren und stärken.

Meditieren – Inneren Frieden und Ruhe finden

Eine wirkungsvolle Möglichkeit, mit dem inneren Leitstrahl (siehe Seite 99 ff.) in Kontakt zu kommen, bietet die Meditation. Obwohl es sie schon seit sehr langer Zeit gibt, ist sie heute aktueller denn je. Die Tradition der Meditation reicht mindestens bis in die Zeit um etwa 1500 v. Chr. zurück und wurde ursprünglich von einer kleinen Gruppe Gläubiger praktiziert. Inzwischen ist diese vedische Übung bis in die europäische Kultur vorgedrungen und hat längst Einzug in das tägliche Leben vieler Menschen in unseren Breitengraden gehalten. Es gibt eine unglaubliche Fülle an Meditationsformen, wobei sich grob aktive und passive sowie traditionelle und moderne Meditationen unterscheiden lassen, die Achtsamkeitsmeditation, Dynamische Meditation, Gehmeditation, Konzentrationsmeditation, Transzendentale Meditation, Tantra, Yoga bis zu Zazen u. v. m. umfassen. Laut verschiedener Studien sind Meditierende gesünder und schlafen besser, sie verfügen über mehr Gehirngewebe, altern langsamer und haben eine höhere Lebenserwartung.[88] Im Rahmen einer Übersichtsarbeit mit mehr als 20 Studien und über 1600 Probanden bewerteten Wissenschaftler die Auswirkungen von Achtsamkeitsmeditationen auf messbare Parameter des Immunsystems. Daniela Hacke, M. A., formuliert es folgendermaßen: „... *Die vorsichtige Einschätzung der Wissenschaftler lautet, dass Achtsamkeitsmeditation einzelne Immunparameter wie z. B. das Entzündungsgeschehen, die zellvermittelte Immunantwort und die Enzymaktivität im Hinblick auf die Zellalterung positiv beeinflussen kann. ...*“[89]

Zu meditieren ist eine sehr kraftvolle Art, die Selbstheilungskräfte zu aktivieren. Beim Meditieren wird das parasympathische Nervensystem aktiviert und die Ausschüttung des Stresshormons Cortisol reduziert, was Puls, Stoffwechsel und Atemrhythmus beruhigt und so zu einer tiefen Entspannung und Ausgeglichenheit führt. Auf diese Weise wird das Immunsystem gestärkt und stabilisiert.

Beim Meditieren können wir unser Bewusstsein ausdehnen und uns so mit dem Quellbewusstsein, dem kosmischen Bewusstsein oder dem „Alles, was ist“, verbinden und damit sogar unser Zellbewusstsein erneuern. Esther Kochte, die 2010 die Mentaltechnik *ThetaFloating* entwickelte, bringt es auf den Punkt: „*Wir werden zu selbstbestimmten, da selbstbewussten Mitschöpfern unseres Lebens. Bereits ein minutiöses Eintauchen in dieses Lichtbewusstsein erfüllt uns mit Frieden.*“[90]

Wir können während einer Meditation in einen Zustand der Leere, des reinen Gewahrseins eintreten und versuchen, „Alles, was ist“ ohne Wertung und Reaktion

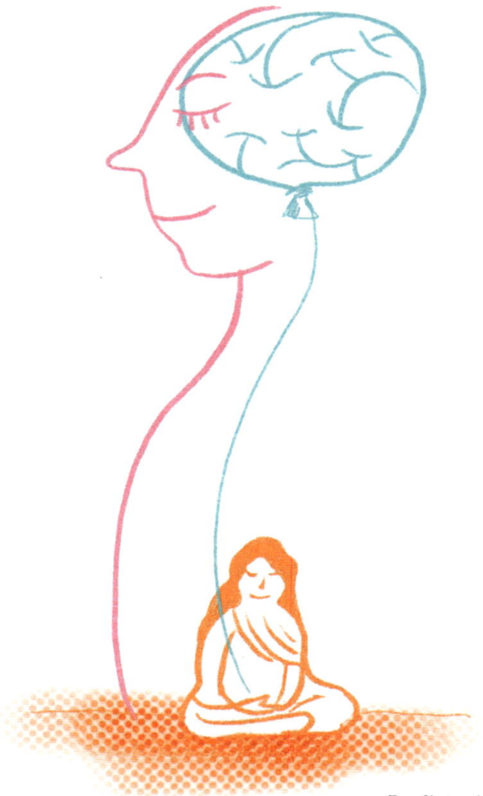

Der Zustand der Leere

anzunehmen. Gerade die Wertung trennt uns oft von unserer Umwelt, unseren Mitmenschen und auch von uns selbst.

Neben diesen entspannenden und bewusstseinserweiternden Effekten hat das Meditieren auch eine starke Auswirkung auf die Gehirnleistung. Sarah Lazar, Hirnforscherin am *Massachusetts General Hospital*, stellt dazu fest, dass sich durch eine regelmäßige Meditationspraxis bereits nach nur 2 Monaten erste Veränderungen im Gehirn, z. B. in Form einer Erhöhung der Dichte der grauen Substanz, zeigen. „*Unsere Daten legen nahe: Je häufiger ein Mensch das Meditieren übt, desto stärker wächst sein Gehirn. Wir wissen, dass verschiedene Mechanismen am Werk sein können. Dazu gehört eine vermehrte Bildung von Blutgefäßen im Gehirn sowie eine Zunahme der Verbindungen zwischen den Nervenzellen.*“[91]

Berichtet wird auch manchmal vom Verlust des Ich-Gefühls bis hin zu einer Verschmelzung mit „Allem, was ist“. Es kann sogar sein, dass es im Laufe einer

Meditation zu Spontanheilungen kommt. Wie lässt sich dieses Phänomen der selten vorkommenden Spontanheilungen in tiefer Versenkung erklären, wo sich bei Menschen nach einer Meditation bei der ärztlichen Kontrolle 2 Tage später kein Tumor mehr nachweisen lässt oder sie plötzlich aus ihrem Rollstuhl aufstehen und gehen können? Unser Körper ist von Natur aus auf „Heilung" programmiert. Er baut in jeder Sekunde zwischen 10 und 50 Millionen Körperzellen ab und ersetzt diese durch neue Zellen[92] – das Wunderwerk „Körper" regeneriert sich somit fortwährend selbst. Unsere Zellen erneuern sich in einem energetischen Feld, das durch verschiedene Faktoren beeinflusst wird. Ist dieses Feld von geringer oder gar negativer Energie (z. B. durch emotionalen Stress, Elektrosmog, negative Gedanken etc.), erzeugt es auch Moleküle in minderwertigerer Qualität. Schwimmen unsere Zellen dagegen in einem Feld voller positiver Emotionen wie Liebe, Dankbarkeit, Güte etc., hat das eine unmittelbare Auswirkung auf unsere Zellen, wobei sie sogar ihre materielle Substanz verändern. Dieses positive, lebensbejahende Umfeld nährt die Körperzellen und erzeugt damit eine andere biologische Substanz. Der Gründer des *National Institute for Integrative Healthcare* und preisgekrönte Autor Dr. Dawson Church fasst dieses Phänomen mit der folgenden Gleichung zusammen:[93]

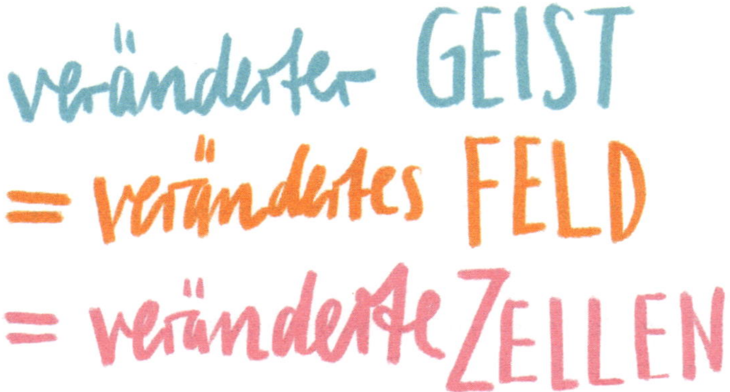

Gleichung nach Dr. Dawson Church

Wenn Sie diese simple und geniale Gleichung verinnerlicht haben, ist ein riesengroßer Schritt in Richtung „Heilung" getan. Mit dem Meditieren können wir durch uns selbst solche lebensbejahenden, positiven kraftvollen Felder erzeugen, nach denen unsere Zellen geradezu dürsten – und dazu braucht es nicht einmal eine teure Pille, sondern es reicht laut Dr. Dawson Church die kostenlose Wunderpille „Meditation“: *„Würde ich Ihnen eine Pille anbieten, die mehr Stammzellen zirkulieren lässt, Ihre Telomere verlängert, Betaamyloidablagerungen im Gehirn auflöst, das Gedächtnis und die Aufmerksamkeit verbessert, den Serotoninspiegel anhebt, Ihre DNA repariert, Entzündungen reguliert, das Immunsystem ankurbelt, Haut-, Knochen-, Knorpel- und Muskelzellen repariert, den Wachstumshormonspiegel für die Zellreparatur erhöht und die neuronalen Verbindungen im Gehirn ausbaut – was würden Sie für diese Pille bezahlen? Sie wäre unbezahlbar und unschätzbar wertvoll, und doch bekommen Sie das alles umsonst.“*[94]

Und Koen de Jong drückt es folgendermaßen aus: *„Meditation ist also keine sanfte esoterische Tätigkeit, sondern kann tief bis zum Kern unserer Zellen vordringen und beeinflussen, wie unsere DNA genutzt wird.“*[95]

Dr. Dawson Church hat eine vielfach erprobte Meditationsmethode, die sogenannte *EcoMeditation* entwickelt, mit deren Hilfe man beim Meditieren leicht in den Zustand des „erwachten Geistes“ oder im fortgeschrittenen Stadium in den „entwickelten Geist“ gelangen kann. Hier verbindet Church Elemente aus dem *Tapping* oder *Neurofeedback* mit Achtsamkeits- und Herzkohärenzübungen.* Der Forscher hat die vielfältige gesundheitsfördernde Wirkung dieser Meditation ausgiebig dokumentiert. So berichtet Church von signifikanten Verbesserungen von Schmerzzuständen, Ängsten, Depressionen, einem Anstieg an Immun- und Glückshormonen, Reduzierung von Stress bis hin zu einer Veränderung der Genexpression** und vielem mehr. Es sind nicht die Gene, die unser Schicksal bestimmen, wir selbst können mit der Kraft unserer Gedanken unsere Gene ändern.

Es gibt keine richtige Position des klassischen Meditierens in Hinblick darauf, ob man es besser liegend oder sitzend machen sollte. Es ist für viele jedoch einfacher, im aufrechten Sitz – gut geerdet mit beiden Beinen auf dem Boden – in dieser in sich ruhenden Präsenz zu bleiben, als das im Liegen gelingt, wo dieser Zustand leichter in einen Schlaf münden kann. Manchen hilft es, dabei die Augen zu schlie-

---

* Eine 20-minütige Version der *EcoMeditation* können Sie kostenlos unter *www.dawsonchurch.de* herunterladen.

** Vorgang, bei dem die genetische Substanz aktiviert wird, damit Strukturen und Funktionen der Zelle ausgebildet werden können

ßen oder eine Schlafbrille zu verwenden, da die Dunkelheit dazu beitragen kann, die Aufmerksamkeit besser nach innen zu richten.

Wenn Sie sich für die traditionelle, stille Meditation entscheiden, wählen Sie einen ruhigen Ort, an dem Sie ungestört sein können. Dieser sollte eine wohlige Atmosphäre ausstrahlen. Sie können z. B. einen Altar mit lieb gewonnenen Dingen aufstellen oder sich einfach nur eine gemütliche Ecke einrichten. Probieren Sie anfangs aus, wie lang Sie in diesem Zustand aufrecht sitzen oder wie lang Sie liegen können, ohne dass die Gedanken zu sehr abschweifen und ohne dass es Sie anstrengt bzw. ohne dass Sie einnicken. Fangen Sie ruhig mit nur wenigen Minuten an und steigern Sie diese auf eine für Sie angenehme Zeit. Finden Sie die für Ihre Verhältnisse und Bedürfnisse optimale Meditationsdauer und haben Sie Geduld mit sich selbst! Haben Sie keinerlei Erwartungen, denn diese erzeugen nur Druck und machen Sie unfrei, und bewerten Sie nicht, wie „gut“ oder „schlecht“ Sie praktizieren. Wie alle anderen Dinge braucht auch das Meditieren Zeit und Übung.

Sie können sich – falls Sie noch keinerlei oder nur sehr wenig Meditationspraxis besitzen und unsicher sind – im Rahmen eines Kurses oder im Selbststudium eine bestimmte Meditationstechnik aneignen, aber das finde ich persönlich nicht notwendig. Für mich ist diese Form der Versenkung keine Technik, sondern ein Seinszustand. Ich *bin* dann im Augenblick, versuche, im Hier und Jetzt anzukommen, mich mit meinem Körper zu verbinden oder mir einfach eine Pause zu gönnen und den Gedankenstrom zu unterbrechen.

„Meditieren heißt, in eine Idee aufgehen und sich darin verlieren, während Denken heißt, von einer Idee zur anderen zu hüpfen, sich in der Quantität tummeln, Nichtigkeiten anhäufen, Begriff auf Begriff, Ziel auf Ziel verfolgen. Meditieren und Denken, das sind zwei divergierende, unvereinbare Tätigkeiten.“ [96]

Und ich experimentiere mit der Meditation, weil mich das lebendig hält: So wechsle ich ab zwischen angeleiteten Meditationen wie denen von z. B. Dawson Church oder Joe Dispenza, dem Eintauchen in innere Bilder, einem achtsamen längeren Verweilen bzw. Innehalten im *Jetzt* oder kurzen Momenten der Stille, in denen ich zu mir komme und meinem Atem nachspüre. Ich genieße es, ab und an im wunderbaren Benediktushof Zen und Kontemplation zu praktizieren oder mich einfach in meinen Garten zu setzen und dem Rauschen des kleinen Bachs zu lauschen. Eine Meditation kann dann auch mal gut eine Stunde dauern oder ein anderes Mal eben nur wenige Augenblicke. Es gibt keine feste Form. Ich bin flexibel und offen für das, was sich in dem Augenblick zeigt und was ich in dem Moment brauche. Und es gibt auch Tage, an denen mir fünf Projekte gleichzeitig um die Ohren fliegen und ich so im Superflow bin, dass ich für die Stille einfach keine Ruhe habe. Auch das ist okay – ich freue mich dann am Abend über den dick gefüllten kreativen Tag, nehme mich liebevoll in die Arme und verspreche der Stille, sie am nächsten Tag wieder zu mir einzuladen.

Diese Vielfalt zieht sich übrigens durch viele Bereiche meines Lebens: Genau genommen habe ich fünf verschiedene Berufe, und ich würde gern noch mehr ausprobieren, weil ich mich in anderen Bereichen ebenfalls wiederfinde. Mein Lebensstil schwankt zwischen dem hehren Ziel des Minimalismus und dem materialistischen Anhäufen von schönen Dingen, die meinen Geist inspirieren und erfreuen, und anstatt mich zu ärgern, dass ich in keine Schublade passe, erfreue ich mich einfach an den vielen verschiedenen Schubfächern.

Ich habe in meinen täglichen Meditationen oft auch die erkrankten Stellen im Kieferknochen miteinbezogen und stelle Ihnen hier einige Beispiele vor, **wie ich Heilung** in diesen Bereichen **visualisiere**.

Im Folgenden möchte ich Ihnen ein paar wenige aus einer unendlichen Vielzahl von Möglichkeiten vorstellen, wie Sie für sich selbst heilsame Bilder erdenken können. Wichtig ist, dass es lebendige „Bilder" sind, die *Ihre* Emotionen wecken, die für Sie stimmig sind und sich für Sie richtig anfühlen. Wie Sie solche Bilder wahrnehmen, das kann unterschiedlich sein: Manche Menschen können sie sich gut bildlich vorstellen, andere wiederum spüren eher eine besondere Energie und „sehen" vielleicht weniger. Erzwingen Sie nichts, nehmen Sie einfach wahr, was kommt, seien Sie kreativ und spielerisch und wählen Sie die Methode, die sich gut anfühlt.

Tun & Spüren: Sich einstimmen auf die folgenden Übungen

Eine längere Meditation oder diese **Kurzfassung** stimmt Sie auf die folgenden Visualisierungsübungen ein: Schließen Sie Ihre Augen, nehmen Sie Ihren Körper bewusst wahr, wie er aufrecht und stabil auf der Unterlage ruht, und konzentrieren Sie sich auf den Atem. Atmen Sie langsam ein und aus … und spüren Sie, wie Sie beim gleichmäßigen Atmen immer ruhiger und entspannter werden. Diese Entspannung und Ruhe überträgt sich auf Ihren ganzen Körper. Sie brauchen nichts zu tun – „es" atmet sich von ganz allein.

Nachdem Sie bewusst ein paar langsame Atemzüge genommen haben, praktizieren Sie eine der folgenden Übungen:

Tun & Spüren: Die goldene Lichtkugel

Stellen Sie sich vor, wie von Ihrem Herzen aus eine goldene, glitzernde Lichtkugel durch Ihren Körper bis zu den erkrankten Stellen im Kiefer schwebt. Die Kugel kommt direkt aus Ihrem Herzen und ist erfüllt von Licht und Liebe, die mit ihrer hohen, heilsamen Frequenz alles heilen können, was mit ihnen in Berührung kommt. Diese Lichtkugel steigt in Ihrem Körper vom Herzen nach oben durch den Hals vorbei am Kinn in den erkrankten Bereich im Kieferknochen hinein. Nachdem sie ihren genauen Einsatzort gefunden hat, stellen Sie sich bildlich vor, wie das goldene Licht der Kugel in jede Zelle hineinfließt. … Alle Zellen, die damit in Kontakt kommen, baden in dem heilsamen Licht, werden mit positiver Energie aufgeladen und energetisiert. Manchmal verändert sich die Farbe des Lichts, je nachdem welche Heilfarbe an dieser Stelle gerade benötigt wird. … Spüren Sie diesem Zustand einige Atemzüge lang nach und nehmen Sie die Veränderung in den mit Licht gefüllten Bereichen achtsam wahr. … Wenn Sie merken, dass die Zellen genügend mit dieser Energie aufgeladen sind,

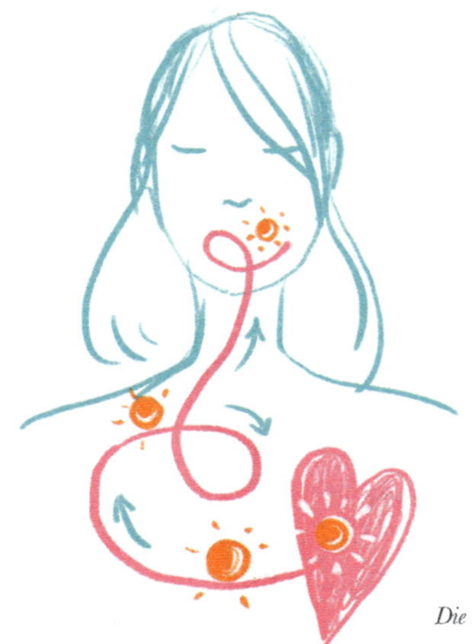

Die Lichtkugel „on the road"

lassen Sie die Lichtkugel wieder ganz langsam zurück in Ihr Herz schweben und bedanken sich für die Heilung.

Variation: Ich persönlich wandle diese Übung manchmal ab und lasse die Lichtkugel direkt in meine Hände schweben, die ich mit etwas Abstand an meine Wangen halte. Dabei stelle ich mir vor, wie das goldene Licht durch meine Haut hindurch direkt zum Knochen vordringt.

Tun & Spüren: Der fleißige Bautrupp

Gehen Sie mit Ihren Gedanken und Empfindungen direkt an die Stellen im Kiefer und verweilen Sie dort in Achtsamkeit. Nehmen Sie wahr, ob es gerade etwas gibt, was dieser Bereich benötigt, und stellen Sie ihm die Frage, was

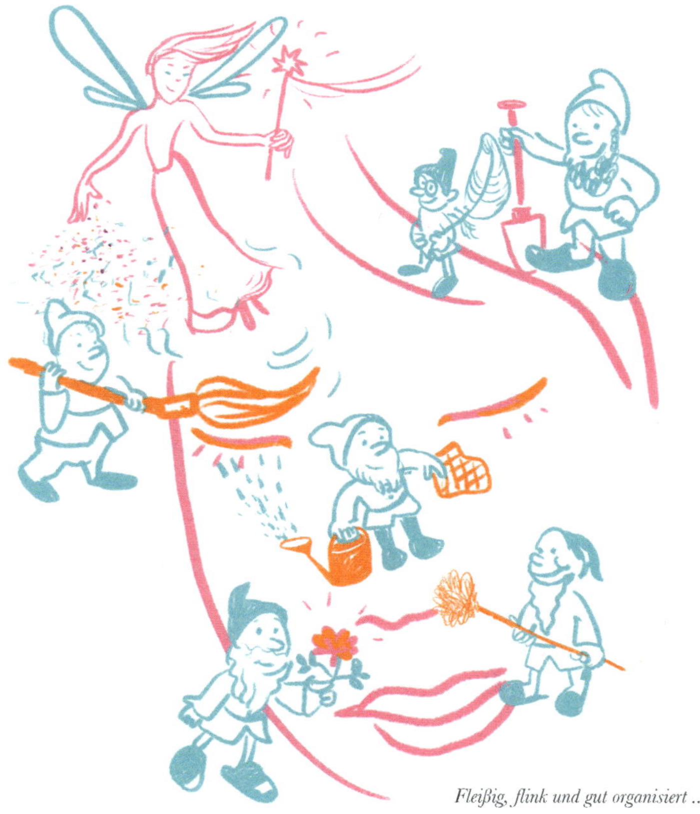

Fleißig, flink und gut organisiert ...

genau er in diesem Augenblick braucht. … Wenn Hilfe notwendig ist, mobilisieren Sie den fleißigen Bautrupp in Ihrem Körper, der immer dann zur Stelle sind, wenn es irgendwo zwickt oder brennt. … Wie sieht Ihr Bautrupp aus? (Meine Bautrupps bestehen aus kleinen Zwergen – mit allem Drum und Dran, was sie so benötigen – und freuen sich stets, wenn sie gebraucht werden. … Wenn es viel zu tun gibt, ist außerdem eine gute Fee mit einem Zauberstab zur Stelle, die dem Bautrupp bei großem Chaos hilft und für gute Laune und Fröhlichkeit unter den Zwergen sorgt.)
Sobald Ihr Bautrupp am Einsatzort angekommen ist und alle Aufgaben klar verteilt sind, beobachten Sie das emsige Treiben noch ein wenig … und verabschieden sich dann dankbar von Ihren fleißigen Helfern, die auch ohne Ihr Zutun emsig weiterarbeiten.
Hinweis: Ich richte meinen Blick einige Male am Tag nach innen auf den Bautrupp und danke jedem einzelnen der kleinen Helfer für seine Arbeit.

Wenn es einmal ganz schnell gehen muss und ich Energie brauche, kommt die folgende Lichtdusche zum Einsatz:

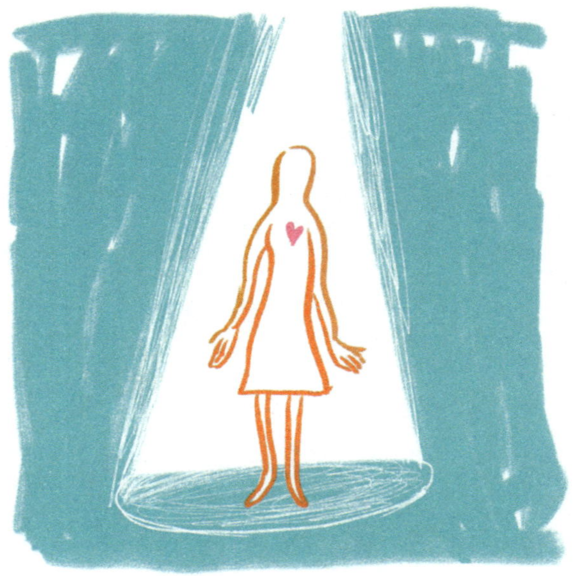

Vom Scheitel bis zur Sohle von Licht erfüllt sein

Tun & Spüren: Die Lichtdusche

Stehen Sie aufrecht, gut geerdet auf dem Boden und nehmen Sie Kontakt zu Mutter Erde auf. Stellen Sie sich vor, wie von oben golden glitzerndes Licht auf Sie herabregnet. … Dieses goldene Licht fließt um Ihren Körper herum und durch ihn hindurch … durch den Kopf in den Kiefer, durch den Hals hinab in Ihren Oberkörper … weiter bis in Ihre Hände und Finger … und durch den ganzen Körper bis hinunter in die Fußspitzen. … Das goldene Licht energetisiert jede einzelne Zelle in Ihrem Körper und nimmt all die negativen Emotionen, Blockaden, Schlacken, Gifte etc. mit, die Ihre Heilung behindern. … All das Negative schicken Sie mit Liebe durch Ihre Füße direkt in die Erde. … Nehmen Sie wahr, wie energetisiert und lebendig sich Ihr Körper nach dieser Dusche anfühlt, und bedanken Sie sich für dieses Geschenk.

Hinweis: Die Lichtdusche können Sie auch wunderbar abends nehmen, um energetisch die „Verunreinigungen" des Tages „abzuwaschen".

Tun & Spüren: Die Kraft des Handauflegens

Zum Schluss eine ganz einfache Methode, die keinerlei Visualisierung benötigt: Legen Sie eine Hand – mit der Handfläche – genau auf die Stelle, die Sie behandeln möchten, und lassen Sie sie einfach so lange dort ruhen,

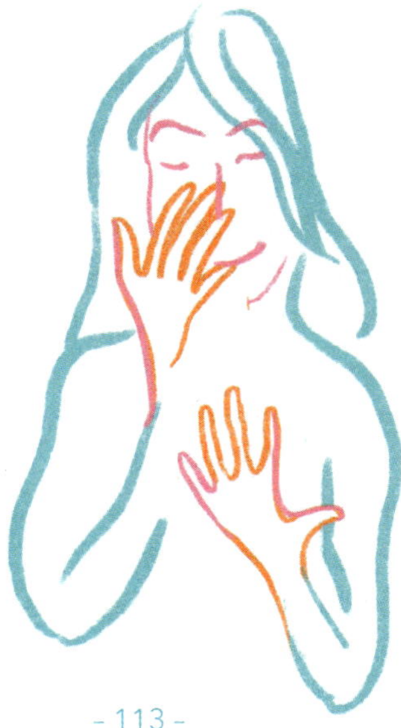

Eine einfache und doch so wirkungsvolle Methode

wie es sich für Sie gut anfühlt. … Dabei nehmen Sie vielleicht einen Wärmestrom wahr oder ein Kribbeln, oder Sie spüren, wie Energie fließt … oder einfach nur, dass es guttut.

Hinweis: Diese Methode ist eine der ältesten und einfachsten Heilmethoden der Menschheit – warum sollten wir sie also nicht für uns selbst nutzen?

Verschiedene Meditationsarten – Eine Auswahl

Dr. Joe Dispenza hat die vielfältigen Wirkmechanismen von Meditationen in jahrelanger Forschungsarbeit untersucht. In seinem neuesten Buch *Werde übernatürlich* stellt er seine aktuellsten Forschungsergebnisse aus den Bereichen der Neurowissenschaft, Epigenetik und Quantenphysik zusammen und führt zahlreiche Beispiele sehr eindrücklicher Heilungserfolge auf. Er geht dabei der Frage nach, wie sich Menschen von chronischen Krankheiten selbst heilen können. Sein Buch ist eine Empfehlung für alle, die aus eigener Kraft gesund werden und ihre Ziele im Leben erreichen wollen. Sein Grundgedanke ist, dass Energie Materie formt. Eine klare Vision, verbunden mit einer höheren Emotion, ist für ihn der Schlüssel zur Manifestation aller Ziele. In den Meditationen verbindet sich der Meditierende mit dem Quantenfeld und schöpft damit aus der Urquelle des Seins.

Dispenza ist der Meinung, dass der unbewusste Körper in der Vergangenheit lebt, die geprägt ist von Blockaden, beschränkenden Emotionen und negativen Erfahrungen. Richtet sich der Mensch auf das *Jetzt* aus, kann Heilung auf allen Ebenen geschehen. Ist man im Lebensfluss und mit der liebenden Energie des Quantenfelds, dem Raum der grenzenlosen Möglichkeiten oder dem „Alles, was ist" verbunden, zieht das Bewusstsein automatisch gute Dinge ins Leben hinein, die man sich wahrhaftig wünscht und herbeisehnt. Joe Dispenza bietet weltweit Workshops an und hat verschiedene Meditationen entwickelt, in denen er den Fokus gezielt auf einzelne Schwerpunkte legt: So gibt es beispielsweise eine Meditation, in der die Energiezentren des Körpers gesegnet werden, eine Meditation für die Erhöhung eines bestimmten Potenzials, eine für die Aktivierung der Zirbeldrüse und viele mehr.

Die Energiezentren des Körpers, die auch als „Chakren" bezeichnet werden, sind für die Zahngesundheit ebenfalls wichtig, denn wenn sie blockiert oder verschlossen sind, kann sich das in körperlichen Beschwerden manifestieren. Für all diejenigen, die nicht an seinen Workshops teilnehmen können und Probleme haben, ohne Anleitung zu meditieren, bieten seine CDs eine gute Möglichkeit, die Meditationstechniken zu erlernen und täglich zu nutzen (siehe im Anhang unter „CDs und DVDs“, Seite 311 f.).

Sie können zusätzlich die Stellen im Kiefer visualisieren und Liebes- und Heilenergie in diesen Bereich lenken. Das können Sie effektiv durch Selbsthypnosetechniken unterstützen (siehe unter „Selbsthypnose- und Klopftechniken“, Seite 137 ff.).

Inzwischen gibt es in manchen Städten sogar Dispenza-Geh-Meditations-Gruppen, die eine bestimmte Art der Gehmeditation anwenden. Diese Gruppen sind für jedermann offen. In Zusammenhang mit Dispenza taucht immer wieder der wichtige Begriff „Herzkohärenz“ auf. Darunter versteht man einen gleichmäßigen, auf und ab schwingenden Rhythmus der Herzratenvariabilität (HRV)*. Nach Dr. Rollin McCraty bezeichnet „Herzkohärenz“ den Zustand, in dem Herz,

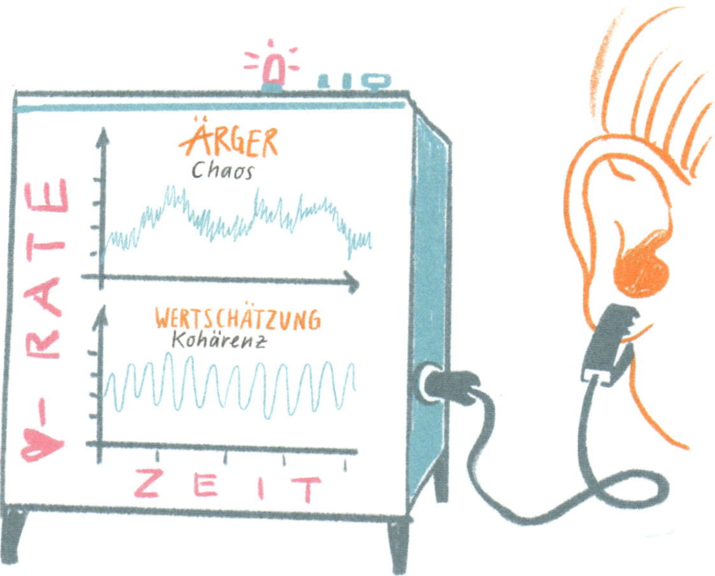

Herzratenvariabilität (HRV) und Emotionen[1]

---

* Die Herzratenvariabilität (HRV) kann man, vereinfacht gesagt, als Veränderung des Rhythmus der Herzfrequenz definieren.

Verstand und Gefühle energetisch verbunden zusammenarbeiten.[97] Unser Herz zeigt uns ganz genau an, ob wir uns in Einklang, im Stressmodus oder in Dysbalance befinden. Bei wahrhaftig gefühlten, positiven Emotionen wie Wertschätzung, Dankbarkeit, Liebe oder Vergebung wird eine gleichmäßig harmonisch schwingende Kurve erzeugt. Fühlen wir dagegen Wut, Ärger, Stress, zeigt die Kurve ein unregelmäßiges chaotisches Muster an.

Dr. Joe Dispenza drückt es folgendermaßen aus: *„Wenn wir unser Herz öffnen und Liebe spüren – und ich spreche hier von wahrer Hingabe an die Liebe –, kann durch die Kraft dieser tiefen Liebe der Grundwert im Gehirn und in den Überlebenszentren des Körpers neu eingestellt werden.“*[98] Das bedeutet, dass das Gehirn, d. h. die Schaltzentrale des Körpers unmittelbar durch das Herz beeinflusst wird. *„Mit dieser Sprache des Herzens beeinflussen wir unser emotionales Gehirn und damit unsere Emotionen am Ort ihres Entstehens.“*[99]

Tipp für die folgende Übung: „Kontinuität“ ist das Zauberwort
Ich praktiziere die folgende kleine Übung etwa 10-mal pro Tag und habe mir als Erinnerung einen Gong auf meinem Handy eingestellt. Durch den steten, regelmäßigen über den Tag verteilten Impuls über einen längeren Zeitraum hinweg kann sich der Atem immer mehr dieser Atemfrequenz angleichen, was für mehr Ausgeglichenheit, Entspannung, Wohlbefinden und eine Stärkung des Immunsystems sorgen kann.

Tun & Spüren: Eine kleine tägliche Atemübung für Herzkohärenz
Schließen Sie Ihre Augen und legen Sie beide Hände auf Ihr Herz. Atmen Sie ruhig, tief und achtsam 5 Sekunden lang ein und 5 Sekunden lang aus. … Stellen Sie sich vor, wie Sie durch Ihr Herz ein- und ausatmen. … Atmen Sie in diesem Rhythmus 1 Minute lang weiter. … Spüren Sie Ihren regelmäßigen Atem, und nehmen Sie wahr, wie sich in Ihnen Wohlgefühl und eine angenehme Ruhe ausbreiten.
Hinweis: Sie können diese Atemübung zusätzlich mit positiven Gefühlen wie Dankbarkeit, Wertschätzung oder Mitgefühl ergänzen. … Versuchen Sie, diese wahrhaftig zu spüren, sie nachzuempfinden. Vielleicht hilft es Ihnen, sich an eine Situation zu erinnern, in der Sie ähnlich hochschwingende Empfindungen hatten, und sich dieses Bild oder das Gefühl zu vergegenwärtigen.

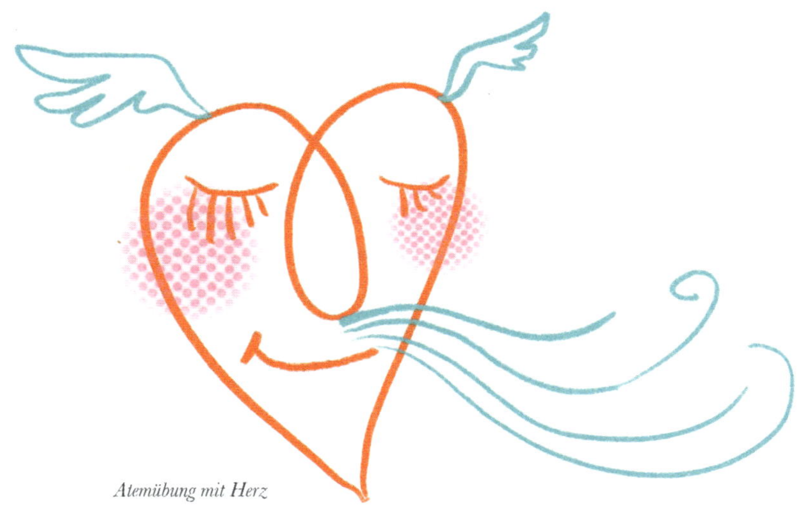
Atemübung mit Herz

Wenn Sie sich mit den Meditationsformen, die ich Ihnen vorgestellt habe, schwertun: Es gibt noch unzählige andere Möglichkeiten, in einen meditativen Zustand zu kommen. Jede Aktivität, bei der Sie in die Entspannung kommen und die Ihnen Kraft gibt, kann meditativen Charakter besitzen, sei es nun auf einer Wiese zu liegen und in den Himmel zu schauen, schöne Musik zu hören, im Wald spazieren zu gehen oder am Strand zu sitzen und dem Geräusch der Wellen zu lauschen. Der amerikanische Autor und Heiler Anthony William beschreibt in *Mediale Medizin* das Wellenbad als eine besonders kraftvolle Methode, um in einen meditativen Zustand der Heilung zu gelangen:

Tun & Spüren: Die Natur achtsam betrachten – als Meditation
Betrachten Sie vom Strand aus die herannahenden Wellen und stellen Sie sich vor, wie sie all Ihre negativen Emotionen, Gedanken und körperlichen Beschwerden wegspülen.[100]
Hinweis: Auch andere Formen wie die Erdung mithilfe von Bäumen, das Betrachten von Bienen, das Steinesammeln oder ein Sonnenbad bezeichnet William als Erfahrungen einer tiefen Versenkung.

Wenn Sie abends am Lagerfeuer sitzen und in aller Stille dem Knistern lauschen, den züngelnden Flammen und dem Flackern des Feuers zusehen und dabei Ihre Gedanken zur Ruhe bringen, ist das ebenfalls Meditation. Verabschieden Sie sich davon, Meditation als Technik zu betrachten. **Meditation ist Lebenskunst, eine Form der Achtsamkeit, des Innehaltens oder einfach des Seins.** Der französischer Autor und Philosoph Fabrice Midal schreibt dazu: „*Ich wende keine bestimmte Technik an. Ich halte mich nicht an irgendeine Gebrauchsanweisung. Ich meditiere gerade deswegen, um mich von meinen inneren Handlungsanweisungen zu befreien.*"[101]

Spüren Sie in sich hinein und hören Sie auf Ihre innere Stimme, die weiß, was Ihnen guttut, was Sie nährt, befreit und was Ihnen Freude bereitet.

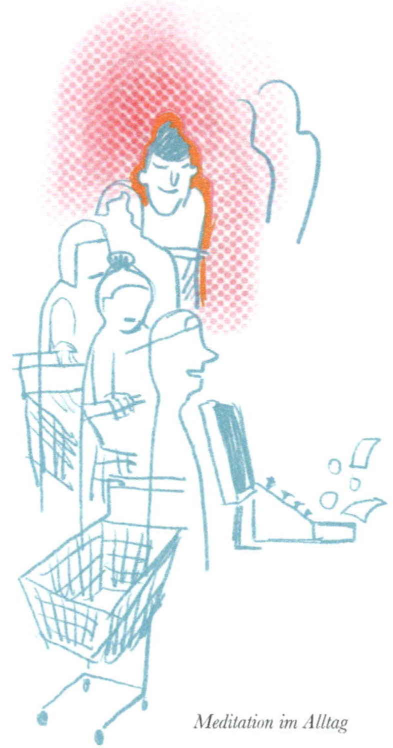

Meditation im Alltag

Geistiges Heilen

Eine weitere Möglichkeit zur Aktivierung der Selbstheilungskräfte stellt das „geistige Heilen" dar. Hierzu gehören z. B. *Prana*-Heilen, Handauflegen, Chakra-Heilung, *Reiki* u. v. m., die alle einen gemeinsamen Nenner haben: die Intention, jemand anderem (oder sich selbst) durch energetische Impulse zur Heilung zu verhelfen. Der Heilende überträgt bei der Geistheilung Energien auf den Empfangenden und dient dabei als Kanal für universelle Energien. Dabei spielt die Distanz zwischen Gebendem und dem nach Heilung Suchenden – was in zahlreichen Experimenten bewiesen wurde – überhaupt keine Rolle. Es ist also nicht wichtig, ob Sie sich direkt gegenübersitzen oder ob Sie sich irgendwo Tausende Kilometer entfernt voneinander befinden. Der Impuls kommt an!

Da jede Methode für sich schon ein ganzes Buch füllen würde, möchte ich an dieser Stelle weniger auf die einzelnen Techniken, sondern vielmehr auf ihren kleinsten gemeinsamen Nenner eingehen. Dafür, dass tatsächlich Heilung geschehen kann, können die folgenden Faktoren ausschlaggebend sein:

Die innere Einstellung des nach Heilung Suchenden

Wie stark die Selbstheilungskräfte aktiviert werden, hängt davon ab, wie ich zu der Methode, zum Gebenden und generell zum geistigen Heilen stehe. Sind in mir Widerstände vorhanden, die eine Heilung nicht zulassen wollen, kann sich das im Ergebnis niederschlagen.

Was halte ich persönlich für möglich? Wie weit bin ich in meinem Glauben? Wie kohärent (zur Erläuterung dieses Begriffs siehe Seite 115) bin ich in Bezug auf Heilung? … All das sind Fragen, die ich mir stellen und die ich klären sollte, bevor ich den Weg zu einem Heiler aufsuche.

Die Intention des Heilers

Es gibt in meinen Augen ein sehr aufschlussreiches Experiment zu diesem Thema, das von Dawson Church in seinem Buch *Geist über Materie* erläutert wird.[102] Dave Krinsley machte sich im Jahre 2000 daran, zu überprüfen, inwiefern menschliche Energie Heilung bewirken kann.[103] Dafür wurden Mäusen Brustkrebszellen bzw. Adenokarzinomzellen injiziert. Dieses Vorgehen fand bereits in vielen anderen Studien Anwendung – die Mäuse starben innerhalb von 14 bis maximal 27 Tagen. Im Rahmen von Krinsleys Studie wurden die Mäuse zur Kontrolle durch zufällige Auswahl in zwei Gruppen aufgeteilt, dabei wurde die Kontrollgruppe in einem anderen Gebäude untergebracht, um eventuelle Heileffekte aufgrund der Nähe zu den behandelten Mäusen auszuschließen. Dr. Bill Bengston, zu dieser Zeit Fakultätsmitglied der *City University of New York*, sollte die Käfige der Versuchsmäuse täglich 1 Stunde zwischen seinen Händen halten und seine Heilenergie zu den Mäusen schicken. Verblüffenderweise waren diese Mäuse am 28. Tag alle noch am Leben, eine Woche später wurden die Mäuse von einem Biologen untersucht und als „krebsfrei" bezeichnet.

Das Experiment wurde noch einige Male von verschiedenen Wissenschaftlern zu verschiedenen Zeitpunkten durchgeführt mit dem Ergebnis, dass die Wirkung stärker war, je mehr Mäuse behandelt wurden. Dr. Bill Bengston veränderte das Experiment und ließ Studenten die Heilung durchführen: Sie sollten, genauso wie er zuvor, täglich den Käfig 1 Stunde lang zwischen ihren Händen halten und durch diese ihre Heilenergie zu den Mäusen schicken. Für das Experiment wurden aber nur die Studenten ausgewählt, die wie Dr. Bill Bengston zu der **Gruppe der Skeptiker** gehörten und **nicht an einen Heilerfolg glaubten**. Auch hier überlebten alle Mäuse aus der Gruppe der behandelten Versuchstiere und sie entwickelten sogar eine Immunität gegen Adenokarzinome: Bei einer späteren erneuten Injektion mit Tumorzellen erkrankten die Mäuse nicht mehr an Krebs. Es folgten weitere Versuche mit Wasser, das zuvor „mit Heilenergie behandelt" und den Mäusen dann gegeben wurde: Der Effekt war genau derselbe wie bei der direkten Behandlung der Mäuse.

Die wahrscheinlichste Erklärung für die Heilung der Mäuse liegt nach Meinung des Autors somit an den entstandenen **Energiefeldern** und nicht an einer entsprechenden Überzeugung der „Heiler", da die ausgewählten Studenten ja *nicht* an einen Heilerfolg glaubten. Es reicht demnach die **Intention** zu heilen. In dem Moment, in dem die kritischen Studenten ihre Heilenergie durch die Hände zu den Mäusen schickten, bauten sie laut Dawson Church ein Energiefeld auf, das sie mit der Zeit auch als Wärme in ihren Händen spüren konnten.

Es mag in wissenschaftlichen Kreisen hochwertigere und eindrucksvollere Studien geben, die dieses Phänomen untersucht haben. Für mich war dieses einfache Experiment jedoch eine Art Initialzündung, weil ich bis dahin geglaubt hatte, dass nur besondere Menschen die Gabe besitzen zu heilen. Und dieser Gruppe fühlte ich mich definitiv nicht zugehörig. Das Experiment zeigte mir, dass sogar jemand, der nicht einmal daran glaubt, in der Lage ist zu heilen, und es half mir, mein einschränkendes Denkmuster aufzulösen. Von jetzt an, experimentierte ich mit meinen Händen und probierte verschiedene Dinge aus, um durch diese meine Heilenergie in schmerzende, gestörte Körperteile zu senden. Ich fragte mich, um welchen Faktor sich die Heilungskraft verstärken und damit die Heilung beschleunigen könnte, wenn ich absolut an eine Heilung glauben und mich in diesem Augenblick kohärent verhalten würde? Es gibt unzählige Beispiele von medizinisch nicht erklärbaren Spontanheilungen im Bereich der Geistheilung, bei denen innerhalb von wenigen Minuten Tumore verschwinden, Gelähmte wieder gehen oder Blinde sehen können. Hierbei kommt besonders das Zusammenwirken von Intention, Kohärenz und der Kraft der Liebe zum Tragen, die sich gegenseitig in ihrer Wirkung potenzieren. Man könnte diesen Effekt mit dem eines Lasers vergleichen, der mit seiner immensen Kraft in Form kohärenter Strahlung Materie innerhalb kürzester Zeit verändern kann.

Auch in Zuständen der Meditation und Heilung, in denen sich unsere Gehirnwellen verlangsamen und wir mit dem unbegrenzten nichtlokalen Geist, der nicht auf das Gehirn beschränkt ist, in Berührung kommen, gelangen wir in einen kohärenten Modus.

Am Beispiel von Licht kann man sich diesen Effekt sehr gut vorstellen: Eine normale Glühbirne erzeugt inkohärentes Licht, d. h., die vielen verschiedenen Wellenlängen werden in unregelmäßiger Folge in alle möglichen Richtungen ausgesendet.

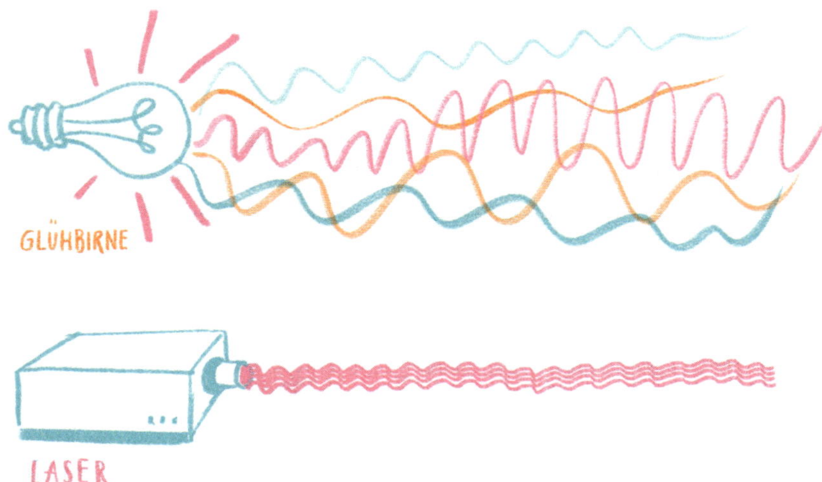

Richtungscharakteristik und Monochromatismus von Glühbirne und Laser – Ein Vergleich

Bei einem Laserstrahl dagegen **haben alle** – nahezu streuungsfreien – **Lichtstrahlen dieselbe Wellenlänge und die Spitzen und Täler der Wellen schwingen dabei perfekt synchron – sie sind kohärent**.

Diese Kohärenz erzeugt eine extrem leistungsstarke Energie, sodass Laser sogar dazu in der Lage sind, Stahl zu zerschneiden oder in weit entfernte Gebiete unseres Weltalls vorzudringen.

Was wäre es für ein Segen für unsere Medizin, wenn sie sich von dieser Art der Therapie inspirieren lassen würde? In England wird zumindest in einigen Kliniken als komplementärmedizinisches Angebot Geistheilung angeboten, denn Studien zeigen, dass eine Behandlung mit einer ergänzenden Geistheilung höhere Heilungsraten erzeugt als ohne Geistheilung.

Ein Energie- und Liebesfeld aufbauen

Meiner Meinung nach spielt es keine Rolle, welche spezielle Technik beim geistigen Heilen tatsächlich angewendet wird. Wichtig ist allein, dass zwischen dem Heilenden und dem nach Heilung Suchenden ein Liebes- oder Energiefeld entsteht. Wie das Experiment mit den Mäusen gezeigt hat, reicht die Intention des Gebenden aus, eine Art Energiefeld zu erzeugen. Um ein Liebesfeld zu erschaffen, kann man sich zum einen mit der Höchsten Quelle verbinden und/oder sich in sein Herz hineinbegeben. In dem Augenblick, in dem man das tut, fließt zwischen Gebendem und Empfangendem die bedingungslose Liebe, die jedem von uns und dem gesamten Universum innewohnt. Dieser Raum voller Liebe schafft einen Raum voller Möglichkeiten, die mit dem Verstand nicht mehr greifbar sind. Ideal wäre es, wenn sowohl der Heilende als auch der nach Heilung Suchende ihr Herz bei der Behandlung öffnen, da in diesem Moment eine Herzkohärenz entsteht.

Um Erlaubnis bitten und der richtige Zeitpunkt

Es kann sein, dass Heilung trotz der vielfältigsten Bemühungen in alle Richtungen auf sich warten lässt oder nicht in dem erwünschten Maße eintritt. Eine Möglichkeit kann sein, dass noch nicht der richtige Zeitpunkt dafür gekommen ist, dass die Krankheit einem noch etwas sagen möchte, dass man sein Gewahrsein auf einen speziellen Fokus ausrichten, spezielle Dinge begreifen soll oder diese noch geklärt werden müssen. Manchmal ist es auch so, dass es dem Heiler verwehrt ist, dem Patienten diese Aufgabe abzunehmen oder eine Heilung zu diesem Zeitpunkt nicht erlaubt ist. Generell sollte das Hohe Selbst des Patienten vor jeder Heilung befragt werden, ob Heilung jetzt erlaubt ist!

Es kann sein, dass eine sofort spürbare Verbesserung nicht direkt nach einer geistigen Behandlung wahrnehmbar ist. Jeder hat sein individuelles Selbstregulationssystem, das nach eigenen Gesetzmäßigkeiten und in seiner eigenen Zeit funktioniert. Dass keine Veränderung spürbar ist, heißt also nicht zwangsläufig, dass die Behandlung nicht funktioniert hat, sondern dass sie *jetzt* (noch) nicht funktioniert. Vielleicht geschieht Verbesserung oder Heilung erst ein paar Wochen später und man bringt diese dann gar nicht mehr direkt mit der Behandlung in Beziehung. Das macht es nach Aussagen einiger mir bekannter Heiler manchmal schwer, ein direktes Feedback vom Klienten zu erhalten und damit die Wirksamkeit der Behandlung zu verifizieren. Es gibt auch Fälle, in denen sich keine Besserung einstellen will und der Seelenplan etwas anderes vorsieht. Hier gilt es, die Situation in Demut und Hingabe anzunehmen. Diese beiden Qualitäten werden auch als ein mögliches Ziel der spirituellen Entwicklung betrachtet, und es kann durchaus sein, dass die Krankheit einen genau das lehren möchte.

Wichtig ist in diesem Zusammenhang, sich frei von Erwartungen zu machen und nicht auf einem bestimmten Ergebnis zu beharren. Es gibt trotz der immensen Kraft unseres Geistes Dinge zwischen Himmel und Erde, die nicht in unserer Macht stehen. Letztendlich gilt es, darauf zu vertrauen, dass sich alles zu unserem Höchsten Göttlichen Wohle entwickelt, auch wenn wir vielleicht zu diesem Zeitpunkt eine andere Vorstellung davon haben.

Seien Sie sich neben all den genannten Faktoren immer bewusst, dass nicht der Heiler es ist, der Sie heilt, sondern Sie sich letztendlich selbst kurieren! Der Heiler, der in einer Heilsession eine Tür öffnen bzw. ein Heilangebot machen kann, gibt in diesem Falle nur den (manchmal notwendigen) Impuls, der unterschiedlich stark oder schwach ausfallen kann – heil werden Sie aber nur durch sich selbst, d. h. durch Ihre aktivierten Selbstheilungskräfte. Diese können unter gewissen Bedingungen auch in einer rasanten Geschwindigkeit aktiviert werden und zu bemerkenswerten Spontanheilungen führen.

Die Kraft der Gedanken

Dass positive Gedanken oder eine positive Erwartungshaltung gesundheitsfördernde Prozesse auslösen können, ist inzwischen hinlänglich bekannt. Das zeigt sich u. a. in einer Vielzahl von Spontanheilungen, bei denen unheilbar kranke Menschen ohne medizinisch erklärbare Gründe plötzlich gesund wurden. Dawson Church berichtet in dem bereits erwähnten Buch *Geist über Materie* von zahlreichen solchen Phänomenen. Diese zeigen eindrucksvoll, dass die Zellen des materiell-stofflichen Körpers auf eine Veränderung des Energiefelds reagieren und dadurch Heilung geschehen kann. Dawson Church führt an, dass sich inzwischen auch im Bereich der Naturwissenschaften bisher als unumstößlich geltende Theorien ändern. So ergeben sich aus empirischen Daten mittlerweile Hinweise darauf, dass die Materie ein Epiphänomen (eine Begleiterscheinung) von Energie ist und nicht, wie früher angenommen, die Energiefelder ein Epiphänomen von Materie sind. Dementsprechend können wir uns in Bezug auf unsere Heilung entweder weiterhin für den Weg der Materie oder aber für den energetischen Weg entscheiden. „*Angesichts des Ungleichgewichts in unserem Leben, unserer gestörten Emotionen und unserer kranken Körper können wir bei Tabletten, einer OP oder auch Partydrogen nach einer Lösung suchen, damit wir uns besser fühlen. Wir können uns aber auch für den Weg der Energie entscheiden. Verändern Menschen sich auf energetischer Ebene, folgt die Materie alsbald nach.*“[104] Für Dawson Church liegt der entscheidende Unterschied darin, dass in diesem Fall die Probleme auf der Ebene der Ursache angegangen werden anstatt auf der Ebene der Wirkung.

So ist in *Geist über Materie* z. B. an einer Stelle von Adeline die Rede, einer an Gebärmutterhalskrebs erkrankten Frau, die sich gegen die Chemotherapie entschied und nach ärztlicher Prognose nur noch wenige Monate zu leben hatte. Sie nahm sich vor, ihre letzten Monate heiter und glücklich zu verbringen, meditierte regelmäßig, ernährte sich gesund, ging viel im Wald spazieren, nahm täglich ein wohltuendes, entgiftendes Bad und stellte sich oft vor, wie winzige glitzernde Sterne vom Himmel regneten und ihre Krebszellen zum Platzen brachten. Nach neun Monaten konnten die Ärzte keinen Krebs mehr in ihrem Körper finden. An anderer Stelle wird die Geschichte von Tim erzählt, der ebenfalls unter einer aggressiven Krebserkrankung litt und den Krebs mithilfe einer Energiemedizinerin und energetischen Übungen überwand.

In der Medizin werden diese Phänomene u. a. durch den Einsatz von Placebos untersucht. Das Wort *Placebo* stammt aus dem Lateinischen und bedeutet so viel wie „ich werde gefallen". Bei Placebos handelt es sich um Scheinmedikamente, die echten Medikamenten rein äußerlich gleichen, aber keinen Wirkstoff enthalten, d. h., rein chemisch betrachtet, ohne medizinischen Effekt sind. Der Begriff „Placebo" wird nicht nur auf Medikamente angewendet, es gibt beispielsweise auch Placebo-Operationen, bei denen der Patient zwar glaubt, dass bei ihm die Operation (OP) durchgeführt wird, wobei diese nur vorgetäuscht ist. Man fand heraus, dass der Einsatz von Placebos sowohl zu psychischen als auch zu signifikanten physischen Verbesserungen führen kann. Sie bewirken eine Steigerung des Wohlbefindens und auch eine messbare Auswirkung auf alle biochemischen Prozesse.[105] So können sie nach Meinung von Dr. Lissa Rankin dafür sorgen, dass Immunzellen Entzündungen beseitigen, freie Radikale entfernt werden oder sogar Tumoren sich auflösen.[106]

Der Patient hat es hier allein durch seine **positive Erwartungshaltung und durch sein absolutes Vertrauen** z. B. in sich, in die eingenommene Arznei, in die OP oder den behandelnden Therapeuten geschafft, seine **Selbstheilungskräfte zu aktivieren.** Im Umkehrschluss können bei einer negativen Erwartungshaltung oder durch negative Gedanken gesundheitsschädigende Impulse im Körper ausgelöst werden, die den Körper daran hindern, gesund zu werden, oder ihn sogar krank werden lassen. Aus diesem Grund ist es entscheidend, mit welcher Grundhaltung Sie an die Therapie von NICO bzw. *Kieferostitis* herangehen und welche Impulse Sie in Ihrem Körper damit setzen.

Ich las, dass sich die Gedanken der meisten Menschen bis zu 90 Prozent um Sorgen, Kummer und Ängste drehen. Das bedeutet, dass im schlimmsten Falle nur 10 Prozent der Gedanken für die positiven Dinge des Lebens aufgebracht werden können.[107] Ein Effekt davon ist, dass durch diese negative Ausrichtung sehr viel Energie verbraucht wird, die dem Körper dann für die wichtigen Dinge wie Heilung oder Steigerung der Lebensenergie fehlt. Diese besorgniserregenden Zahlen werden auch von aktuellen Untersuchungen aus der Psychologie bestätigt.

Forscher aus der *Ohio University* haben im Rahmen einer Studie untersucht, wie sich die Kraft der Gedanken auf die Muskelbildung auswirken kann. Dafür wurden die Handgelenke der Probanden 4 Wochen lang ruhiggestellt. Die erste

Gruppe der Probanden sollte in dieser Zeit nichts tun, während die zweite Gruppe sich 5-mal pro Woche vorstellen sollte, wie sie die Muskeln ihres Handgelenks stark anspannte. Das Resultat war verblüffend: Tatsächlich war bei den Probanden der zweiten Gruppe eine weniger starke Muskelreduktion festzustellen als bei der ersten Gruppe. Muskeln können also tatsächlich durch bloße Gedankenkraft trainiert werden, *ohne* dass dabei das entsprechende Körperteil bewegt werden muss.[108] Vertieft man sich weiter in diese Thematik, werden einem die unglaublichsten Phänomene begegnen. Das russische Forscherteam um Grigori Grabovoi soll eine energetisch-informative Methode, die sogenannte Grabovoi-Methode, entwickelt haben, die sogar das Nachwachsen von Organen ermöglichen soll, auch vom Nachwachsen neuer Zähne wird hier berichtet.

Gedanken haben nicht nur auf den Heilungsverlauf starke Auswirkungen, sondern auch auf alle anderen Bereiche des Lebens: Je nachdem, wie Sie konditioniert sind, wird die Wahrnehmung und Verarbeitung eines bestimmten Ereignisses eher positiv oder negativ ausfallen und Sie demnach eher stärken oder schwächen. Doch die gute Nachricht ist: Konditionierungen können Sie ändern, Sie sind Ihnen nicht ausgeliefert.

Indem Sie Ihre negativen **Glaubenssätze** (wie „Ich bin es nicht wert, gesund zu sein") **durch positive, wahrhaftig empfundene Affirmationen** (beispielsweise „Mein Körper schafft es mit Leichtigkeit, gesund zu werden") **ersetzen**, können in Ihrem Körper tatsächlich Schritte in Richtung „Heilung" geschehen. **Aber Vorsicht!** Hier sind keine falsch gemeinte Beschönigung der Dinge und kein übertriebener Positivismus gemeint. Es wäre eine Lüge, zu behaupten, es gäbe nur Positives auf dieser Welt und in Ihren Wahrnehmungen. – Wir leben in einer Welt der Dualitäten, in der sowohl das Negative als auch das Positive vorkommen. Es geht hier vielmehr um eine Verlagerung des Fokus: Sie können die negativen Dinge wahrnehmen und sich in dieser Negativität verlieren und Ihr gesamtes Bewusstsein und Empfinden darauf ausrichten oder Sie nehmen das Negative wahr und suchen einen Weg, um daraus etwas Gutes zu erschaffen. *Leben* heißt immer auch „erschaffen" – nur der Stillstand ist das Ende eines kreativen Prozesses. Das Wort „kreativ" kommt vom lateinischen Verb *creare* und bedeutet „erschaffen" oder „kreieren": Wir sind Kreaturen, also Erschaffende, Geschöpfe, wir erschaffen unsere eigene Realität. Es geht darum, die Dinge so wahrzunehmen, wie sie sind, und darüber hinauszugehen.

Lassen Sie es mich anhand eines einfachen Beispiels erläutern: Sie haben schreckliche Kopfschmerzen, Ihr Kopf dröhnt und Sie fühlen sich hundeelend. Eine Möglichkeit wäre es, sich in Selbstmitleid zu verlieren und zu jammern, wie schlecht es Ihnen geht. Würden Sie aber in Form von Affirmationen zu sich sagen, dass sie sich blendend, leicht und unbeschwert fühlen, würden Sie Ihren Körper belügen, weil er in diesem Augenblick ganz und gar nicht Leichtigkeit und Unbeschwertheit empfindet. Er hat Schmerzen. Das Unterbewusstsein würde diese Affirmation sofort als Lüge entlarven, weil dem Körper etwas suggeriert werden soll, was er im Moment gar nicht fühlt, und das erzeugt eine Spaltung im Menschen. Eine andere, bessere Möglichkeit wäre es, diese Schmerzen wahrzunehmen und dann einen Schritt weiterzugehen und herauszufinden, was der Kopf jetzt gerade braucht: Vielleicht ist es ein kalter Wickel, vielleicht eine warme Decke auf dem Sofa oder ein kurzer Mittagschlaf ... So verharren Sie nicht im Schmerz, sondern nehmen diesen wahr und erschaffen eine Möglichkeit, damit es Ihnen besser geht. Hier kann die Affirmation „Ich schaffe es mit Leichtigkeit, dass es mir wieder besser geht" eine Unterstützung oder Motivation sein, die sich in diesem Augenblick richtig für Sie anfühlt. Auf diese Weise können Prozesse in Ihrem Unterbewusstsein und letztendlich in Ihrem Körper ganz einfach umprogrammiert werden. Eine Pionierin auf diesem Gebiet war Louise Hay, die ich bereits erwähnt habe. Sie hat bei zahlreichen Krankheitsbildern nach den tieferen Ursachen geforscht und hilfreiche Affirmationen für eine Heilung entwickelt.

Gedanken schaffen Emotionen und jede Emotion erzeugt im Körper eine spezifische Schwingung bzw. Energie. Dr. Joe Dispenza bezeichnet Emotionen als *„Energie in Bewegung. Alle Energie ist Schwingung und jede Schwingung ist Träger von Informationen. Auf Basis unserer persönlichen Gedanken und Gefühle senden und empfangen wir ständig Informationen."*[109] Nikola Tesla ging noch weiter und drückte es in seinem berühmten Zitat wie folgt aus: *„Wenn du die Geheimnisse des Universums ergründen möchtest, dann denke in den Begriffen Energie, Frequenz und Schwingung."*[110]

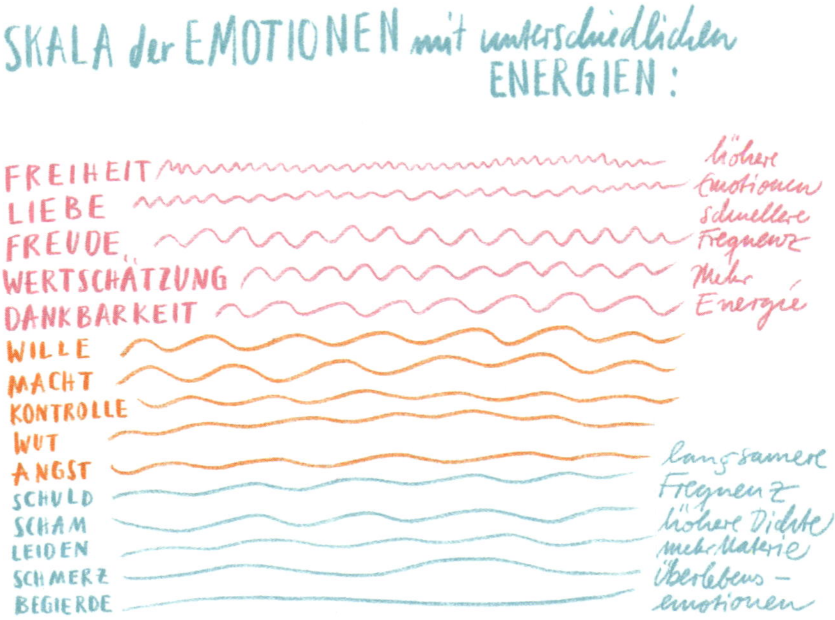

SKALA der EMOTIONEN mit unterschiedlichen ENERGIEN:

FREIHEIT
LIEBE
FREUDE
WERTSCHÄTZUNG
DANKBARKEIT
WILLE
MACHT
KONTROLLE
WUT
ANGST
SCHULD
SCHAM
LEIDEN
SCHMERZ
BEGIERDE

höhere Emotionen
schnellere Frequenz
mehr Energie

langsamere Frequenz
höhere Dichte
mehr Materie
Überlebens-emotionen

Übersicht nach Dr. Joe Dispenza[111]

Die Abbildung oben zeigt, dass negative Emotionen eine niedrigere Frequenz haben und eine höhere Dichte aufweisen, d. h. näher an der Materie sind. Positivere Emotionen dagegen haben eine deutlich höhere Frequenz, die mit mehr Energie verbunden ist.

Exkurs: Dr. Hawkins Schema zur Heilung von Krankheiten

Der amerikanische Bewusstseinsforscher Dr. med., Dr. phil. David R. Hawkins entwarf nach diesem Schema in den 1990er-Jahren eine Art Bewusstseinskala. Zur Einteilung der Skala verwendet er den LOC-Wert (***Level of Conciousness***). Er schrieb Emotionen wie Scham, Schuldgefühlen, Bosheit, Trauer, Kummer, Angst, Wut, Hass etc. einen LOC-Wert von 20 bis 175 zu. Dann folgen ab dem LOC-Wert 200, der den Wechsel von negativen zu positiven Emotionen und damit die Schwelle zur Integrität darstellt, in aufsteigender Reihenfolge Emotionen wie Mut, Bejahung, Zuversicht, Optimismus,

Akzeptanz, Liebe, Verehrung, Dankbarkeit, Freude, Vergebung, Bedingungslosigkeit, Frieden, Glückseligkeit. Den höchsten LOC-Wert um die 1000 erreicht man im Zustand der Erleuchtung oder des reinen Bewusstseins.[112]

Sie erinnern sich an das kleine Ritual mit dem Dankbarkeitstagebuch (siehe Seite 101 f.)? Allein wenn Sie dieses praktizieren, begeben Sie sich in der Bewusstseinsskala bereits in einen Bereich um die 500 LOC!

Hawkins entwickelte ein Schema zur Heilung von Krankheiten,[113] das ich an dieser Stelle in verkürzter Form wiedergeben möchte. Den Weg zur Heilung gehen wir in 5 Schritten:

1. Den Widerstand gegen die sensorische Erfahrung der Krankheit loslassen.
2. Diese Erfahrungen in ihrem „So-Sein" nicht länger mit Bezeichnungen oder Namen versehen.
3. Keinerlei Wörter mehr gebrauchen; das Erfahren dessen, was man spürt oder erlebt, vielmehr auf eine kompromisslose Art und Weise willkommen heißen.
4. Die Gedankenform und das Glaubenssystem löschen, indem man die mentalen Bezeichnungen der Krankheit löscht und sie mit der Wahrheit ersetzt: *„Ich glaube nicht länger daran. Ich bin ein unendliches Wesen und ich bin der Glaubensüberzeugung nicht unterworfen. Ich bin nur dem unterworfen, woran ich gedanklich festhalte."*[114]
5. Das Energiefeld der Liebe wählen, das alles heilen kann.

Dankbarkeit, Annehmen und Vergeben – Die Eckpfeiler der Heilung

An dieser Stelle möchte ich näher auf das **gesunde Denken** eingehen, das im Rahmen der Bioinformationstherapie nach Viktor Philippi eine große Rolle spielt. Er bezieht sich dabei auf das Zusammenspiel von Dankbarkeit, Annehmen und Vergebung als wichtige Eckpfeiler auf dem Weg der Heilung.[115] Was ist gemeint?

Dankbarkeit: Oft ist es so, dass wir mit vielen Dingen in unserem Leben hadern. Wir wünschen uns Gesundheit und können uns nicht damit abfinden, dass wir krank sind. Wir wünschen uns Wohlstand und ärgern uns, dass wir zu wenig Geld haben.

Wir wünschen uns einen schönen, perfekten Körper und lassen uns vom kritischen Blick in den Spiegel entmutigen. ... Eine tiefe und herzliche Dankbarkeit für uns selbst, für unsere Umwelt und unsere Mitmenschen bedeutet nach Viktor Philippi, sich selbst zu erkennen und negative Gefühle aufzulösen. Es ist immer eine Frage der Betrachtungsweise: Ich kann mit einer Situation hadern (das Glas ist halb leer) oder sie dankbar annehmen und das Beste daraus machen (das Glas ist halb voll).

Vergeben: Vergebung macht es möglich, sich von Schuldgefühlen, Kränkungen und Verletzungen zu befreien – seien diese nun bewusst oder unbewusst, denn all das kann unseren Entwicklungsprozess stark behindern, weil es uns immer wieder blockiert. Vergebung meint:

- sich selbst vergeben, z. B. für negative Gefühle, Schwächen und Fehler;
- anderen vergeben, z. B. für Dinge, die uns verletzt haben,
- und den anderen um Vergebung bitten, z. B. für Verletzungen, die man selbst anderen bewusst oder unbewusst zugefügt hat.

Annehmen: Nehme ich eine Situation an, wie sie ist, dann bedeutet das, dass ich meinen Frieden mit mir selbst und mit anderen schließen kann. Kann sich der Mensch mit all seinen Stärken, Fehlern und Schwächen annehmen, so ist er in der Lage, an sich zu arbeiten. Durch das Annehmen wird Energie frei, die im anderen Fall für das Ablehnen verbraucht werden würde. Es schafft Energie für all die Dinge, die man transformieren möchte.

Wichtig in diesem Zusammenhang ist außerdem **das Loslassen aller Erwartungen**, denn auch das starre Festhalten an einem bestimmten Ergebnis kann einen Heilungsfluss blockieren. Nehmen wir an, Sie sind auf ein bestimmtes Ergebnis fixiert und stellen dann fest, dass das Erreichte nicht Ihren Erwartungen entspricht, dann könnten Sie enttäuscht sein oder an sich selbst zweifeln. Wenn Sie dagegen alle Erwartungen loslassen und darauf vertrauen, dass sich die Dinge genauso entwickeln, wie es für Sie am besten ist, können Sie am Ende nur gewinnen und zu Gelassenheit, Glück und innerem Frieden finden.

Wie bereits beschrieben, wirken sich eine allgemein positive Grundeinstellung, Zuversicht, Entspannung, Glück, Gelassenheit, Wertschätzung etc. heilsam auf unsere körperliche Gesundheit aus und heben unser Energieniveau an.

Emotionale Blockaden lösen: EmotionsCode® und BodyCode®

Die allerbesten Heilmittel werden Ihnen nicht den gewünschten Erfolg bringen, wenn in Ihnen ein Selbstsabotageprogramm abläuft, das Sie nicht gesund werden lässt! Das Unterbewusstsein macht den größten Teil unseres Wesens aus, und wenn hier unverarbeitete Ängste, Glaubensmuster, Blockaden und Emotionen schlummern, können diese unseren Gesundungsprozess nicht in dem Maße voranschreiten lassen, wie wir es gern hätten.

Ein Therapeut kann im Rahmen einer ganzheitlichen Therapie bei Ihnen prüfen, ob einschränkende Glaubensmuster in Verbindung mit Ihrer Gesundheit vorhanden sind, und per Muskeltest verschiedene Aussagen testen, beispielsweise:

- *„Es ist sicher für mich, vollkommen gesund zu sein."*
- *„Ich darf vollkommen gesund sein."*
- *„Ich will vollkommen gesund sein."*
- *„Ich bin es wert, vollkommen gesund zu sein."*

Zeigen sich beim Testen Blockaden, kann nach der Ursache gesucht und anschließend das einschränkende Glaubensmuster aufgelöst werden. Ergänzend dazu ist es sicher hilfreich, die relevanten Sätze für eine bestimmte Zeit als Affirmation (laut oder im Stillen) „zu sprechen", damit sich das positive Glaubensmuster im Unterbewusstsein verankert.

Eine weitere Möglichkeit bietet der *EmotionsCode®* nach Dr. Bradley Nelson. Er geht davon aus, dass jede Form von Krankheit durch tiefer liegende, eingeschlossene Emotionen hervorgerufen wird und dass 90 Prozent aller Krankheiten und Schmerzen ihren Ursprung in emotionalen Altlasten haben.

Per se ist der Körper ein wunderbar funktionierendes System, das sich selbst heilen kann. Das ist der eigentliche Urzustand des Menschen und eines jeden Geburtsrecht. Durch belastende Emotionen, die bereits während der Schwangerschaft auf das Ungeborene einwirken können, werden die sensibel aufeinander abgestimmten Regulationsmechanismen und Selbstheilungskräfte des Körpers gestört. Je älter der Mensch wird, desto mehr Blockaden können so im Körper entstehen. Der Energiefluss in den Meridianen des Körpers ist dann gestört, was eine Vielzahl von Erkrankungen hervorrufen kann. Jede einzelne Emotion hat eine spezielle

Schwingungsfrequenz und wirkt wie ein negativer Energieball oder Energiewirbel, der sich meist in geschwächten Körperteilen festsetzt.

In einer 1947 veröffentlichten wegweisenden Studie wies Harold Saxton Burr (1889–1973), amerikanischer Professor für Anatomie, nach, dass sich eine Krankheit bereits im Energiefeld zeigte, wenn sie auf der materiellen Ebene noch gar nicht sichtbar war.[116] Im Rahmen dieser Studie wurden an Gebärmutterhalskrebs erkrankte Frauen untersucht. Burr konnte nachweisen, dass die Gebärmutter dieser Frauen eine andere elektromagnetische Ladung aufwies als die gesunder Frauen. Dann untersuchte er eine Gruppe gesunder Frauen. Bei einigen der gesunden Frauen war ebenfalls eine elektromagnetische Signatur von Gebärmutterhalskrebs nachweisbar und tatsächlich erkrankten sie später an dieser Form von Krebs. Damit hatte Burr bewiesen: Je nachdem, wie sich das Energiefeld verändert, so ändert sich auch die Materie.

Hat man einmal verstanden, dass der Körper aus reiner Energie besteht und jeder Vorgang durch energetische Impulse ausgelöst wird, rückt die Bedeutung dieses Aspekts in ein ganz anderes Licht. Dazu möchte ich Max Planck zitieren: *„Als Physiker, der sein ganzes Leben der nüchternen Wissenschaft, dem Erforschen der Materie gewidmet hat, kann ich Ihnen als Ergebnis meiner Erforschung des Atoms mitteilen: Es gibt keine Materie an sich. Alle Materie entsteht und besteht nur durch eine Kraft, die die Atomteilchen in Schwingung bringt und sie sozusagen als winzigstes Sonnensystem des Alls zusammenhält. Wir müssen hinter dieser Kraft einen bewussten, intelligenten Geist annehmen. Dieser Geist ist die Matrix aller Materie.“*[117]

Mithilfe des *EmotionsCodes®* kann man feststellen, wo sich welche Emotion im Körper als Energiewirbel eingelagert hat. Manchmal ist es notwendig, noch weitere Informationen vom Unterbewusstsein über Entstehung und Hintergründe dieser Emotion zu erfragen und diese zu benennen. Abschließend können die Emotionen aus dem Energiefeld gelöscht werden. Hierfür streicht der Therapeut entweder mit einem speziellen Magnetroller oder einfach mit seiner Hand über Ihr Haupt entlang des Lenkergefäßes* bis hinunter zur Wirbelsäule. Wenden Sie diese Methode ohne einen Therapeuten an, ist es ausreichend,

---

* Ein Akupunktur-Meridian, der von der Oberlippe über die Nase, den Kopf, den Rücken, der Wirbelsäule entlang bis zum Steißbein führt

wenn Sie lediglich über den Kopf nach hinten bis zum Haaransatz am Hals streichen.

Indem Sie über dieses magnetische Feld des Lenkergefäßes streichen, wird ein Impuls gesetzt, der durch den Gedanken zur Auflösung der Emotion aus dem Energiefeld gelöscht werden kann. Der Impuls setzt sich bis dorthin fort, wo sich die Emotion im Körper festgesetzt hat. Durch die Absicht zur Auflösung und den dadurch gelenkten Impuls wird der Energiewirbel aufgelöst und die eingeschlossene Energie wird wieder frei. Bereits durch das Auflösen einer einzigen Emotion kann es zur Verbesserung des Gesundheitszustandes kommen, oft sind aber mehrere eingeschlossene Emotionen beteiligt. Diese Therapie habe ich selbst als eine sehr wirkungsvolle Methode während meiner Heilungsphase erfahren. Insbesondere die Entfernung der sogenannten „Herzmauer" habe ich als große Befreiung erlebt. Die Herzmauer ist eine Art Mauer (gebaut aus allen möglichen, teilweise den kuriosesten Materialien unterschiedlicher Dicke) , die vom Unterbewusstsein zum Schutz des Herzens vor weiteren emotionalen Verletzungen um das Herz herum – und damit auch um die dort eingeschlossenen Emotionen – aufgebaut wird. Ursprünglich als durchaus sinnvoller Schutz gedacht, erweist sich diese langfristig aber als Hindernis in der körperlichen und geistigen Entwicklung. Mit dem *EmotionsCode®* können solche Herzmauern aufgedeckt und entfernt werden.

Neben dem *EmotionsCode®* bietet der ebenfalls von Dr. Bradley Nelson entwickelte *BodyCode®* eine sinnvolle Ergänzung zu dieser Therapie, da es neben den emotionalen Altlasten noch eine Reihe anderer Faktoren gibt, die die körperliche und psychische Gesundheit beeinträchtigen können. Der *BodyCode®* baut auf dem *EmotionsCode®* auf und arbeitet vom Grundprinzip her auf dieselbe Weise. Die Basis des *BodyCodes®* ist die Annahme, dass Wohlbefinden und Gesundheit eine Frage des Gleichgewichts in den sechs Bereichen „Energien", „Energiekreisläufe", „Giftstoffe", „Krankheitserreger", „strukturelle Blockaden" und „Ernährung und Lebensstil" ist.[118] Der *BodyCode®* soll dabei helfen, das Gleichgewicht in diesen Bereichen wiederherzustellen, die Selbstheilungskräfte zu aktivieren und letztendlich Gesundheit und Wohlbefinden auf allen Ebenen zu erlangen. Es gibt in Deutschland einige zertifizierte Anwender dieser beiden Techniken (siehe im Anhang unter „Hilfreiche Websites", Seite 307 ff.).

Für den Einstieg in diese Thematik eignet sich neben dem bereits erwähnten Buch der Film *e-motion*, in dem führende Experten wie Joe Dispenza, Bradley Nelson, Sonia Choquette, Don Tolman u. v. m. sehr eindrucksvoll von ihren Erfahrungen, Heilungen und Forschungsergebnissen berichten. Ein Satz aus diesem Film ist mir besonders im Gedächtnis geblieben. Auf dem Sterbebett sagt ein alter Mann zu seiner Frau: *„Jeden Morgen, wenn du den Kopf vom Kissen hebst, hast du alles, was du brauchst."*

ThetaHealing®

ThetaHealing® wurde Mitte der 1990er-Jahre von Vianna Stibal entwickelt. Es handelt sich hierbei um eine energetisch-informative Methode, die Heilung auf der körperlichen, geistigen und seelischen Ebene kreieren kann, indem man sich mit „Alles, was ist" bzw. mit der Schöpferkraft oder Schöpferenergie verbindet. In diese mentale Heilmethode fließen Erkenntnisse aus Quantenphysik, Epigenetik, Zellbiologie sowie Psychoneuroimmunologie ein. Durch *ThetaHealing®* kann es uns gelingen, einschränkende Glaubenssätze aufzulösen und unser Leben bzw. unsere Realität so zu erschaffen, wie wir sie uns wünschen. In einem hohen Maße können dadurch auch unsere Selbstheilungskräfte aktiviert werden, was im Falle einer chronischen Erkrankung stets oberste Priorität hat.

Bei einer *ThetaHealing®*-Sitzung sind Therapeut und Klient im sogenannten Theta-Zustand. In diesem tiefenentspannten Bewusstseinszustand, der auch bei der Hypnose oder während der REM-Phase im Schlaf erreicht wird, können Heilungen und Manifestationen am wirkungsvollsten geschehen und es können Veränderungen im Unterbewusstsein vorgenommen werden. Es ist der Frequenzbereich, in dem der Mensch sein schöpferisches Potenzial entfalten und gezielt Veränderungen an sich und seiner Umwelt bewirken kann. Mithilfe der Schöpferkraft kann nach dem Ursprung der Krankheit gesucht und negative Emotionen und Glaubensmuster können gelöscht und durch positive ersetzt werden. Oft gelingt eine spürbare Verbesserung schon während einer Sitzung.

Eine entscheidende Wende in meinem Heilungsprozess erfuhr ich in einer Sitzung, in der nochmals überprüft wurde, weshalb auch noch Monate nach der kieferchirurgischen Herdsanierung immer noch Staphylokokken im Oberkiefer getestet wurden. Aus irgendeinem Grund wollten sie nicht verschwinden, obwohl aus Sicht des Chirurgen im medizinischen Sinne alles gemacht worden war. Die Ursache für die Erreger waren Schuldgefühle und erst durch ihre Löschung in dieser Sitzung verschwanden auch die Staphylokokken und mit ihnen die noch bestehenden Symptome. Nach Vianna Stibal binden Schuldgefühle Bakterien im Körper. Werden diese beschränkenden Emotionen entfernt, wird das Milieu für Bakterien uninteressant.

Beim *ThetaHealing®* sendet man sein Bewusstsein vom Herzen aus durch das Kronenchakra über mehrere Ebenen bis hin zur Schöpferkraft. In dieser Ebene aus strahlendendem, weiß irisierendem Licht gibt es nur reine, göttliche Energie. Auf dem EEG kann man erkennen, dass sich das Gehirn dabei noch im Alpha-Zustand* befindet. Sobald man aber einen bewussten, fokussierten Gedanken durch die Krone zum Schöpfer sendet, kommt man automatisch in einen Theta-Zustand**. Dazu Vianna Stibal: *„Was haben unsere Urväter wohl gemeint, als sie sagten: ‚Erhebe dich und suche Gott?‘ Wenn man sich vorstellt, das Bewusstsein über den Kopf hinaus durch das Kronenchakra zu heben, und Gott um etwas bittet, verlangsamen sich die Gehirnwellen schlagartig zur Theta-Frequenz.“*[119]

Oft überträgt sich diese Energie gleichzeitig auch auf den Patienten. *ThetaHealing®* eröffnet einen unglaublich großen Schatz an Möglichkeiten, und man kann damit auf einfachste Art und Weise auf allen Ebenen sowohl das Leben als auch das Lebensumfeld bereichern. Ich selbst habe Anfang 2019 mit meiner *ThetaHealing®*-Ausbildung begonnen und für mich ist diese Methode eine großartige Bereicherung für mein Leben. Sie kann im Rahmen der Selbstbehandlung auch ohne Therapeut angewendet werden. Es empfiehlt sich, Seminare zu besuchen, um diese Technik zu erlernen und sie dann im kreativen Selbststudium weiter in sein Leben zu integrieren. Neben *ThetaHealing®* gibt es noch abgewandelte Formen wie z. B. *ThetaFloating*, das von Esther Kochte entwickelt wurde. (Adressen finden Sie im Anhang unter „Hilfreiche Websites“, Seite 307 ff.).

---

* Die Alpha-Gehirnwellenfrequenz (8 bis 12 Hertz), auch als „Tor zur Meditation“ bezeichnet, tritt bei Hypnose, nach dem Aufwachen, vor dem Einschlafen und beim Tagträumen auf.

** Die Theta-Gehirnwellenfrequenz (3 bis 8 Hertz) tritt in leichtem Schlaf, in tiefer Entspannung, Meditation, in Träumen und bei Heilungen auf.

Bachblüten und Homöopathie

Mit Bachblüten und homöopathischen Hochpotenzen lassen sich ebenfalls sehr gut geistig-seelische Blockaden beheben.

Bachblüten sind nach dem Erfinder Dr. Edward Bach (1886–1936) benannt und umfassen 38 Blütenessenzen, die Dr. Bach als „Göttliche Heilkräuter" bezeichnet, von denen die Gnadenergie Gottes ausgehe. Diese Blüten, denen eine bewusstseinsverändernde Wirkung zugesprochen wird, sollen dem Menschen helfen, wieder ins seelische Gleichgewicht und damit zu ganzheitlicher Gesundheit zu kommen.

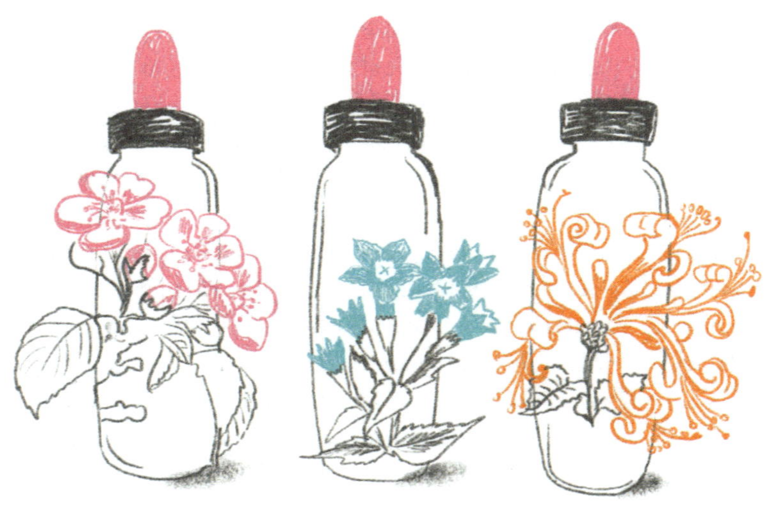

Dr. Bachs Blütenkraft aus der Flasche

Dr. Bach hat diese Therapie für die Selbstanwendung empfohlen, d. h., Sie können intuitiv nach „Ihrer" Bachblüte suchen und diese so lange einnehmen, bis sich Ihre Beschwerden gebessert haben. Mechthild Scheffer, die Grande Dame der Bachblütentherapie, schreibt dazu, dass der essenzielle Grundpfeiler der Bachblütentherapie die Intuition sei, denn, wie nicht nur Bach sage: Unsere Seele, unser höheres Selbst oder unsere innere Führung spreche zu uns in der Sprache der Intuition. Und weiter ist zu lesen: *„Darum ist ja das Ziel der Bachblütentherapie, eine Erhöhung der Schwingungsfrequenz auf eben diesen Bereich, wo wir die Stimme unserer Seele hören* *können. Diese Intuition kommt auch zum Tragen, wenn man in der sogenannten Spontanwahl aus einem Bachblüten-Set, ohne etwas Spezielles zu erwarten oder zu wollen, Fläschchen herausgreift. Man greift dann intuitiv nach der harmonischen Energie (in Fläschchen), die jetzt eine in uns blockierte Energie wieder ins Fließen bringt.*"[120]

Es können bei der Bachblütentherapie keine Nebenwirkungen auftreten, da sie eine sehr sanfte Therapieform mit einer rein ausgleichenden Wirkung ist. Aus diesem Grund eignet sie sich hervorragend zur Selbstanwendung. Anders verhält es sich dagegen bei **homöopathischen Hochpotenzen**. Diese sollten nur in Verbindung mit einem erfahrenen Homöopathen eingesetzt werden, denn die Wirkung kann sehr lang anhalten, und es können im Rahmen dieser Therapie auch Begleiterscheinungen auftreten, die einer therapeutischen Unterstützung bedürfen. Diese Heilreaktionen (sogenannte Erstverschlimmerungen) sind durchaus erwünscht, da sie alte Strukturen aufbrechen und den Weg zu einer ganzheitlichen Heilung ebnen. Hochpotenzen können eine starke Wirkung auf Körper, Geist und Seele besitzen und sind ein sehr wirkungsvolles Instrument in der Hand eines erfahrenen Therapeuten. So kann z. B. eine einmalige Einnahme einer C200-Potenz 6 bis 8 Wochen lang wirken, eine C1000-Potenz sogar mehrere Monate lang. Die Wirkung schwankt hier individuell sehr stark.

Selbsthypnose- und Klopftechniken

Das Erlernen von Selbsthypnosetechniken kann für Ihre Heilung ebenfalls sehr hilfreich sein. Sie können sie nutzen, um Ängste zu bewältigen, Blockaden zu lösen oder in tiefe, heilsame Entspannungszustände zu kommen. Ich empfehle an dieser Stelle das Buch mit CD *Angstfrei durch Selbsthypnose* von Katharina und Nikolai Hanf-Dressler. Dort sind alle von HYPNOS® erfolgreich angewendeten Methoden sehr gut erklärt und können einfach erlernt werden. Die Selbsthypnose bezeichnen die Autoren und Therapeuten als „Schnellkochtopf", anhand dessen sich effektiver und schneller Heilungserfolge manifestieren lassen.

Interessant und hilfreich für mich fand ich im Zusammenhang mit meiner Erkrankung das Erlernen von sogenannten Klopftechniken wie EFT.

Emotional Freedom Techniques **(EFT),** auch *Tapping* genannt, wurde von Gary Craig entwickelt und stammt aus dem Bereich der energetischen Psychologie.

Hierbei handelt es sich um eine Therapieform, bei der Erkenntnisse der Meridiantheorie nach der traditionellen chinesischen Medizin (TCM), des EMDR (*Eye Movement Desensitization and Reprocessing*) sowie der Funktion der psychologischen Umkehr miteinander verknüpft sind.[121] EFT basiert auf der Annahme, dass alle negativen Emotionen auf eine Störung im Meridiansystem zurückzuführen sind. Mit dieser einfach zu erlernenden Klopftechnik kann der Energiefluss im Körper harmonisiert und können Blockaden in kürzester Zeit aufgelöst werden. So berichten Anwender von einer oft sofort spürbaren Reduzierung von Stress, negativen Emotionen, Disharmonien bis hin zur Verbesserung von chronischen oder akuten körperlichen Schmerzen oder Beschwerden – und das oft dauerhaft.

Übrigens nutzt Dawson Church EFT in der bereits erwähnten *EcoMeditation* ebenfalls für den Einstieg und zur Vorbereitung auf die Meditation, um das Meridiansystem energetisch zu harmonisieren und den Geist von negativen Emotionen zu befreien. In einer klinischen Studie aus dem Jahr 2016 wurde beobachtet, dass EFT sogar eine Regulierung an 72 Genen herbeiführen kann.[122] Diese Gene übten Aufgaben und Funktionen aus wie z. B. den Aufbau weißer Gehirnsubstanz, die Stärkung der Zellmembranen, die Minderung von oxidativem Stress, die antivirale Tätigkeit u. v. m. Es fand eine signifikante Veränderung der Genexpression statt, und selbst beim Testen der Probanden ein Jahr später hielt etwa die Hälfte der Wirkungen noch an, was für eine einstündige EFT-Therapie als großer Erfolg gewertet werden kann.

Antonia Pfeiffer bemerkt in Ihrer interessanten Übersichtsarbeit „Was ist dran am Klopfen?“, dass viele Studien darauf hinweisen, dass Krankheitsbilder mit somatischen Symptomen und einem hohem *Arousal* (allgemeiner Grad der Aktivierung des zentralen Nervensystems mit einem einhergehenden erhöhten *Sympathikotonus*) und somatischen Beschwerden auf Klopftechniken ansprechen. Ebenso sind bei posttraumatischen Belastungsstörungen (PTBS) solch eindrückliche Effekte nachzuweisen, dass von einer Wirksamkeit der Klopftechniken ausgegangen werden kann.[123] Sicher wird es in den nächsten Jahren noch mehr relevante Studien geben, in denen die Wirksamkeit der Klopftechniken weiter untersucht und nach wissenschaftlichen Maßstäben belegt werden kann.

Neben EFT gibt es weitere effektive Klopftechniken wie u. a. **TFT** (*Thought Field Therapie*) nach Roger J. Callahan, **MET** (Meridian-Energie-Technik) nach Rainer Franke, **MFT** (Mentalfeldtherapie) nach Dietrich Klinghardt oder **NAEM**

(*Negative Affect Erasing Method*) nach Fred P. Gallo. Eine zeitgemäße Weiterentwicklung dieser Klopftechniken aus dem Bereich der energetischen Psychologie stellt die von Dr. Michael Bohne, Facharzt für Psychiatrie und Psychotherapie, entwickelte Prozess- und Embodimentfokussierte Psychologie (**PEP**) dar. Hierbei werden u. a. psychodynamische, systemische und hypnotherapeutische Strategien vereint.[124] Dr. Michael Bohne hat mit **PEP** eine der bekanntesten Klopftechniken in Deutschland entwickelt und damit den Versuch unternommen, die energetische Psychologie zu entmystifizieren und prozess- und selbstbeziehungsorientiert weiterzuentwickeln.

Krankheiten sind oft mit Ängsten verbunden – diese blockieren wiederum die Genesung bzw. die so wichtige Nierenenergie. Mit den Klopftechniken können Sie Ihre Ängste und emotionalen Verstrickungen selbst löschen. Ein vielseitiges und einfaches Werkzeug für jeden!

Rhythmische Massagen

Von der Rhythmischen Massage haben Sie bereits in meiner Geschichte mit der Motte gehört (siehe Seite 50 ff.). An dieser Stelle möchte ich nochmals ausführlich auf diese besondere Form der Massage eingehen. Für viele anthroposophischen Ärzte stellt die Rhythmische Massage eine wunderbare Möglichkeit dar, den Körper mit den Händen so zu behandeln, dass man damit sowohl die Gesundheit der organischen Prozesse als auch den Menschen selbst bis in die Stimmung hinein beeinflussen kann. Damit bietet sie eine effektive Hilfe zur Stärkung der Selbstregulationskräfte. Der Berufsverband der Rhythmischen Massage nach Dr. Ita Wegman schreibt dazu Folgendes: „*Das Mineralische des Körpers gibt dem Menschen Struktur und Halt. Das Feste als Träger der Form. Durch den Flüssigkeitshaushalt (in Pflanze, Tier und Mensch) offenbart sich das Lebendige – erst durch das Wasser entsteht Leben. Das Flüssige als Träger des Lebendigen. In der Atmung spiegeln sich unsere Empfindungen und im Gewebe äußert sich die Atmung als Unter- oder Überspannung. Die Luft als Träger der Empfindungen. Das Lebensgefühl des Menschen steht in direktem Zusammenhang mit seiner Körpertemperatur. Die Wärme, die im Blut verankert ist, ist Träger unserer Individualität, des Geistigen in uns.*“[125]

Die Rhythmische Massage behandelt nicht nur die Oberfläche der menschlichen Haut, sondern durch sie kann der gesamte Organismus ins Gleichgewicht und damit in einen tiefen, erholsamen und nährenden Zustand kommen. Ich habe schon viele Massagen ausprobiert und bisher keine entdeckt, die solch eine tief greifende und ganzheitliche Wirkung auf alle Ebenen des menschlichen Seins hat: Durch spezielle rhythmisch fließende Handbewegungen in Kombination mit besonderen ätherischen Ölen und auf die Organe abgestimmten anthroposophischen Salben wird diese Massage mit allen Sinnen von Körper, Geist und Seele erfahren. Somit ist diese Massage nicht *nur* eine Körperbehandlung, sondern durchaus auch als seelisch-geistig nährende Behandlungsmethode zu sehen.

Leider werden die Kosten für diese Massage nur noch von wenigen Krankenkassen übernommen, und gute Therapeuten sind rar. Fragen Sie bei einem anthroposophischen Arzt nach geeigneten Therapeuten, wenn Sie diese Massage für Ihren Genesungsprozess nutzen möchten.

Es gibt noch viele weitere energetische Methoden und Entspannungstechniken, um die Selbstheilungskräfte zu aktivieren wie z. B. Auraheilung, *Reiki*, Pranaheilung, Chakrenharmonisierung, Quantenheilung ... Probieren Sie die Methode aus, die Ihnen zusagt, und spüren Sie in sich hinein, ob sie Ihnen guttut und ob sich Verbesserungen einstellen.

Körperliche Bewegung

Neben den bereits genannten Methoden gibt es noch unzählige weitere Möglichkeiten, den Geist zu entspannen, die körpereigenen Selbstheilungskräfte anzuregen und dem Körper Geschmeidigkeit und Vitalität zu verleihen, wie z. B. Yoga, Qigong und Tai-Chi (auf die ich zum Teil im Kapitel „Die Energie in den Meridianen zum Fließen bringen“, siehe Seite 199 ff., noch genauer eingehen werde). Nur indem wir alle Elemente unseres Wesens in der Einheit von Körper, Geist und Seele berücksichtigen, können wir im Ganzen gesund und glücklich werden und bleiben. Ob Sie nun beim Qigong, Walken, Rudern, Klettern, Schwimmen, Pilates, Kraftsport etc. Ihre Erfüllung finden, das spielt keine Rolle. Wichtig ist nur, dass Sie es regelmäßig tun und Freude daran haben.

Generell hat die körperliche Bewegung einen entscheidenden Einfluss auf unser Wohlbefinden, eine vorbeugende und sogar lebensverlängernde Wirkung. Bewegung hat positive Wirkungen auf das Herz-Kreislauf-System, die Sauerstoffversorgung unserer Zellen verbessert sich, das körperliche Wohlergehen wird gesteigert und durch die Ausschüttung von Endorphinen kann sie glücklich und gesund machen. Die Bewegung in der Natur übt neben diesen Effekten noch eine entspannende Wirkung auf die Psyche aus. Sie bekommen also neben den Endorphinen auch noch die Geschenke aus der Natur mit, wenn Sie in einer grünen Umgebung laufen. Dr. med. Ulrich Strunz, Arzt, Autor und begeisterter Läufer, spricht in diesem Zusammenhang vom „Laufflow“: *„Bekommen Sie erst einen Laufreflex. Dann ein Laufgefühl. Dann meditieren Sie beim Laufen. Erleben Sie den Flow. Laufen ist das Tor zur Gesundheit und das Türchen zum Glück.“*[126]

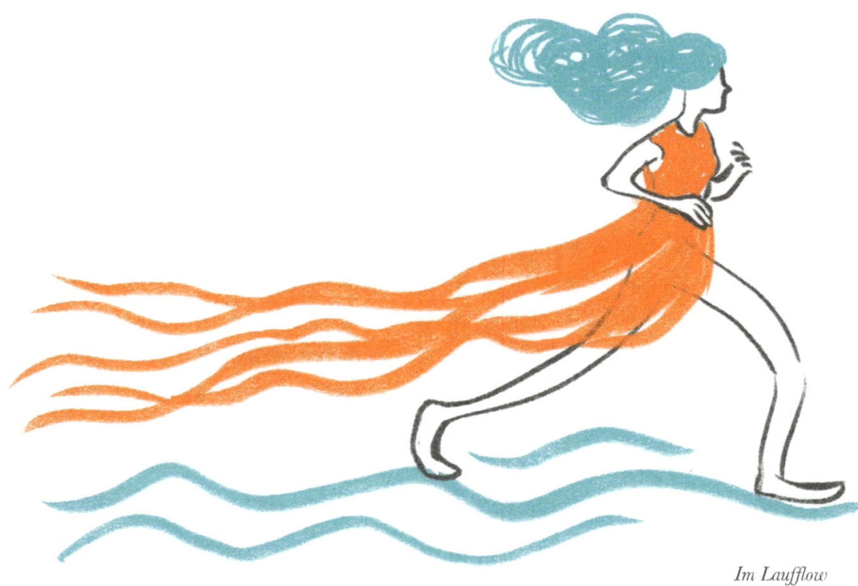

Im Laufflow

Auch ich habe mich auf den Weg gemacht, diesen Flow zu finden. Anfangs hielt es mein schreibtischgewöhnter Körper das Laufen kaum 10 Minuten am Stück durch. Meine Beine schmerzten, meine Atmung stockte und ich fühlte mich wie ein Stück Blei, das sich einfach nur seiner Schwere hingeben wollte und nicht richtig von der Stelle kam. Beim nächsten Mal ging es schon erheblich besser – ich hielt fast eine halbe Stunde in einem langsameren Tempo durch und meine Atmung konnte sich allmählich mit dem Laufrhythmus synchronisieren. Inzwischen gehört das Laufen wie das morgendliche Yoga zu meinem täglichen Ritual. Wir haben das Glück, direkt am Wald zu wohnen, und können neben der körperlichen Fitness auch noch Geist und Seele beim Laufen baumeln lassen, indem wir in die schöne Natur eintauchen.

Apropos Wald: Ein Waldspaziergang hebt nicht nur unsere Stimmung, wirkt gegen Stress und stimuliert unseren *Parasympathikus*, er kann sogar unser Immunsystem stärken und Krebserkrankungen vorbeugen. In Experimenten konnte nachgewiesen werden, dass Terpene, die wir beim Spaziergang im Wald einatmen, Immunzellen wie die natürlichen Killerzellen stimulieren.[127] In Laborexperimenten konnte zumindest in Zellkulturen vielfach belegt werden, dass pflanzliche Terpene eine hohe Wirksamkeit gegen Tumoren aufweisen. Nadelbäume und immergrüne Gewächse sollen laut Waldmedizinern die meisten und die am stärksten wirksamen Terpene abgeben.[128] Alles in allem Grund genug, regelmäßig in den Wald zu gehen, um abzuschalten, loszulassen und aufzutanken.

Und nicht zuletzt: Lassen Sie es sich gut gehen – Enjoy! Genießen Sie das Leben!

Neben allen genannten Möglichkeiten – und auch den nicht genannten – auf energetischer Ebene ist es auch wichtig, sich im Alltag immer wieder den Dingen zuzuwenden, die Kraft geben und Freude bereiten. Das kann eine Wanderung im Grünen, eine besondere Massage, ein duftendes Bad, ein wohlschmeckendes, liebevoll zubereitetes Essen, ein Tier, dem Sie zusehen, ein wohltuendes Gespräch mit einem guten Freund u. v. m. sein. Gerade die Kleinigkeiten des Alltags sind es oft, die uns immer wieder daran erinnern, wie schön das Leben sein kann.

Es gibt eine Fülle an sehr guten (spirituellen) Büchern, die Ihnen auf der Reise zu sich selbst helfen und Sie beim Genesungsprozess unterstützen können. Bei mir war es so, dass solch ein Buch immer genau dann in mein Leben kam, wenn ich es brauchte. Sei es als Geschenk eines guten Freundes, durch Empfehlungen oder einfach nur, indem es mich im Buchladen direkt „ansprang". (Eine Auswahl dieser Bücher finden Sie im Anhang unter „Literaturverzeichnis und -empfehlungen", Seite 313 ff.) Besonders möchte ich Ihnen die Bücher von Lissa Rankin, Eckhart Tolle, Dawson Church, Bradley Nelson, Vianna Stibal und Joe Dispenza ans Herz legen: All diese Autoren schildern ihre fantastischen Erkenntnisse, was die Wirkung des Geistes auf die Heilung anbelangt. Vertiefen Sie sich weiter in diese Thematik, wenn Sie sich davon angesprochen fühlen.

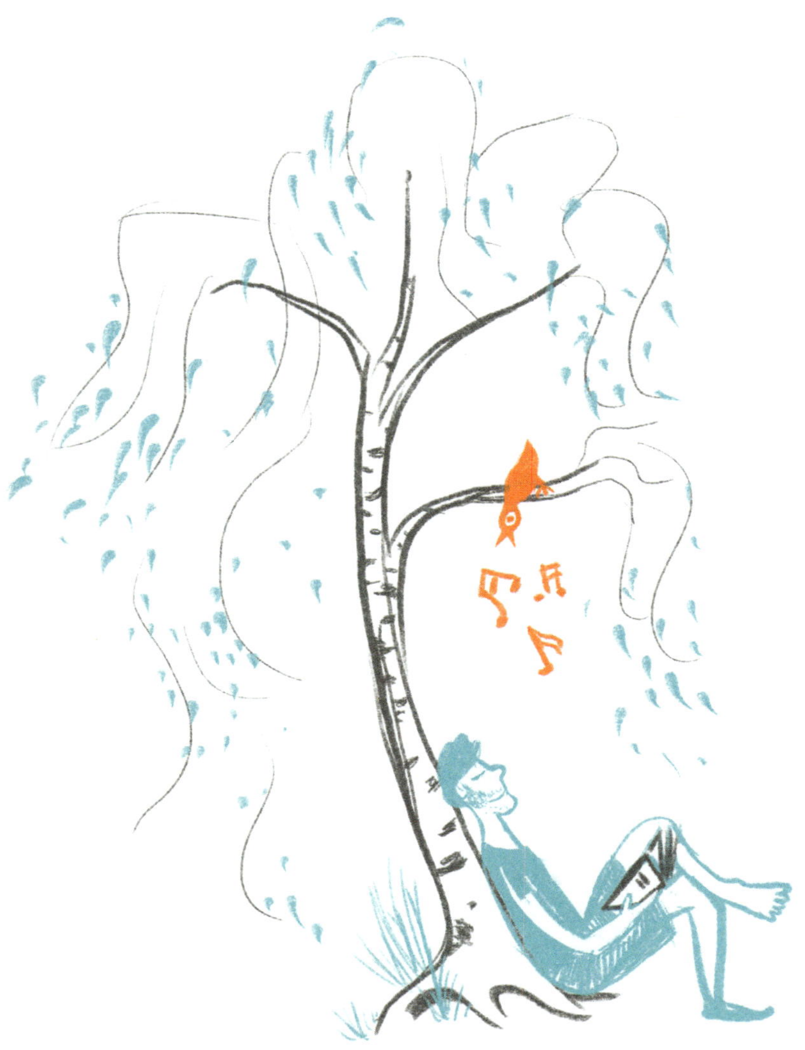

Mit allen Sinnen genießen

Die spezielle Therapie von Kieferostitis bzw. NICO

Ist bei Ihnen NICO oder *Kieferostitis* eindeutig diagnostiziert worden, dann ist das schon ein erster wichtiger Schritt in Richtung „Heilung“. Wenn des Weiteren auch das Ausmaß und die Qualität der Erkrankung anhand der vorgestellten Diagnoseverfahren bestimmt worden ist, sollten nun die richtigen Schritte für eine Heilung eingeleitet werden. Das bedarf oft der Zusammenarbeit von mehreren Ärzten, Chirurgen, Heilpraktikern, Kinesiologen und Zahnärzten und natürlich Ihnen. Eine sehr gute Basis haben Sie durch das vorhergehende Kapitel bereits erhalten.

Wichtig ist nach Meinung von Dr. med. Babette Klein, Fachärztin für Mund-, Kiefer-, Gesichtschirurgie, zu entscheiden, ob das Störfeld oder der Herd noch dynamisch regulierbar ist oder nicht.[129] Bei Ersterem zielt die Therapie darauf ab, den Körper in seinen Selbstheilungskräften zu unterstützen, bei Letzterem wird von Fachleuten zur chirurgischen Intervention geraten, um es dem Körper zu ermöglichen, in die Heilung zu kommen. Hier ist der Herd von der körpereigenen Regulation so abgekoppelt, dass er nach Meinung vieler Spezialisten nicht mehr ohne chirurgische Maßnahme geheilt werden kann.

Die mikroinvasive chirurgische Herdsanierung stellt momentan in Fachkreisen die vielversprechendste Methode bei der Beseitigung von NICO oder *Kieferostitis* dar. Daneben gibt es auch alternative oder ergänzende Therapiemethoden, von denen ich Ihnen an dieser Stelle einige vorstellen möchte. Manch eine dieser Methoden wird zwar von einigen Zahnärzten zur Entfernung von Zahnherden eingesetzt, erweist sich aber in der Praxis als wenig vielversprechend, ist sogar oft reine Geldverschwendung.

Ozoninjektionen (O_3)

Bei Ozon handelt es sich um ein dreiwertiges Sauerstoffmolekül. Medizinisches Ozon, das generell aus reinem Sauerstoff hergestellt und in Form eines Ozon-Sauerstoff-Gemischs injiziert wird,[130] hat eine stark keimtötende Wirkung und eliminiert innerhalb kürzester Zeit alle Bakterien, Viren und Pilze in dem behandelten

Bereich. Da sich in Zahnherden vor allem anaerobe Bakterien befinden, lassen sich diese durch den hochreaktiven Sauerstoff zuverlässig abtöten. Neben den genannten Eigenschaften wirkt Ozon auch entzündungshemmend und durchblutungsfördernd.

Es gibt ganzheitlich arbeitende Zahnärzte, die Ozoninjektionen als eigenständige Maßnahme zur Eliminierung von Zahnherden anwenden. Dabei wird kurz nach der Verabreichung von Procain an dieselbe Stelle in unmittelbarer Nähe des Zahnherds zusätzlich Ozon unter die Mundschleimhaut gespritzt. Diese Methode ist in Fachkreisen umstritten. Es liegt auf der Hand, dass es vielversprechender ist, Ozon *direkt* in den Herd, d. h. in die erkrankte Stelle im Knochen zu spritzen. Aus meiner Sicht und aus Sicht vieler Therapeuten ist die subkutane Ozoninjektion nicht geeignet, NICO bzw. *Kieferostitis* zu entfernen, da das Ozon nicht bis an das Herdgeschehen kommt.

Bietet Ihnen Ihr Zahnarzt diese Therapie an, sollten Sie sich genau überlegen, ob sich diese finanzielle Ausgabe für Sie lohnt. Ich habe diese Therapie 10-mal bei einem davon überzeugten, ganzheitlich arbeitenden Zahnarzt durchführen lassen, leider ohne nachweislichen Effekt – die NICO blieb dadurch unbeeinflusst.

Neuraltherapie

Bei der Neuraltherapie nach Huneke sollen durch gezielte Impulse Heilreaktionen des Körpers hervorgerufen werden. Diese Therapie *„nutzt die körpereigene Steuerungs- und Ausgleichsfunktion des vegetativen Nervensystems"*[131].

Hierbei wird lokal ein Anästhetikum – meist Procain – an eine bestimmte Stelle des Herds bzw. Störfelds gespritzt. Bereits durch den schmerzhaften Nadelstich werden im Körper Nervenimpulse angetriggert, die einen Heilungsprozess in Gang setzen können. Procain besitzt außerdem die Fähigkeit, den pH-Wert des Milieus leicht zu erhöhen, und hat eine antientzündliche und schmerzstillende Wirkung auf das Gewebe.

In der Zahnärztlichen Tagesklinik Konstanz wird die Neuraltherapie auch begleitend zur kieferchirurgischen Herdsanierung als wichtige ergänzende Komponente eingesetzt. Es hat sich laut Dr. med. dent. Holger Scholz, Leiter dieser Klinik, bewährt, neben der Injektion am Herd auch die oberen und unteren Tonsillenpole* und bei Bedarf die verschiedenen vegetativen Ganglien** im Kopfbereich anzuspritzen. Die Neuraltherapie wird in der Klinik sowohl am Tag der Operation als auch am darauffolgenden Tag angewendet. Je nach Bedarf kann sie noch an weiteren Terminen wiederholt werden.[132]

Verschiedene Heilinjektionen

Wenn der Herd oder das Störfeld noch dynamisch regulierbar ist, stellen Heilinjektionen eine sehr gute Therapiemöglichkeit dar. Damit kann eine aufwendigere Stabident- oder chirurgische Behandlung erst einmal hinausgezögert oder bestenfalls auch ganz darauf verzichtet werden. Bei dieser Therapie werden homöopathische und isopathische Mittel*** sowie Organpräparate**** in Verbindung mit Procain in die Nähe des Zahnherds oder Zahnstörfelds injiziert.

Als Präparate (in Ampullen) eignen sich hier z. B.:[133]

potenzierte Organpräparate der Firma *WALA®*

- *Medulla ossium Gl*
- *Periodontium/Stannum comp.*
- *Periodontium/Silicea comp.*

ein homöopathisches Präparat der Firma *WALA®*

- *Symphytum comp.*

isopathische Präparate der Firma *SANUM*

- *FORTAKEHL® D6*
- *NOTAKEHL® D5*

---

* Gaumen- und Rachenmandeln

** Diese Nervenknoten sind Ansammlungen von Nervenzellkörpern im peripheren Nervensystem, von denen Nervenfasern ausgehen.

*** Stoffe, die dem Körper ähnlich sind (*iso* bedeutet „gleich"). Die SANUM-Therapie wird z. B. als isopathische Therapie bezeichnet

**** Organpräparate anthroposophischer Hersteller werden aus Gewebemengen frisch geschlachteter Tiere – in diesem Falle stammen sie vom Rind – entnommen, die auf biologisch-dynamisch bewirtschafteten Bauernhöfen artgerecht aufgezogen wurden.

Bakterienpräparate/Immunbiologika der Firma *SANUM:*

- *Arthrokehlan® „A“*
- *Arthrokehlan® „U“*

Um erfolgreich wirken zu können, sollten diese Heilinjektionen durch weitere Therapien wie Vitamin- und Mineralstoffsubstitutionen, Entgiftungsmaßnahmen, Beseitigung von emotionalen Blockaden etc. ergänzt werden.

Zeigt sich im Laufe einer Behandlung mit Heilinjektionen, dass das ursprüngliche Ziel nicht erreicht werden konnte und ein chirurgischer Eingriff notwendig ist, so helfen die Injektionen dem Körper immerhin, in eine bessere Ausgangslage zu kommen.

Die Stabident-Methode

Diese minimalinvasive Methode kann unter bestimmten Umständen durchaus zu Erfolgen bei der Beseitigung von *Kieferostitis* oder NICO führen, ist aber in Fachkreisen umstritten. Es gibt dennoch zahlreiche Erfahrungsberichte von Patienten, die durch diese Methode den Herd loswerden konnten. Intensiv wurde die Stabident-Methode von der Paracelsus-Klinik Lustmühle/St. Gallen erforscht und über 20 Jahre lang angewendet. Heute wird dieses Verfahren dort nicht mehr eingesetzt, da sich in der Praxis gezeigt hat, dass die mikrochirurgische Ausschabung deutlich effektiver ist.

Bei der Stabident-Methode wird unter Betäubung mit einem feinen Bohrer genau an die Stelle des Herds ein kleines Loch in den Kieferknochen gebohrt – gerade groß genug, um eine Injektionsnadel einzuführen. Durch dieses werden die entzündlichen flüssigen Sekrete aus dem Herd abgesaugt und im Anschluss daran wird ein Mix an vorher ausgetesteten homöopathischen und isopathischen Mitteln injiziert. Enthalten ist immer *Arthrokehlan®* der Firma *Sanum* in Kombination mit Procain oder Lidocain. Diese Medikamente wirken entzündungshemmend, entstörend und knochenaufbauend.

In der Regel reichen 5 Behandlungen in 1- bis 6-wöchigen Abstand aus, um die Entzündung zum Abheilen zu bringen. Unter optimalen Bedingungen sehe ich in dieser Methode durchaus eine gute Möglichkeit, den Herd ohne chirurgischen Eingriff zu heilen.

Vorteile: Durch die minimalinvasive Vorgehensweise entstehen lokal keine Beeinträchtigungen.

Nachteile: Es kann länger dauern, bis sich Erfolge einstellen. In Deutschland gibt es bislang nur (noch) wenige Zahnärzte, die diese Methode erfolgreich anwenden, man muss sehr gezielt danach suchen. Wichtig ist, dass der Zahnarzt versiert im Austesten der für Sie richtigen Mittel ist, diese Methode gewissenhaft anwendet und sie als berechtigte und durchaus auch erfolgsträchtige Therapieform neben der chirurgischen Herdsanierung betrachtet. Misstraut er dieser Methode, schlägt sich das zwangsläufig auch im Therapieerfolg nieder.

Die kieferchirurgische Therapie

Entscheiden Sie sich für eine kieferchirurgische Sanierung der *Kieferostitis* bzw. NICO, ist es wichtig, sich in die Hände eines auf diesem Gebiet erfahrenen Chirurgen oder Zahnarztes zu begeben. Es gibt verschiedene Möglichkeiten, diese entzündlich-degenerativen Erkrankungen anhand chirurgischer Maßnahmen zu entfernen, sie reichen von minimalinvasiven Methoden bis hin zur Ausfräsung ganzer Knochenareale.

Vorteile: Bei einer minimalinvasiven Methode wird in einer Sitzung alles entzündliche Gewebe aus dem Knochen entfernt, was für den Körper eine große Erleichterung darstellt. Dadurch kann der Körper viel schneller in die Selbstregulation kommen und Heilungsblockaden können aufgelöst werden.

Nachteile: Reicht die Knochenentzündung bis an die Zahnwurzelhaut benachbarter Zähne, in der sich auch Nervenfasern, kleine Blutgefäße und Lymphgefäße befinden, können diese durch die mechanische Entfernung des weichen entzündlichen Gewebes verletzt werden. Das kann Schmerzen und Irritationen der benachbarten Zähne verursachen. Bei mir war der Nachbarzahn nach der Operation (OP) über Monate hinweg traumatisiert, was sich durch eine homöopathische Behandlung und DMSO-Auflagen* allmählich gut stabilisierte. Schlimmstenfalls können die Folgen irreparabel sein.

---

* Dimethylsulfoxid (DMSO) ist ein organisches Lösungsmittel, das zur Verbindungsklasse der Sulfoxide zählt (siehe auch unter „Auflagen mit Dimethylsulfoxid [DMSO]“, Seite 283 f.).

Außerdem muss mit einer lokalen Beeinträchtigung gerechnet werden, da das Zahnfleisch vernäht werden muss und die Wunde Zeit zum Heilen benötigt, denn auch eine minimalinvasive Methode ist eine Operation, die der Körper verarbeiten muss. Zudem können durch Schnitte Nerven verletzt werden. Wird die chirurgische Herdsanierung nicht minimalinvasiv durchgeführt, können noch weitere Nachteile für den Körper entstehen.

Optimal wäre die Verwendung der **Piezotechnologie**:[134] Hierbei handelt es sich um eine besonders schonende minimalinvasive Technik, die mit speziellen Ultraschallinstrumenten durchgeführt wird. Dadurch ist es möglich, den Zugang zum erkrankten Knochenareal ohne Zerstörung von lebenden Knochenzellen zu erlangen bzw. diesen zu öffnen. Hierzu präpariert man mit dem Piezoinstrument durch einen sehr feinen Schnitt einen Knochendeckel aus der äußersten Schicht des Kieferknochens. Damit erhält man Zugang zum erkrankten Knochen. Anschließend wird das weiche, fettig-degenerierte Knochenmaterial anhand eines nicht schneidenden Piezoinstruments von Hand entfernt. Diese mechanische Reinigung wird so lange durchgeführt, bis man nicht mehr auf weiches Knochenmaterial stößt und die Blutung ein normales Aussehen erreicht, was dann der Fall ist, wenn in der Einblutung keine Fettbläschen mehr sichtbar sind. Diese sind immer ein Symptom für NICO. Es wird also sowohl optisch als auch taktil geprüft, ob noch erkranktes Gewebe vorhanden ist.

Tipp: Aurachirurgie als Alternative zur chirurgischen Herdsanierung

Eine mögliche Alternative zur kieferchirurgischen Herdsanierung stellt die sogenannte Aurachirurgie oder geistige Operation dar. In China werden solche feinstofflichen Operationen, die sich an den Erkenntnissen der Quantenheilung orientieren, schon seit längerer Zeit mit Erfolg praktiziert.[135] In der westlichen Welt werden diese Techniken ebenfalls immer häufiger integriert. Im Kontext der spezifischen Therapie der Kieferostitis und NICO versteht man darunter die Entfernung des Kiefer- oder Zahnherds im energetischen Körper. Im Idealfall werden damit auch Veränderungen am physischen Körper bewirkt. Die Behandlung erfolgt ohne Berührung des physischen Körpers ausschließlich im Energiefeld des Betreffenden nach dem bekannten Prinzip, dass Energie der Aufmerksamkeit folgt und Materie der Energie.

Wichtig: Unter „Die optimale chirurgische Herdsanierung“ (Seite 263 ff.) gehe ich auf begleitende Maßnahmen während und nach der OP ein, die eine Heilung optimal unterstützen. Durch diese begleitenden Behandlungen hat man in Kombination mit der mikrochirurgischen Herdentfernung die besten Chancen, den Kieferherd dauerhaft und nebenwirkungsfrei zu beseitigen.

Die Injury-Recall-Technique (IRT)

Die *Injury-Recall-Technique* geht auf den amerikanischen Chiropraktiker Dr. Walther Schmitt zurück und wurde später von den deutschen Ärzten Dr. Dieter Becker und Dr. Martin Brunck in ihrer Komplexität weiterentwickelt.[136] Mit dieser Methode ist es möglich, Funktionsstörungen des Körpers als Folge von „Verletzungsmustern“ (z. B. OP-Narben, Zahnverlust etc.) zu behandeln. Laut Dr. med. Achim Urban, Arzt, Orthopäde und physikalalischer sowie rehabilitativer Mediziner, ist das Aufdecken und Beseitigen solcher Verletzungsmuster nur mit den Methoden der *Injury-Recall-Technique* der *Professional Applied Kinesiology* möglich.[137]

In einer Behandlung werden vom geübten Therapeuten die sogenannten Fazilitationszustände von verschiedenen Muskeln beurteilt, d. h., er prüft, wie stark und sauber ein Muskel vom Nervensystem angesteuert wird. Das erkennt der Patient daran, dass sich manche Körperteile beim Testen leichter oder schwerer bewegen lassen. Wenn Muskeln solch eine Schwäche in der neurologischen Ansteuerung zeigen, sucht man nach Informationen oder Körperbereichen, die diese Schwäche aufheben bzw. ausgleichen können. Bei der darauffolgenden eigentlichen Behandlung mittels *Injury-Recall-Technique* kommen Elemente aus der Osteopathie, der klassischen Manualtherapie sowie die Akupunktur und verschiedene Reflextechniken zum Einsatz. Durch die *Injury-Recall-Technique* kann der Körper von blockierenden Spannungszuständen befreit werden, dadurch fühlen sich die Patienten oft schon nach einer Behandlung deutlich leichter und wohler. Es ist nicht unüblich, dass sich durch eine Behandlung eine Erstverschlimmerung der Symptome ergibt, die aber dann rasch in eine spürbare Verbesserung des Allgemeinzustands mündet.

Diese Methode kann auch dazu genutzt werden, Spannungszustände des Kiefers und des Kieferknochens zu korrigieren. Damit kann sie als Teil der konservativen Therapieform nach Aussage von Dr. med. Babette Klein einen wertvollen Beitrag zur Behandlung von NICO und *Kieferostitis* leisten.

Die individuelle, systemische Therapie

Inzwischen gehört es in manchen ganzheitlichen Zahnarztpraxen zum Standard, individuell beim Patienten kinesiologisch zu testen, ob *Kieferostitis* oder NICO die tatsächliche Ursache der Beschwerden oder chronischen Erkrankung ist oder ob es andere, vorgelagerte Ursachen (z. B. Schwermetallbelastung, Darmstörungen, seelische Konflikte) dafür gibt. Die ganzheitlich arbeitende Zahnärztin Tatiana Klauser, von der ich im Rahmen eines Interviews auf dem Zahngesundheitssymposium 3.0/2019 von Maria Kageaki erfahren habe, testet generell bei jeden Patienten kinesiologisch aus, welche Schritte für eine ganzheitliche Heilung notwendig sind. Aus langjähriger Erfahrung kann sie sagen, dass es nicht vorrangig die kieferchirurgische Operation sein muss, die den Erfolg bringt, sondern es können ebenso gut andere Maßnahmen angezeigt sein, die den Körper insgesamt stärken, stabilisieren und die Selbstheilungskräfte anregen. In dem Interview merkte sie an, dass ihrer Meinung nach der Körper jederzeit dazu in der Lage sei, sich vollständig zu regenerieren – auch im Falle von *Kieferostitis* oder NICO. Es brauche manchmal nur mehr oder weniger starke therapeutische Impulse, damit der Selbstheilungsmechanismus optimal funktioniere. Sie plädiert für eine individuelle Therapie unter Berücksichtigung der persönlichen Faktoren auf dem Weg zu einer ganzheitlichen Gesundheit und orientiert sich direkt an dem, was der Patient in diesem Moment tatsächlich braucht und nicht an festgefahrenen, standardisierten Therapieabläufen.[138]

Obwohl die kieferchirurgische Herdsanierung für viele Umweltzahnmediziner zur bewährten Standardtherapie bei einer diagnostizierten NICO oder *Kieferostitis* geworden ist, stellt diese Art der Herangehensweise durchaus eine adäquate Alternative dar. Die Erfolge in ihrer Praxis sprechen für sich. Für mich sind solche beherzten Zahnärzte ein großes Geschenk und Lichtblick – auch in Bezug auf die Therapie von *Kieferostitis* und NICO.

Ist es bei Ihnen notwendig, die NICO bzw. *Kieferostitis* chirurgisch zu entfernen, so lesen Sie das Folgende besonders aufmerksam durch. Hier gehe ich auf alle wichtigen und hilfreichen Begleitmaßnahmen rund um die Operation ein.

Da Sie für einige Punkte aus dem ganzheitlichen Behandlungsplan genügend Vorlauf brauchen, ist es sinnvoll, sich schon einige Wochen oder Monate vor einer geplanten OP mit diesen Themen zu beschäftigen.

Machen Sie Ihre ganz persönliche To-do-Liste

Vor der Operation – Strategien, Ernährung, Nahrungsgänzungen, Heilmittel, negative Umwelteinflüsse reduzieren u. v. m.

Den richtigen Arzt finden

Arztsuche und Arztwahl in diesem speziellen Kontext sind ein zeitaufwendiges Unterfangen, denn es gibt bislang nicht viele Ärzte, die auf die Therapie dieser Erkrankung spezialisiert sind. Auch wenn Sie einen Zahnarzt oder Zahnchirurgen gefunden haben, der die Behandlung von Zahnherden oder Zahnstörfeldern in sein Repertoire integriert hat, sollten Sie kritisch und wählerisch bleiben. Es sollte ein Mediziner sein, der sich tagtäglich mit dieser Problematik auseinandersetzt und sowohl in der Diagnostik als auch in der Therapie hervorragende Fachkenntnisse und ein gutes Händchen besitzt.

Einen guten Zahnarzt oder Chirurgen erkennen Sie daran, dass er sich wirklich Zeit für Sie nimmt und sich für Ihre Krankheit und den spezifischen Verlauf interessiert. Er schlägt Ihnen Therapien vor und drängt sie Ihnen nicht auf. Sie entscheiden, was Sie in Anspruch nehmen möchten und was nicht, denn Sie tragen die alleinige Verantwortung für Ihre Gesundheit. Ein guter Arzt zeichnet sich auch dadurch aus, dass er sich stets – auch anhand unterschiedlichster Patienten und damit verbundener Krankheitsverläufe – auf allen Ebenen weiterbildet und auch bereit ist, von Ihnen zu lernen. Kein Krankheitsverlauf gleicht dem anderen und jeder Patient kann neue Impulse für seine Arbeit mitbringen. Ich bin davon überzeugt, dass Patienten immer auch Anregungen für einen interessierten, offenen Arzt haben und der Austausch nie nur in eine Richtung stattfindet. Es ist im Idealfall ein gleichberechtigter Dialog, bei dem beide Parteien einen wertvollen Input erhalten können.

Sie haben Anspruch auf die bestmögliche Behandlung – suchen Sie sich diese, denn es geht um *Ihre* Gesundheit und *Ihren* Körper. Es gibt wunderbare Zahnärzte, die auf diesem Gebiet die notwendige Professionalität aufweisen. Wenn Sie Bedenken an der empfohlenen Therapie haben oder Ihnen ein Befund seltsam oder unstimmig vorkommt, konsultieren Sie einen weiteren Arzt, um sich eine zweite Meinung einzuholen. Leider habe ich es – nicht nur einmal – erlebt, dass im Bereich „Ganzheitliche Zahnheilkunde" oder „Biologische Zahnmedizin" auch schwarze Schafe im weißen Kittel unterwegs waren, die die Gutgläubigkeit der Patienten ausnutzten und sie zu kostspieligen Therapien überredeten, die den Patienten keinen Zusatznutzen bringen.

Womöglich werden Sie mit mehreren Ärzten und Therapeuten zusammenarbeiten müssen, um die komplexe Erkrankung der NICO bzw. *Kieferostitis* heilen zu können. Bedenken Sie, dass *Sie* der Dirigent dieses Orchesters sind: Bei Ihnen laufen alle Fäden zusammen, und Sie entscheiden, was, wann und wie zu tun ist. Diese Rolle kann kein Arzt oder Therapeut für Sie übernehmen. Oft ist es so, dass Patienten die Verantwortung gern vollständig in die Hände des Arztes legen, weil Gesundheit etwas ist, was nicht in ihrer Macht zu sein scheint. Neigen Sie dazu, die Verantwortung anderen zu geben, so nutzen Sie die Erkrankung, um Ihre diesbezüglichen Glaubenssätze zu verändern. Egal, wie Ihr Orchester aus Ärzten, Heilern, Heilpraktikern etc. aussehen mag – seien Sie sich bewusst, dass all seine Mitspieler nur Ihre Begleiter auf dem Weg zu *Ihrer* Gesundheit sind. Heil werden können Sie nur durch sich selbst bzw. Ihre Selbstheilungskräfte.

Fühlen Sie in sich hinein und hören Sie auch bei der Wahl des Arztes Ihres Vertrauens auf Ihr Bauchgefühl! Prüfen Sie, wie Sie menschlich mit dem Arzt zurechtkommen und vereinbaren Sie zunächst ein unverbindliches Kennenlerngespräch.

Wichtig für die Behandlung von NICO bzw. *Kieferostitis* ist außerdem die Bereitschaft des Arztes, sich mit anderen Therapeuten auszutauschen. Es ist ein Gebiet, das auf ein breites Behandlungsspektrum aufbaut und es erforderlich macht, mit mehreren Behandlern zusammenzuarbeiten, Wissen und Können respektvoll miteinander zu teilen.

Es ist inzwischen bekannt, dass die Einstellung des Arztes in Sachen „Heilungserfolg" sich deutlich im Ergebnis niederschlägt: Sie haben höhere Chancen, gesund zu werden, wenn Ihr Arzt Sie motiviert und mit einem positiven Heilungsergebnis rechnet, als wenn er kritisch seine Bedenken äußert und von der Therapie nicht wirklich überzeugt ist.

Hören Sie sich im Freundes- und Bekanntenkreis um, suchen Sie im Internet nach den Begriffen „Kieferostitis und Zahnheilkunde", „Ganzheitliche Zahnmedizin", „Umweltzahnmedizin", „Biologische Zahnmedizin", „Herdsanierung" etc. Lesen Sie Empfehlungen und Praxisbewertungen in Foren. Es gibt viele sehr gute Spezialisten, die hervorragend für die Herdsanierung geeignet sind.*

Dass ein Zahnarztbesuch tatsächlich auch herzerfüllend und seelenstreichelnd sein kann, erzählte mir eben erst meine Freundin, die kurz vor ihrem Sabbatical im Ausland noch schnell einen Zahnarzttermin brauchte. Da die Zahnärztin langfristig ausgebucht war, bot sie ihr einen Termin am frühen Morgen vor ihrer eigentlichen Sprechzeit an. In dieser mehr als einstündigen Behandlungszeit wurde akribisch Stelle für Stelle untersucht und behandelt, der Nacken dabei mit einem Kissen gestützt, entspannende Musik war zu hören, zwischendurch wurden ermutigende Worte gesprochen, man gönnte sich eine Pause, lachte, machte gymnastische Entspannungsübungen für den Kiefer und auf diese Weise wurde in aller Ruhe schmerzfrei therapiert. Die Zahnarztphobie meiner Freundin legte sich im Nu und sie konnte sogar tiefenentspannt das einfühlsame Tun der Zahnärztin zulassen.

Eine Zahnbehandlung kann auch so aussehen, dass der Mensch auf dem Zahnarztstuhl eben nicht nur als Patient, sondern als fühlendes und wahrnehmendes Wesen behandelt wird, in dem sich vielleicht auch das kleine verängstigte Kind mit einem kleineren oder größeren Rucksack traumatisierender Zahnarzterlebnisse versteckt. Und das ist der Grund, weshalb meine Freundin aus dem Ausland extra noch einmal einfliegt, um in dieser Zahnarztpraxis die noch ausstehenden „Zahn-Baustellen“ abzuschließen. Nun kann ich gut nachvollziehen, dass das nicht nur ein Tick der Stars und Sternchen ist.

Den richtigen Zeitpunkt wählen

Es gibt Zahnarztpraxen, die ihre Patienten nur an bestimmten Tagen der Mondphasen operieren, Implantate oder Inlays einsetzen, da es sich gezeigt hat, dass diese dann besser einheilen bzw. die Operation erfolgreicher verläuft.

---

* Unter *www.gzm.org* sowie im Anhang dieses Buchs unter „Hilfreiche Websites“, Seite 307 ff., finden Sie viele nützliche Adressen.

Haben Sie sich für eine operative Herdsanierung entschieden, empfehle ich Ihnen, diese an bestimmten Tagen bei **abnehmendem Mond** vornehmen zu lassen. Es gibt im Internet hilfreiche Websites mit Mondkalendern, auch zum Thema „Zähne und Zahnoperationen", unter denen Sie nachschauen können, welche Tage sich für eine Zahn- bzw. Kieferoperation besonders gut eignen und welche eher ungünstig sind (Adressen finden Sie im Anhang unter „Hilfreiche Websites", Seite 307 ff.). Nicht geeignet für Operationen im Kieferbereich sind beispielsweise Stier- und Waagetage.

Unabhängig vom Mondkalender sollten Sie sich zum Zeitpunkt der OP gesundheitlich gut fühlen und sich Zeit für Ihre Genesung nehmen! Lassen Sie sich nicht operieren, wenn Sie gerade Stress haben oder sich überfordert fühlen. Für den Körper ist jeder Eingriff eine Herausforderung, die er nur dann optimal meistern kann, wenn er sich im Ruhemodus befindet und vorwiegend der *Parasympathikus* aktiv ist.

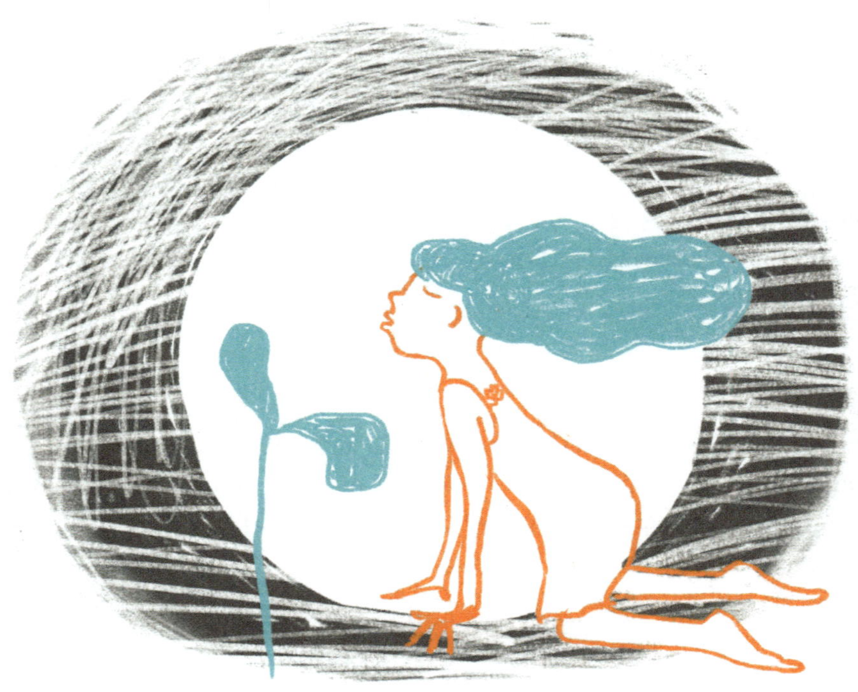

Mondverbunden

Vereinbaren Sie erst dann einen Termin, wenn Sie sich absolut sicher sind, dass Sie den Eingriff vornehmen lassen möchten. Finden Sie anhand einer Pro- und-Kontra-Liste heraus, worin für Sie der Vorteil des Eingriffs liegt, und wägen Sie Risiken und Chancen gut gegeneinander ab. Ich habe zig Termine immer wieder verschoben, weil ich selbst nicht klar genug in meiner Entscheidung war.

Orthomolekulare Ergänzungen

Blutuntersuchungen: Lassen Sie Ihren Vitalstoffbedarf prüfen!

Blutuntersuchungen dienen als Diagnoseverfahren zur frühzeitigen Erkennung von Krankheiten und sind ein Bestandteil der individuellen Gesundheitsvorsorge. Dabei liefern die im Blut enthaltenen Stoffe dem Therapeuten hilfreiche Informationen, anhand derer in Verbindung mit anderen diagnostischen Untersuchungsmethoden eine korrekte Diagnose erstellt werden kann.

Um Ihren Vitamin- und Mineralstoffstatus genau bestimmen zu können, empfehlen manche Chirurgen und Zahnärzte mindestens 4 Wochen *vor* einer geplanten OP eine Blutuntersuchung. Lassen Sie sich hierzu von Ihrem Hausarzt, Zahnarzt oder Heilpraktiker beraten!

Die Überprüfung folgender Parameter wird in manchen Praxen als sinnvoll erachtet:

- kleines Blutbild
- Vitamin D (25-OH-D_3)
- Vitamin K_2
- Vitamin C
- Mineralstoffe im Vollblut: Kalzium (Serum), Kalium, Natrium, Eisen, Kupfer, Magnesium, Zink, Selen
- Holotranscobalamin
- Folsäure (Erythrozyten)
- Niacin (Nicotinsäure + Nicotinamid)

Danach kann Ihr Therapeut für Sie die Dosis an Vitaminen, Mineralstoffen und Spurenelementen bestimmen, die Sie einnehmen sollten. Alternativ oder ergänzend zu einer Blutuntersuchung ist es auch möglich, die individuelle Dosis sowie die für Sie optimal geeigneten Präparate kinesiologisch austesten zu lassen. Es hat sich gezeigt, dass nicht jedes Präparat für jeden geeignet ist.

An dieser Stelle möchte ich Ihnen einige der im Rahmen einer kieferchirurgischen Herdsanierung relevanten Präparate näher vorstellen:

Vitamin C – Der Radikalfänger mit vielen gesundheitsfördernden Eigenschaften

Vitamin C gehört zu den wirksamsten Antioxidantien (Radikalfängern) und kann vom Körper nicht selbst hergestellt werden. Daher muss es in ausreichendem Maße über die Nahrung zugeführt werden. Es wird für zahlreiche Stoffwechselprozesse benötigt, wie z. B. für den Zellschutz, für ein intaktes Immunsystem oder eine optimale Eisenverwertung. Des Weiteren wird es zur Herstellung von Kollagen und zur Bildung von Knorpel- und Knochengewebe benötigt. Eine ausreichende Zufuhr von Vitamin C unterstützt und beschleunigt sogar die Wundheilung und die Heilung von Knochenbrüchen. All das macht dieses Vitamin zu einem unerlässlichen Begleiter in der Zeit einer chirurgischen Herdsanierung.

In hohem Maße ist Vitamin C in Lebensmitteln wie z. B. Camu-Camu, Acerola, Hagebutte, Sanddorn, Guave, Schwarze Johannisbeere, Zitrone, Grapefruit, Apfel, aber auch in Brokkoli, Grünkohl oder Kohlrabi enthalten. In Form von Nahrungsergänzungsmitteln kann Vitamin C in seiner natürlichen Form z. B. als Bio-Acerola bzw. Camu-Camu-Pulver oder als hoch bioverfügbares Ester-C eingenommen werden. Letzteres ist eine besondere, patentierte Verbindung von Vitamin C, die im Vergleich zu normalem Vitamin C schneller vom Körper aufgenommen wird und auch über längere Zeit – bis zu 24 Stunden – im Körper verbleiben kann. Optimal wäre ein Produkt in Kombination mit Bioflavonoiden, die zahlreiche positive Wirkungen auf die Gesundheit haben und die Aufnahme und Wirkung von Vitamin C noch verstärken können.

Oral eingenommenes liposomales Vitamin C ist durch seinen strukturellen Aufbau ebenfalls besonders „zellgängig" und hoch dosierte Vitamin-C-Infusionen werden standardmäßig von vielen naturheilkundlich arbeitenden Ärzten und Heilpraktikern eingesetzt.

Nikotinamidadenindinukleotid (NADH) - Ein essenzielles Coenzym

Das Super-Antioxidans NADH ist es Wert, an dieser Stelle genauer beleuchtet zu werden. NADH, auch „Coenzym Q_1" genannt, ist die Abkürzung für Nikotinamidadenindinucleotid. Nicotinamid und ist auch als Vitamin B_3 bekannt.[139] Es kann vom Körper selbst hergestellt werden und ist somit eine natürlich vorkommende Substanz, die die Vorstufe von NADH bildet. Für eine Vielzahl von Enzymen ist NADH ein essenzielles Coenzym, und es ist zudem für mehr als tausend Stoffwechselreaktionen im Körper verantwortlich. Die wichtigste ist dabei der Energiestoffwechsel.

Wissenschaftler bestätigen, dass NADH das stärkste Antioxidans ist, um Zellen vor Schädigungen zu schützen. Es ist ein Coenzym der Superlative, zu dem Dr. Richard A. Passwater, Biochemiker und Experte für Antioxidantien, Folgendes schreibt: *„Es gibt keine einzige Substanz im menschlichen Organismus, die man als das wichtigste Molekül oder das bedeutendste Antioxidans bezeichnen könnte, aber NADH kommt diesem Begriff so nahe, wie es für eine einzelne Substanz nur möglich ist."*[140] Für Prof. Dr. Dr. Goerge D. Birkmayer, den Pionier in der Erforschung von NADH, ist der biologische Wasserstoff NADH *„das Geheimnis unserer Lebensenergie"*[141].

Fehlt es dem Körper an NADH, kann sich das als Energiedefizit oder Müdigkeitssyndrom bemerkbar machen. Für das Immunsystem ist dieser Stoff von größter Bedeutung: Je mehr NADH dem Körper zur Verfügung steht, desto besser kann man sich vor Infektionen mit Bakterien, Viren etc. schützen.

Die wichtigsten Eigenschaften von NADH sind die folgenden.[142] Es

- verbessert die Sauerstoffversorgung;
- wirkt als stärkstes Antioxidans;
- hat antidepressive und stimmungsaufhellende Effekte;
- verbessert das Gedächtnis;
- erhöht die Energie in der Zelle;
- kann veränderte DNA und Zellen regenerieren;
- steigert die Produktion von Dopamin und Serotonin;
- stärkt das Immunsystem
- und hat eine krebshemmende Wirkung.

Besonders für chronisch Kranke wie *Kieferostitis*- oder NICO-Patienten kann NADH sehr hilfreich sein. Es lohnt sich auf jeden Fall, kinesiologisch auszutesten, ob ein Bedarf an diesem wichtigen Coenzym besteht.

Die Omega-3-Fettsäuren EPA und DHA

Omega-3-Fettsäuren können u. a. Entzündungen im Körper reduzieren, die Kalziumresorption begünstigen und sich damit positiv auf die Gesundheit der Knochen auswirken. Bei den drei für die menschliche Ernährung wesentlichen Omega-3-Fettsäuren unterscheidet man zwischen den marinen Omega-3-Fettsäuren **EPA (Eicosapentaensäure) und DHA (Docosahexaensäure)** und der pflanzlichen Omega-3-Fettsäure ALA (Alpha-Linolensäure).[143] DHA hat von diesen Omega-3-Fettsäuren das breiteste Wirkspektrum im menschlichen Körper und positive Wirkungen sowohl auf das Herz-Kreislauf-System als auch auf Gehirnentwicklung, Gehirnfunktion und Gesundheit der Augen – bei gleichzeitiger Reduzierung von Entzündungen im ganzen Körper.[144]

Eine hervorragende Quelle für Omega-3-Fettsäuren ist Krillöl, das neben den Omega-3-Phospholipiden noch den hocheffektiven Radikalfänger Astaxanthin und den essenziellen Nährstoff Cholin enthält. Chiasamen, die gern von Veganern als pflanzliche Quelle für Omega-3-Fettsäuren konsumiert werden, sind zwar reich an der Omega-3-Fettsäure Alpha-Linolensäure, die aber vom Körper erst in die für den Menschen physiologisch wichtigen EPA und DHA Fettsäuren umgewandelt werden muss. Da diese Umwandlung nur in eingeschränktem Maße stattfindet, sind Chiasamen – trotz ihrer gesundheitlichen Vorzüge – kein Ersatz für Fisch, Fischöl oder Krillöl. Mittlerweile gibt es auch sehr gute bioverfügbare Omega-3-Fettsäuren mit einem hohen Gehalt vor allem an DHA für Vegetarier oder Veganer, die keine Fischölkapseln zu sich nehmen möchten. Hier wird das DHA aus Mikroalgen gewonnen.

Die amerikanische Ärztin und Biochemikerin Dr. Catherine Shanahan empfiehlt Omega-3-Fettsäuren am besten aus natürlichen Lebensmitteln wie Austern, Sushi, Lachs, Makrelen, aber auch Avocados, Leinsamen (vor dem Verzehr frisch gemahlen), Weidebutter, Walnüssen und viel grünem Blattgemüse, da bei Nahrungsergänzungsmitteln mit Omega-3-Fettsäuren die Gefahr bestehe, dass man oxidiertes Öl zu sich nehme. In ihrem Bestseller *Zellnahrung* berichtet Shanahan in diesem Kontext von einem Forschungsergebnis, wonach „*... Fischöle mit der Magensäure reagieren und drei wirksame genotoxische und zytotoxische Verbindungen bilden: 4-HNE, 4-HHE und Malondialdehyd*“[145]. Nahrungsergänzungsmittel mit Fischöl oder Lebertran-Kapseln empfiehlt sie daher nur, wenn sie sehr hochwertig und absolut frisch sind.

Therapeuten legen im Rahmen einer chirurgischen Entfernung der NICO bzw. *Kieferostitis* die Einnahme von Omega-3-Fettsäuren bereits einige Wochen vor und bis etwa 3 Monate nach dem operativen Eingriff nahe, damit der Körper optimal mit diesen wichtigen Fettsäuren versorgt ist.

Kokosöl - Ein wahrer Fast-alles-Könner

Im Gegensatz zu den Omega-3-Fettsäuren, deren gesundheitliche Wirkung inzwischen vielen Menschen bekannt ist, sieht es bei Kokosöl bislang noch ganz anders aus. Kokosöl ist wahrscheinlich das derzeit umstrittenste Öl überhaupt – von den einen als „flüssiges Gold" und „Wunderöl" bezeichnet, wird es von anderen immer noch in die Ecke der gesundheitsschädlichen Öle gestellt. Stein des Anstoßes sind hier die gesättigten Fettsäuren, aus denen das Kokosöl zu stattlichen rund 90 Prozent besteht. Bislang ging man davon aus, dass gesättigte Fettsäuren ungesund und nur die ungesättigten Fettsäuren der Gesundheit dienlich seien.* Forscher, die sich intensiv mit den gesundheitlichen Aspekten von Kokosöl und damit auch der Wirkung von gesättigten Fettsäuren auf die Gesundheit auseinandergesetzt haben, wie Dr. Bruce Fife, sind sich der zahlreichen positiven Auswirkungen bewusst. Sie verweisen u. a. auf die kerngesunden Bewohner der Pazifikinseln, denen die Kokosnuss schon seit Jahrtausenden als Grundlage ihrer Nahrung dient und die bisher von Zivilisationskrankheiten verschont blieben. Wäre das Kokosöl so ungesund wie mancherorts behauptet wird, wären diese Völker schon längst ausgestorben.

Kokosöl enthält die folgenden Fettsäuren:[146]

- 44 bis 52 Prozent Laurinsäure
- 6 bis 10 Prozent Caprinsäure
- 5 bis 9 Prozent Caprylsäure
- 13 bis 19 Prozent Myristinsäure

* Die Bezeichnung „gesättigt" und „ungesättigt" bezieht sich hier darauf, welche Fettsäure in einem Öl oder Fett hauptsächlich enthalten ist. *Alle* Öle und Fette enthalten eine Mischung aus ungesättigten und gesättigten Fettsäuren. So wird z. B. Olivenöl als „einfach ungesättigt" bezeichnet, weil der prozentuale Anteil an einfach ungesättigten Fettsäuren in diesem Öl mit etwa 77 Prozent neben 14 Prozent gesättigten und 9 Prozent ungesättigten Fettsäuren überwiegt.

- 8 bis 11 Prozent Palmitinsäure
- 1 bis 3 Prozent Stearinsäure
- 5 bis 8 Prozent Ölsäure (einfach ungesättigte Fettsäuren)
- 0 bis 1 Prozent Linolsäure (mehrfach ungesättigte Fettsäuren)

Zu den mittelkettigen Fettsäuren zählen Laurinsäure, Caprinsäure, Caprylsäure und Myristinsäure. Diese machen einen Großteil der im Kokosöl enthaltenen Fettsäuren aus und verleihen diesem Öl ein Alleinstellungsmerkmal unter allen Ölen. Die mittelkettigen Fettsäuren, auch „gesättigte Fettsäuren" genannt, sind für viele positiven Eigenschaften des Kokosöls verantwortlich wie z. B., dass es:

- wirksam ist gegen Bakterien, Viren, Hefepilze und Parasiten;
- das Immunsystem stärkt;
- positive Effekte auf das Herz-Kreislauf-System hat;
- positiv bei Alzheimer und Demenz wirkt;
- gegen Arteriosklerose wirksam ist;
- den gesamten Mundraum mit den Zähnen stärkt;
- den Darm gesund hält und vor Darmerkrankungen schützt;
- den Stoffwechsel ankurbelt;
- basisch im Körper wirkt;
- die Ausscheidung von Toxinen fördert;
- das Knochenwachstum unterstützt
- und gut ist für Haut und Haar.

Herausheben möchte ich an dieser Stelle die positive Wirkung von Kokosöl auf unser Immunsystem und die Knochengesundheit. Forscher haben herausgefunden, dass dieses Öl die Absorption von Kalzium und Magnesium sowie der Aminosäuren erhöht. Dr. Bruce Fife weist in seinem Buch *Kokosöl* darauf hin, dass in Kliniken Kokosöl verwendet wird, um bei Patienten die Absorption und Retention* von Kalzium und Magnesium zu steigern. Generell spielen Nahrungsfette bei der Knochenbildung eine erhebliche Rolle. Dr. Fife verweist auf Untersuchungsergebnisse

---

* Bezeichnet in der Medizin allgemein die Rückhaltung bestimmter Stoffe oder Flüssigkeiten (von lat. *retentio*, „das Zurückhalten"; nach: Wikipedia)

von Forschern der *Purdue University* in West Lafayette/Indiana, wonach freie Radikale aus oxidierten Pflanzenölen sich negativ auf die Knochenbildung auswirken und somit Osteoporose fördern können. In dieser Studie wurde außerdem entdeckt, dass Antioxidantien wie z. B. Vitamin E die Knochensubstanz vor aggressiven freien Radikalen schützen. Bruce Fife schreibt dazu: *„Ähnlich antioxidativ wirken auch gesättigte Fette wie die im Kokosöl und schützen so die Knochen vor gefährlichen freien Radikalen.“*[147]

Neben all diesen positiven Eigenschaften ist Kokosöl auch sehr nahrhaft und wohlschmeckend. Probieren Sie aus, ob es Ihnen schmeckt und welche gesundheitliche Wirkung Sie davon verspüren. Laut Bruce Fife sollte ein Erwachsener durchschnittlich etwa 3 bis 5 Esslöffel Kokosöl täglich zu sich nehmen, um in den Genuss all seiner gesundheitlichen Vorzüge zu kommen.

Aminosäuren – Ohne sie geht nichts!

Aminosäuren, aus denen sich Proteine (Eiweiße) zusammensetzen, werden als „Bausteine des Lebens“ bezeichnet und sind für zahlreiche Prozesse im Körper verantwortlich: Viele Hormone und nahezu alle Enzyme sind Proteine, zudem steuern Eiweiße den Knochen- und Zellaufbau und sind elementar für ein intaktes Immunsystem (Antikörper sind ebenfalls Proteine).

Es gibt 20 Aminosäuren, die mit der Nahrung aufgenommen werden können und aus denen der menschliche Körper viele verschiedene Eiweiße zusammensetzen kann. Diese 20 Aminosäuren kann man in zwei Gruppen einteilen – die essenziellen und die nicht essenziellen Aminosäuren. Die **8 essenziellen Aminosäuren** Isoleucin, Leucin, Lysin, Methionin, Phenylalanin, Threonin, Tryptophan und Valin kann der Körper nicht selbst herstellen und sie müssen deshalb in ausreichendem Maße über die Nahrung aufgenommen werden. Die **12 nicht essenziellen Aminosäuren** Alanin, Arginin, Asparaginsäure, Asparagin, Cystein, Glutamin, Glutaminsäure, Glycin, Histidin, Prolin, Serin und Tyrosin können vom Körper eines gesunden Erwachsenen mit intaktem Stoffwechsel selbst hergestellt werden.

In unserem Körper muss ein ausgewogenes Verhältnis der Aminosäuren vorliegen, damit alle Stoffwechselvorgänge optimal ausgeführt werden können. Wenn auch nur eine einzige dieser Aminosäuren fehlt, kann der Körper seinen Aufgaben nicht mehr in vollem Umfang nachkommen, und das hätte eine gravierende Auswirkung für die Gesundheit: „*Das Zellwachstum, insbesondere von Knochen, Muskeln, Haut und Haaren, sowie die Wiederherstellung von Gewebe wären nicht mehr möglich.*"[148]

Es gibt unterschiedliche Meinungen darüber, ob der Körper tierische Eiweiße benötigt, um alle benötigten Aminosäuren mit der Nahrung aufnehmen zu können, und ob Vegetarier oder Veganer eher zu einem Proteinmangel tendieren. Nach Andreas Moritz (1945–2012), Autor und Heilpraktiker, tritt ein Proteinmangel nur dann auf, wenn Leber-, Atem- und Immunfunktionen ernstlich beeinträchtigt sind. Bei einer chronischen Erkrankung wie NICO oder *Kieferostitis* ist es demnach sinnvoll, im Rahmen einer chirurgischen Herdsanierung am besten durch kinesiologisches Austesten abzuklären, ob ein erhöhter Bedarf an Aminosäuren besteht, und diesen dann ggf. durch Nahrungsergänzungsmittel oder vorzugsweise durch geeignete pflanzliche Lebensmittel – wie z. B. frische Wildkräuter oder Wildpflanzen – zu decken. Wildkräuter enthalten neben beachtlichen Mengen an Proteinen, Vitaminen und Mineralstoffen auch wertvolle bioaktive bzw. sekundäre Pflanzenstoffe (Phytonährstoffe) wie Flavonoide, Bitterstoffe oder Gerbstoffe, die im Körper zahlreiche positive Effekte haben. Alternativ dazu gibt es gute Nahrungsergänzungsmittel, die eine hohe Bioverfügbarkeit mit kaum nachweisbarem Stickstoffabfall (der durch Abbauprodukte des Proteinstoffwechsels wie Ammoniak, Harnstoff und Harnsäure entsteht, die die Nieren und die Leber entsorgen müssen) besitzen und den Körper somit weniger belasten.

Spurenelemente – Für die Knochengesundheit elementar wichtig

Die Spurenelemente **Bor, Kupfer, Mangan, Phosphor und Zink** sind gesondert aufzuführen, da sie für den Aufbau und die Struktur des Knochens und damit für seine Gesundheit essenziell sind. Aus diesem Grund sollte ein Bedarf überprüft und gegebenenfalls sollten ausgewählte Lebensmittel auf den Speiseplan kommen oder eine Substitution in Form von Nahrungsergänzungsmitteln vorgenommen werden.

Der Einfluss des Spurenelements **Selen** auf die Knochengesundheit ist bis dato nur wenig beschrieben[149], und ist für unsere Gesundheit essenziell. Selen unterstützt in einem hohen Maße die Selbstheilungskräfte des Körpers und ist u. a. für ein starkes Immunsystem und den antioxidativen Zellschutz unentbehrlich. Und so sollte im Rahmen einer chirurgischen Herdsanierung unbedingt ein Bedarf überprüft werden und ggf. eine Substitution beispielsweise in Form von Selenmethionin erfolgen.

Bor ist ein essenzieller Baustein für die Knochen und kommt z. B. in grünem Blattgemüse, Hülsenfrüchten, Rosinen und Nüssen vor.

Kupfer spielt bei der Gesunderhaltung der Knochen und bei der Bildung roter Blutkörperchen eine Rolle und ist außerdem für das Nerven- und das Immunsystem wichtig. Dieses Spurenelement ist vor allem in Fleisch, Leber, Fisch, Vollkornprodukten, Gemüse und ungeschältem Vollkornreis enthalten.

Mangan benötigt der Körper für den Energiestoffwechsel und den Knochenaufbau. Es ist vor allem in Getreide, Hülsenfrüchten, Reis und grünem Blattgemüse zu finden.

Phosphor ist gemeinsam mit Kalzium am Aufbau von Knochen und Zähnen beteiligt. Es ist in Vollkornprodukten, Gemüse und Obst enthalten.

Zink benötigt der Körper in ausreichenden Mengen zum Knochenaufbau. Etwa ein Drittel des gesamten Zinkgehalts im Körper steckt in den Knochen. Es wirkt u. a. an der Bildung und Aktivierung der knochenaufbauenden Zellen (*Osteoblasten*) mit. Außerdem stärkt Zink laut Dr. Jutta Mauermann die Nieren und die Nierenenergie.[150] Zink ist u. a. in Vollkornprodukten, Hülsenfrüchten, Nüssen und Ölsamen enthalten.

Die Mikroalgen Spirulina und Chlorella: Wahre Supernahrungsmittel!

Diese beiden Mikroalgen können mit einer Vielzahl an Vitaminen, Mineralstoffen, Aminosäuren, Fettsäuren etc. sowie einem besonders hohen Gehalt an Chlorophyll aufwarten. Chlorophyll ist ein starker Blutreiniger und Blutbildner. Somit können diese Algen wertvolle Helfer für den Körper sein, wenn es um Heilung und Regeneration geht. Des Weiteren wirken sie als natürliche „Chelatbildner", d. h., sie besitzen die Fähigkeit, Toxine und Schwermetalle an sich zu binden und auszuleiten (siehe auch unter „Gifte ausleiten: Detox yourself!", siehe Seite 174 ff.).

Für mich sind diese beiden grünen Supernahrungsmittel ein täglicher Begleiter – sie versorgen mich mit Energie, bioaktiven, leicht verfügbaren Vitalstoffen und entgiften meinen Körper. Aufgrund der zunehmenden Verschmutzung der Böden, Gewässer und der Luft sind wir alle mehr oder weniger stark mit Toxinen belastet und benötigen Nahrungsmittel, die uns wieder von diesen Umweltgiften befreien und unseren Körper mit einer Vielzahl an Nähr- und Vitalstoffen versorgen. Hierfür sind Chlorella und Spirulina hervorragend geeignet.

Zusammenfassend besitzen die Mikroalgen Spirulina und Chlorella folgende Eigenschaften:

- Sie haben einen hohen Gehalt an Vitaminen (wie Vitamin B_{12}) und Mineralstoffen
- und an leicht verwertbarem Eisen;
- wirken stark basisch und sorgen so für einen ausgeglichenen Säure-Basen-Haushalt;
- steigern durch den hohen Chlorophyll-Anteil den Sauerstoffgehalt im Blut;
- wirken gegen Parasiten;
- verbessern die Zellatmung;
- versorgen den Körper mit leicht verfügbaren bioaktiven Vitalstoffen in konzentrierter Form;
- aktivieren den gesamten Stoffwechsel;
- wirken antioxidativ und leiten Gifte aus;
- stärken das Immunsystem;
- liefern Energie;
- erhöhen die Konzentrationsfähigkeit
- und unterstützen alle Heilungsprozesse.

Wichtig: Oft sind diese Mikroalgen hochgradig mit Toxinen belastet. Achten Sie daher auf eine schadstofffreie, hochwertige Rohkostqualität mit Biosiegel und/oder testen Sie die Verträglichkeit der Mikroalgen kinesiologisch aus.

Tipp: Spirulina und Chlorella einnehmen

Ich nehme die beiden Algen getrennt voneinander und tageweise abwechselnd als Chlorella- oder Spirulina-Wasser zu mir. Dafür rühre ich einfach 1 bis 2 Teelöffel der Pulvers in 1 Glas gut gefiltertes körperwarmes Wasser (zum Thema „Wasser" siehe auch unter „Gutes Wasser – Das A und O", Seite 231 ff.) ein trinke immer wieder einmal einen Schluck davon.

Manchmal ist es notwendig, zusätzlich zu Chlorella und Spirulina noch einen hochwertigen Mineralstoffkomplex einzunehmen. Lassen Sie sich hierzu von Ihrem Arzt oder Heilpraktiker beraten.

Die drei Musketiere für Ihre Zahngesundheit: Die Vitamine D_3 und K_2 sowie der Mineralstoff Magnesium

Auf dieses Trio möchte ich Ihre besondere Aufmerksamkeit lenken, da es für das gesunde Knochenwachstum und die Zahngesundheit essenziell ist. Diese Mikronährstoffe werden meist **zusammen** verordnet, da sie synergetisch wirken.

Kalzium wird als *das* Knochenmineral schlechthin bezeichnet und ist mengenmäßig der am stärksten vertretene Mineralstoff im menschlichen Körper. Um die 99 Prozent des im Körper vorkommenden Kalziums werden in den Knochen und Zähnen gespeichert.[151] Im Knochenstoffwechsel spielen Kalzium und Vitamin D eine zentrale Rolle: Vitamin D fördert die Aufnahme von Kalzium im Darm und unterstützt den Einbau von Kalzium in die Knochen.

Vitamin D_3 wird auch „Sonnenvitamin" genannt, da es hauptsächlich durch Sonneneinstrahlung (UVB-Strahlung) in der Haut gebildet wird und nur zu 5 bis 10 Prozent mit der normalen Nahrung aufgenommen werden kann.

Im Rahmen einer Studie von Wissenschaftlern der Universität Kalifornien, der medizinischen Fakultät der Universität San Diego und der medizinischen Fakultät der Creighton-Universität in Omaha wurde festgestellt, dass etwa 90 Prozent der über 3000 Probanden unter einem Vitamin-D_3-Mangel litten.[152] Es wird angenommen, dass 80 bis 90 Prozent der Menschen in den nördlichen Breitengraden an einem ausgeprägten Vitamin-D_3-Mangel leiden. Im Winter ist es hier so gut wie gar nicht möglich, seinen Vitamin-D_3-Speicher aufzufüllen, und die im Sommer aufgefüllten Depots reichen bei Weitem nicht für das ganze Jahr aus. Das wird zusätzlich durch die Verwendung von Sonnenschutzmitteln erschwert, da diese die Bildung von Vitamin D im Körper blockieren.

In dem Buch *Die Kraft der Sonne* schreibt Andreas Moritz eindrücklich über die durch nichts zu ersetzende Bedeutung der Sonne in Bezug auf die Gesundheit und die Lebensfreude des Menschen. Dieses Buch öffnet die Augen für einen bewussteren Umgang mit dieser essenziellen Vitamin-D_3-Quelle.

Vitamin D_3 ist für zahlreiche Stoffwechselvorgänge im Körper verantwortlich und für einen gesunden Körper und Geist unverzichtbar. Es wird vor allem für den Aufbau von Knochen, Gelenken und Zähnen benötigt und für ein intaktes Immunsystem, für die Zellteilung, für die Reduktion von Entzündungen sowie oxidativem Stress u. v. m. Zudem steht es mit der Psyche und dem seelischen Wohlergehen in Zusammenhang.

Viele erfahrene naturheilkundlich arbeitende Ärzte oder Heilpraktiker sind der Meinung, dass die Normwerte für Vitamin D_3 viel zu niedrig angesetzt sind. Sie empfehlen einen Spiegel von ungefähr 60 bis 80 Nanogramm pro Milliliter. Der durchschnittliche Vitamin-D-Spiegel liegt laut der bisher größten Querschnittsstudie in Deutschland bei nur 16 Nanogramm pro Milliliter.[153]

Lassen Sie vor der geplanten Operation Ihren Vitamin-D_3-Spiegel mit dem **25-OH-Vitamin-D_3-Test** prüfen und besprechen Sie mit Ihrem Therapeuten die Höhe der Einnahmedosis.

Vitamin K_2 arbeitet synergetisch mit Vitamin D_3 zusammen. Es sorgt dafür, dass das Kalzium nicht in den Arterien, sondern in den Knochen zur Verfügung steht – dort also, wo es vom Körper benötigt wird. Es ist somit unerlässlich für die Behandlung von *Osteoporose*, bei der ein Kalziummangel im Knochen herrscht, und von *Arteriosklerose*, bei der sich Kalzium in den Gefäßen ablagert.

Nur wenn dem Körper ausreichend Vitamin K_2 zur Verfügung steht, funktioniert der Kalziumstoffwechsel einwandfrei. Dieses Vitamin schützt Herz und stärkt Knochen. Forscher haben herausgefunden, dass es in seiner natürlichen Form als all-trans Menachinon-7 (MK-7) für den Körper am besten bioverfügbar ist.[154] Die empfohlene Einnahmemenge liegt bei einer hoch dosierten Einnahme von beispielsweise 10 000 Einheiten Vitamin K_2 bei etwa 200 Mikrogramm.

Magnesium und Kalzium – zwei Antagonisten, die miteinander kooperieren – sollten im Körper in einem ausgewogenen Verhältnis (Kalzium und Magnesium im Verhältnis 2 zu 1 bei jungen, gesunden Menschen) vorliegen.[155] Wie Sie bereits wissen, sorgt ein hoher Vitamin-D_3-Spiegel für einen hohen Kalzium-Spiegel im Körper. In den meisten Fällen ist es daher notwendig, den leider sehr weit verbreiteten Magnesiummangel durch eine Magnesiumsubstitution auszugleichen.

Es gibt aber noch einen anderen Grund für eine notwendige Magnesiumsubstitution: Ist nicht ausreichend Magnesium im Körper vorhanden, bleibt ein Vitamin-D_3-Mangel weiterhin bestehen, da Vitamin D überhaupt erst durch ausreichende Mengen an Magnesium verstoffwechselt werden kann. Es wird zwar im Körper gespeichert, bleibt aber in dem Fall inaktiv: „... *Denn erst durch Magnesium kann das Vitamin D in seine aktive Form überführt werden. Fehlt Magnesium hingegen, kann man Vitamin D einnehmen, soviel man möchte, man bleibt weiterhin in einem Vitamin-D-Mangel stecken.*“[156]

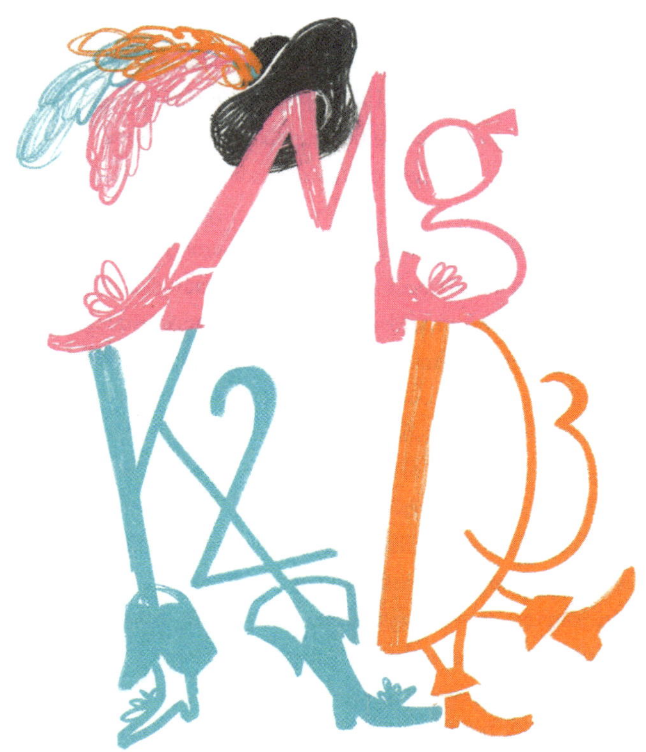

Nur zusammen sind wir stark:
Einer für alle, alle für einen!

Das Zentrum für Gesundheit beruft sich hier auf eine im Februar 2018 veröffentlichte hochinteressante Übersichtsarbeit aus dem *Journal oft the American Osteopathic Association*. Die beteiligten Forscher schätzen, dass rund die Hälfte aller Amerikaner von einem Magnesiummangel betroffen ist. Hierzulande sieht es sicher nicht anders aus. Studienautor Dr. Mohammed S. Razzaque, Professor für Pathologie am *Lake Erie College of Osteopathic Medicine* in Ohio, erklärt, dass das eingenommene Vitamin D ohne ausreichend Magnesium die erwünschten Wirkungen nicht vollumfänglich entfalten kann. Zwar kann es auch ohne genügend Magnesium die Kalzium- und Phosphorresorption aus dem Darm anregen und damit eine Erhöhung des Kalziums- und Phosphorspiegels bewirken, aber durch einen Mangel an Magnesium und Vitamin K_2 kann sich Kalzium verstärkt in den Blutgefäßen ablagern. Das führt letztendlich zur gefürchteten Arterienverkalkung. Durch ausreichende Mengen Magnesium und Vitamin K_2 wird das verhindert. Ist der Körper gut mit Magnesium versorgt, kann man den Vitamin-D-Spiegel auch schon durch niedrigere Vitamin-D-Dosen anheben. Das ist bei einem Magnesiummangel trotz sehr hoher Dosen aus den bereits genannten Gründen nicht möglich.[157]

Ihre individuelle Dosis kann entweder nach einem Bluttest oder nach kinesiologischem Austesten von Ihrem Therapeuten festgelegt werden. Die am besten bioverfügbaren Magnesiumverbindungen bei einem allgemeinem Magnesiummangel sind: Magnesiumglycinat, Magnesiummalat, Magnesiumcitrat.

> **Wichtig:** Bei einem niedrigen Kalziumspiegel kann eine Substitution mit Kalzium (z. B. als Kalziumcitrat) durchaus angeraten sein – allerdings stets in Kombination mit Magnesium. Eine Überdosierung von Kalzium ist bedenklich und kann zu gesundheitlichen Schäden führen! Aus diesem Grund sollte eine Substitution von Kalzium im Rahmen einer hoch dosierten Vitamin-D_3-Substitution immer in Absprache mit einem Arzt oder Therapeuten erfolgen.
> Da Vitamin D neben Kalzium, Vitamin K_2 und Magnesium noch mit weiteren Nährstoffen wie vor allem **Phosphor, Vitamin A, Zink** und **Bor** interagiert, sollte auch hier ein Bedarf ermittelt werden. Das Spurenelement Zink beispielsweise ist für die ausreichende Bildung von Vitamin D wichtig, da es die biologische Aktivität dieses Vitamins erhöht.

Eine Vitamin-D_3-Substitution gehört mittlerweile im Rahmen einer chirurgischen Herdsanierung bei vielen ganzheitlich arbeitenden Zahnärzten zum Standard, da die Ärzte um ihre Bedeutung für die Knochenheilung wissen. Allerdings besteht nicht immer eine eindeutige Korrelation zwischen einer optimalen Knochenheilung und einem hohen Vitamin-D_3-Wert: Laut Umfragen gibt es Patienten, die trotz eines sehr niedrigen D_3-Werts von NICO verschont bleiben, und andererseits Patienten mit einem hohen D_3-Wert, die diese Erkrankung trotzdem bekommen.

Wenn Sie keinen Therapeuten haben, der Ihre benötigten Mittel und die benötigte Dosis individuell austesten kann, können Sie auch auf eigens für die Knochenheilung konzipierten Mittel in der Zahnmedizin zurückgreifen (Bezugsquellen siehe Seite 305).* Die zahnärztliche Tagesklinik Konstanz unterstützt zusätzlich zu den hier aufgeführten Möglichkeiten der Nahrungsergänzung die Therapie mit modular aufgebauten Infusionen nach dem *Biological Treatment Protocol*, das von Volz, Nischwitz und Vizkelety entwickelt wurde: Hier werden hochdosierte Nahrungsergänzungsmittel per Infusion vor, während und nach der Operation gegeben. Weitere Informationen erhalten Sie direkt von der Klinik.

Bitte lesen Sie auch unter „Aktiver Wasserstoff – Der Booster fürs Wasser" nach (Seite 235 f.), wenn Sie Antioxidantien einnehmen! Dort stehen wichtige Hinweise zu ihrer optimalen Verwertung im Körper. Manche Ärzte empfehlen die Einnahme von Nahrungsergänzungsmitteln direkt zu den Hauptmahlzeiten oder kurz danach, damit eine optimale Resorption der Nährstoffe gewährleistet werden kann. Sprechen Sie darüber mit Ihrem Arzt oder Therapeuten.

Klinoptilolith-Zeolith – Ein Naturprodukt mit erstaunlich vielen Talenten

Klinoptilolith-Zeolith, kurz „Zeolith" genannt, ist ein Mineralstofflieferant und Entgifter zugleich und spielt bei der Behandlung von NICO bzw. *Kieferostitis* eine entscheidende Rolle. Für Prof. Dr. Enrico Edinger ist Zeolith *das* Produkt des Jahrhunderts,[158] und wenn ich mich nur für die Mitnahme eines einzigen Mittels auf eine einsamen Insel entscheiden dürfte, dann wäre es in Anbetracht der vielfältigen Umweltverschmutzungsfaktoren unserer Zeit: Zeolith.

Es besitzt neben vielen herausragenden Eigenschaften die Fähigkeit, Quecksilber, Kadmium, Ammonium, Histamin, Aluminium und Blei effektiv aus dem Körper auszuleiten, und kann laut Fachliteratur bedenkenlos über einen längeren Zeitraum eingenommen werden. Nach Dr. Erwin Walraph leben wir heutzutage im sogenannten Aluminiumzeitalter,[159] und Zeolith ist ein hocheffektives Naturprodukt, um dieses Umweltgift aus dem Körper herauszutransportieren. Es kursieren Gerüchte, dass es Aluminium oder Blei in den Körper abgeben könne, doch

* Sie können sich auch an der im *Journal of Professional Applied Kinesiology* veröffentlichten Empfehlung aus dem Artikel „Zahnstörfelder speziell: NICO – ein Aspekt der biologischen Zahnheilkunde" von Babette Klein und Anita Ginter orientieren. (Link siehe unter „Hilfreiche Websites", Seite 307 ff.)

das wurde eindeutig in umfangreichen Studien und Erfahrungen – vor allem durch Prof. Dr. med. Dr. med. habil. Karl Hecht – widerlegt.[160]

Zeolithe weisen strukturell eine geordnete, mikroporöse Gerüststruktur auf, die charakteristisch für seine vielfältigen Eigenschaften ist. Hauptbestandteil dieses kristallinen Gitters ist vor allem Silizium (SiO_4) und in geringeren Anteilen Aluminium (AlO_4). Umgeben sind diese Silizium- und Aluminiumatome von jeweils vier Sauerstoffatomen, sie bilden sogenannte $Si0_4$-Tetraeder und $Al0_4$-Tetraeder.[161] Das Aluminium liegt demnach beim Zeolith in oxidierter Form vor, was für den Körper unschädlich ist. Durch die feste strukturelle Einbindung ist eine unerwünschte Aufnahme von Aluminium in den Körper ausgeschlossen.[162] Mitunter befinden sich im Zeolith noch weitere Mikronährstoffe wie Magnesium, Kalzium, Kalium und Natrium. Zeolith ist außerdem dazu in der Lage, die Nährstoffe abzugeben, die der Körper gerade benötigt. Es ist demnach sowohl Ionenaustauschsubstanz als auch Nährstofflieferant – Turboentgifter, Allzweckwaffe und Multitalent in einem. Zeolith verfügt also über folgende Eigenschaften. Es

- entgiftet durch Absorption von Säuren, Bakteriengiften, entzündungsfördernden Stoffen, freien Radikalen und Stoffwechselabfallprodukten;
- leitet durch Ionenaustausch von Schwermetallen und radioaktiven Elementen Gifte aus;
- fördert die Knochenbildung durch eine verbesserte Aufnahme von Magnesium und Kalzium;
- verbessert die Aufnahme von Nähr- und Mineralstoffen im Darm;
- entlastet die Entgiftungsorgane, insbesondere Leber und Darm;
- stabilisiert und balanciert das Hormonsystem aus;
- erhöht die ATP-Produktion in der Zelle (den Energiestoffwechsel) und verbessert damit die Zellfunktionen;
- ist eine wichtige Siliziumquelle für den Körper; stärkt und strafft also das Bindegewebe, fördert die Remineralisierung des Körpergewebes;
- hält Knochen und Blutgefäße gesund;
- beeinflusst das Herz-Kreislauf-System positiv;
- erhöht den Antioxidantienspiegel;
- fördert die Darmgesundheit;
- entsäuert;
- aktiviert das Immunsystem;

- reinigt Blut und Lymphe;
- wirkt entzündungshemmend;
- eliminiert Pilzinfektionen
- und reduziert die negativen Auswirkungen von Elektrosmog im Körper deutlich.

Es gibt Berichte von ganzheitlich arbeitenden Zahnärzten, aus denen hervorgeht, dass die Einnahme von Zeolith nach einer chirurgischen Herdsanierung eine vollständige Genesung maßgeblich unterstützte. **Keine Herdsanierung ohne Zeolith!**

Entscheiden Sie sich für die Einnahme von Zeolith, empfehle ich Ihnen ein hervorragendes Produkt, das ausgesprochen gern von zahlreichen Anwendern und Therapeuten verwendet und empfohlen wird (Bezugsquellen siehe Seite 305 ff.). Ich selbst nehme davon 2-mal täglich ½ bis 1 Teelöffel zusammen mit einem Kieselsäurepräparat (*Silicea*-Gel) ein, da beides synergetisch zusammenwirkt. Für mich ist Zeolith ein Basisnaturprodukt, das meiner Meinung nach in der heutigen Zeit für alle Menschen unverzichtbar ist, um die Belastung durch Umweltgifte abzupuffern und den Organismus von diesen Giften zu befreien.

CBD-Öl – Entspannt und aktiviert die Selbstheilungskräfte

CBD-Öl, auch „Hanfextraktöl" genannt, enthält eine Vielzahl von Mineralstoffen, Proteinen, Vitaminen, Ballaststoffen und vor allem Cannabinoiden, die das Öl besonders wertvoll machen. THC und CBD sind Stoffe aus der Gruppe der sogenannten Phytocannabinoide. Im CBD-Öl ist der Hauptwirkstoff das **Cannabidiol**, das mit CBD abgekürzt wird. Es hat im Gegensatz zu THC, das psychoaktiv wirkt und nicht bzw. nur in sehr geringen Mengen im CBD-Öl enthalten ist, keine bewusstseinsverändernden Eigenschaften.

Der menschliche Körper ist erstaunlicherweise in der Lage, selbst Cannabinoide herzustellen. Man bezeichnet sie dann als Endocannabinoide oder endogene Cannabinoide.[163] Diese körpereigenen Botenstoffe binden an dieselben Rezeptoren im Gehirn wie die Cannabinoide. CBD-Öl wirkt u. a.:

- schmerzstillend
- antipsychotisch
- beruhigend

- entzündungshemmend
- immunregulierend, immunstärkend
- schlaffördernd
- neuroprotektiv (nervenschützend)

Laut Studien wird CBD-Öl zudem erfolgreich bei der Behandlung von chronischen Schmerzen, *multipler Sklerose*, Epilepsie u. v. m. eingesetzt und kann aufgrund des breiten Wirkspektrums unglaublich vielseitig angewendet werden. [164, 165]

Bei der Behandlung von NICO bzw. *Kieferostitis* kann das Öl durch seine immunstärkende und beruhigende Wirkung Verwendung finden. Wie bereits erwähnt, ist das Immunsystem durch die Erkrankung permanent überfordert und der *Sympathikus* dominant. CBD-Öl kann dabei helfen, in einen entspannenden Zustand zu kommen, und damit die Selbstheilungskräfte des Körpers anregen.

Gifte ausleiten: Detox yourself!

Ein besonderes Augenmerk muss bei der Entstehung von *Kieferostitis* oder NICO – wie übrigens bei jeder anderen chronischen Erkrankung auch – auf die Belastung des Körpers mit Toxinen, Umweltgiften und Schwermetallen gelegt werden. Die bereits genannte Belastung durch Umweltgifte wie Aluminium, Quecksilber, Glyphosat oder Blei spielen in unserem Zeitalter bei der Entwicklung von chronischen Erkrankungen und chronischen Entzündungen eine entscheidende Rolle. In den letzten Jahren avancierte vor allem Aluminium zu einem der besorgniserregendsten Umweltgifte und hat sich zu einem der herausforderndsten Themen unserer Zeit entwickelt.

Dr. med. Dietrich Klinghardt hat sich in seiner jahrzehntelangen Tätigkeit als Arzt in besonderem Maße der Ausleitung der oben genannten Gifte gewidmet – mit sagenhaften Erfolgen z. B. bei schwerst mit Schwermetallen belasteten, von Autismus betroffenen Kindern und allgemein bei chronisch erkrankten Patienten. Seiner Meinung nach ist es durch bestimmte Entgiftungsmaßnahmen möglich, den Körper weitestgehend von solchen Toxinen zu befreien und damit sogar Autismus zu heilen. Da wir den Giften in Luft, Wasser, Nahrungsmitteln, Medikamenten u. v. m. permanent ausgesetzt sind, ist eine konsequente Entgiftung in unserer Zeit unabdingbar, denn: Was sich an Giften in der Umwelt tummelt, reichert sich nach dem osmotischen Prinzip auch nach und nach im Menschen an. Bedenklich ist, dass sich solche Gifte in ihrer Wirkung gegenseitig potenzieren und dieser Cocktail aus verschiedensten Schwermetallen und Toxinen letztendlich im Körper zu zahlreichen chronischen Erkrankungen führen kann.

Ich möchte an dieser Stelle nochmals gezielt auf Schwermetalle und insbesondere auf **Amalgam** eingehen, da diese Legierung direkt im Mundraum eingesetzt wird. Silberamalgam besteht zu ungefähr 50 Prozent aus Quecksilber, dem giftigsten nichtradioaktiven Element, sowie zu 50 Prozent aus einer Feilungsmischung, die sich heutzutage aus mindestens 40 Prozent Silber, maximal 32 Prozent Zinn, maximal 30 Prozent Kupfer, maximal 5 Prozent Indium, maximal 3 Prozent Quecksilber und maximal 2 Prozent Zink zusammensetzt.[166] Zahlreiche Studien haben ergeben, dass Amalgamfüllungen krank machen können und nach Aussage ganzheitlich arbeitender Ärzte und Zahnärzte sowie Heilpraktiker kann die Verwendung dieses Füllstoffs im Mund problematische Auswirkungen auf die Gesundheit des Menschen und insbesondere des Kieferknochens haben.

Das in der Zahnlegierung befindliche Quecksilber ist ein Speichergift und nicht nur lokal in diesem Zahn nachweisbar, sondern reichert sich im Laufe der Jahre auch im Kieferknochen und an anderen Stellen im Körper, insbesondere im Binde- und Nervengewebe, an.[167] Aber es kann nicht nur durch Amalgamplomben zu einer Schwermetallbelastung kommen, Quecksilber kann laut Dr. Dietrich Klinghardt in der Schwangerschaft auch auf das Kind übertragen werden, da eine Mutter mit Quecksilberbelastung etwa zwei Drittel der Quecksilbermenge an ihr Erstgeborenes abgeben kann. Besonders bei erstgeborenen Söhnen kann das zu gesundheitlichen, zumeist neurologischen Problemen führen, da Quecksilber einen synergetischen Effekt mit Testosteron hat.[168]

Quecksilber ist ein Nervengift und kann laut einschlägiger Literatur zu zahlreichen neurologischen, neurotoxischen und organischen Erkrankungen führen.[169, 170, 171] Dr. Dietrich Klinghardt konstatiert, dass der Hauptverursacher von Autoimmunerkrankungen die chronische Quecksilbervergiftung sei und es kein System gebe, das durch dieses Gift nicht geschädigt werde.[172]

Wie Sie bereits wissen, liegt das Hauptproblem bei NICO oder *Kieferostitis* in der Toxizität. In Verbindung mit hochgiftigen Zahnmetallen, wie beispielsweise Amalgam oder Titan, erhöht sich diese noch um ein Vielfaches.[173] Bei einer bestehenden Amalgambelastung liegt eine generelle Dysregulation insbesondere im umliegenden Knochenbereich und im Nervengewebe des zuvor mit Amalgam gefüllten Zahns vor, sodass sich eine Entzündung leichter entwickeln kann. Und so ist für die Ausheilung einer *Kieferostitis* oder NICO eine Ausleitung der Schwermetalle und Toxine nach Aussage von Ganzheitsmedizinern von größter Bedeutung.

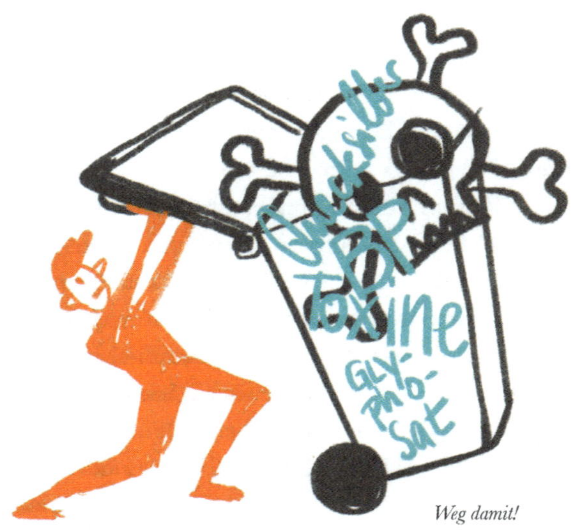

Weg damit!

Dr. Joachim Mutter, der sich als Umweltmediziner auch mit den gesundheitlichen Auswirkungen von Amalgam beschäftigt, erklärte dazu in einem Interview mit Angelika Fischer von *raum&zeit*, dass Quecksilber letztendlich alle erdenklichen Körperprozesse behindern und sogar die Ausleitung von anderen Giftstoffen blockieren könne. „*Im Endeffekt kann die ganze Erbsubstanz, die DNA, geschädigt werden.*"[174]

Zuvor oder parallel zu der Behandlung von *Kieferostitis* oder NICO sollte deswegen bei Vorliegen einer Schwermetallbelastung eine Schwermetallentgiftung erfolgen. Eine Amalgamsanierung ist unter Umständen langwierig und sollte nur in Begleitung eines erfahrenen Therapeuten durchgeführt werden. In der vorbereitenden Phase ist es wichtig, den Körper soweit zu stabilisieren, dass er in der Lage ist, die eingelagerten Schwermetalle effektiv und ohne starke Nebenwirkungen auszuleiten. Dazu gehört die **Stärkung der Ausscheidungsorgane** durch geeignete homöopathische und/oder pflanzliche Einzel- und Komplexmittel sowie eventuell eine Substitution mit sogenannten Cofaktoren oder Antioxidantien wie

Vitamin C, Alpha-Liponsäure, Glutathion, Taurin, Zink, Selen, N-Acetylcystein (NAC), Cystein, Glutamin, L-Cystein, Glycin etc.[175] Hierbei handelt es sich um Mineralstoffe, Spurenelemente, Vitamine und Aminosäuren, die der Körper u. a. benötigt, um die lebensnotwendigen Entgiftungsenzyme herzustellen.

> **Wichtig:** Es spielt eine entscheidende Rolle, zu welchem Zeitpunkt und in welchen Dosierungen diese Supplemente eingenommen werden. Es kann hier nämlich auch zu gegenteiligen Effekten kommen, da bei einer vorliegenden Schwermetallbelastung Quecksilber durch z. B. hohe Dosen an Vitamin C im Gehirn oder der Leber eingelagert werden oder Vitamin B_{12} das weniger giftige anorganische Quecksilber in das hochtoxische organische Methylquecksilber verwandeln kann. Dasselbe gilt für Glutathion, L-Cystein, Folsäure, Vitamin D.[176] Aus diesem Grund sollten diese Nahrungsergänzungsmittel immer nach Rücksprache mit einem Therapeuten eingesetzt und am besten kinesiologisch ausgetestet werden. **Es kommt also bei einer Schwermetallbelastung und einer begleitenden Supplementierung mit Nahrungsergänzungsmitteln auf den richtigen Zeitpunkt, die richtige Menge und Form der Supplemente an.**

Die Omega-3-Fettsäuren EPA und DHA (siehe auch Seite 160 f.) schützen ebenfalls vor den toxischen Wirkungen von Schwermetallen. Es kann notwendig sein, den Körper bei der Ausleitung der Schwermetalle mit diesen Nahrungsergänzungsmitteln zu unterstützen und Defizite auszugleichen. Das trifft insbesondere bei einer Entgiftungsstörung zu, bei der u. a. ein starker Mangel an Entgiftungsenzymen vorliegt.

Es gibt verschiedene Möglichkeiten, Schwermetalle auszuleiten, wovon ich hier die gängigsten nennen möchte:

Schwermetalle mit Chelatbildnern ausleiten

Hier werden Chelatbildner wie beispielsweise DMPS, DMSA, EDTA oder DTPA verwendet, die meist als Infusion verabreicht werden. Der Nachteil bei diesen Chelatbildnern ist, dass sie auch lebensnotwendige Mineralstoffe ausleiten, sodass das Blut während dieser Kur immer wieder kontrolliert werden muss. Außerdem ist diese kostenintensive Behandlung für viele chronisch Kranke schlichtweg eine

Überforderung des gesamten Systems und kann mitunter auch zu Begleiterscheinungen und Nebenwirkungen führen.

Schwermetalle mit pflanzlichen und mineralischen Mitteln ausleiten

Bei dieser Methode kommen diverse pflanzliche Wirkstoffe zum Einsatz, die am besten vorher kinesiologisch auf Verträglichkeit getestet werden. Ein gängiges Protokoll hat Dr. Dietrich Klinghardt ursprünglich mit den „Protagonisten" Chlorella, Bärlauch und Koriander entwickelt. Mittlerweile empfiehlt er zusätzlich noch die Einnahme von Zeolith (siehe auch unter „Klinoptilolith-Zeolith – Ein Naturprodukt mit erstaunlich vielen Talenten", Seite 171 ff.).

Folgende Schritte sind bei dieser Form der Ausleitung notwendig:

Schwermetalle binden: Besonders effektiv sind Chlorella-Algen, Spirulina-Algen und/oder Zeolith. Diese natürlichen Stoffe „saugen" Schwermetalle auf wie ein Schwamm und so können die Gifte anschließend problemlos ausgeschieden werden. Die Schwermetalle gehen durch die Mobilisierung ins Blut und können im Darm aus dem Blutkreislauf herausgenommen werden. Die individuell benötigte Menge an Chlorella, Spirulina oder Zeolith sollte in regelmäßigen Abständen ausgetestet werden, da sie im Laufe der Ausleitung variieren kann. Alle drei natürlichen Nahrungsergänzungsmittel haben ihre individuellen Vorteile, und es ist sinnvoll, sie miteinander zu kombinieren, um die volle Bandbreite an positiven Wirkungen auszuschöpfen. Sie sollten je nach individuellem Bedarf und Verträglichkeit während der Schwermetallausleitung immer in ausreichendem Maße im Körper vorhanden sein, damit die mobilisierten Gifte sofort gebunden und ausgeschieden werden können, ohne dass es erneut zu „Rückvergiftungen" kommt.

Gifte aus dem Bindegewebe mobilisieren: Bärlauch oder Knoblauch weisen einen hohen Gehalt an Schwefel auf und sind dazu in der Lage, Schwermetalle und Gifte aus dem Bindegewebe zu lösen. MSM (Methylsulfonylmethan) ist ebenfalls eine gute Alternative, wenn Bärlauch und Knoblauch nicht vertragen werden.

Gifte aus Gehirn- und Nervengewebe mobilisieren: Hierfür eignet sich Korianderkraut in Form von Koriandertinktur bzw. Cilantro-Tinktur perfekt. Es kann Gehirn und Nervengewebe von Schwermetallen befreien und – anders als die chemischen Chelatbildner – die Blut-Hirn-Schranke überwinden. Daher sollte es erst angewendet werden, wenn das Bindegewebe frei von Schwermetallen ist, da es ansonsten zu Rückvergiftungen kommen kann. Laut Dr. Dietrich Klinghardt ist die Ausleitung mit Koriander, den vorher genannten Bindemitteln und dem Ionen-Fußbad* die erfolgreichste Entgiftungstherapie überhaupt. Er bezieht sich u. a. auf Tests, in denen gezeigt werden konnte, dass Koriander bei regelmäßiger Einnahme bei mit Quecksilber, Blei und Aluminium belasteten Versuchstieren innerhalb von 39 Tagen die Hälfte der Schadstoffe aus dem System entfernt werden konnte. Koriander soll laut Dr. Klinghardt um ein Vielfaches effektiver sein als die schulmedizinisch bevorzugte Chelattherapie.[177]

Koriandertinktur sollte man nach therapeutischer Empfehlung vorsichtig mit 2-mal 1 Tropfen am Tag zu den Mahlzeiten einschleichen und bei starken Nebenwirkungen sofort reduzieren. Die tägliche Dosis wird dann bis zu 2-mal 1 Pipette pro Tag gesteigert.

Schwermetalle mit homöopathischen Mitteln ausleiten

Zusätzlich zu diesen beiden Methoden kann eine Ausleitung hervorragend mit homöopathischen Einzel- und Komplexmitteln unterstützt werden. Diese begleitende Maßnahme kann während einer Amalgamsanierung in hohem Maße dazu beitragen, die Selbstheilungskräfte zu aktivieren und die Abwehrkräfte zu stärken. Die „Homöopathische Eigenurintherapie nach Dr. Klinghardt" stellt eine weitere wertvolle Methode zur Ausleitung von Toxinen und Schwermetallen dar.

Neben den genannten Maßnahmen ist es sinnvoll, eine Schwermetallsanierung bzw. Entgiftung effektiv durch begleitende Maßnahmen wie Darmspülungen, Sport, Basenbäder, Sauna, Ionen-Fußbäder etc. zu unterstützen. Eine optimale Ergänzung bieten auch Procain-Basen-Infusionen,** denn: Je saurer ein Gewebe, desto leichter speichert es schädliche Metallionen. Diese Infusion bietet eine optimale Möglichkeit der Entsäuerung und damit auch der Schwermetallentgiftung. Es ist anzuraten, parallel zu einer Schwermetallsanierung **Mineralstoffe und**

---

* Ein therapeutisches Verfahren zur Entgiftung und Entschlackung des Körpers von Schadstoffen (siehe unter *https://die-praxis-bamberg.de/methoden/detox-fussbad*)

** Eine der wichtigsten unterstützenden komplementären Therapien bei den meisten chronischen Erkrankungen. Diese Infusion verbindet die biologischen Eigenschaften von Procain mit der wichtigen Base Natriumhydrogencarbonat und wirkt entsäuernd, durchblutungsfördernd, entzündungshemmend, schmerzlindernd, entspannend und entgiftend

Elektrolyte einzunehmen, da der Körper immer vorrangig an den Stellen Schwermetalle einlagert, an denen ein Mineralstoffdefizit herrscht. Und wir alle leben durch die immer stärker verarmten und ausgelaugten Böden mit einem mehr oder weniger starken Mineralstoffdefizit!

Durch die Substitution mit Mineralstoffen kann der Körper die eingelagerten Schwermetalle leichter ausscheiden, sie unterstützen also Bindemittel wie Chlorella, Zeolith oder Aktivkohle. Letztere hat die Fähigkeit, äußerst schnell, universell eine große Menge an Giften zu absorbieren, und wird in der Naturheilkunde mitunter auch begleitend zur Schwermetallsanierung eingesetzt. Außerdem sollte auf eine ausreichende Zufuhr von Aminosäuren aus geeigneten Nahrungsmitteln oder Nahrungsergänzungsmitteln geachtet werden, wobei Chlorella an sich schon ein so perfektes Aminosäureprofil (ähnlich der Muttermilch) aufweist, dass der Körper bei angemessenem Verzehr von Chlorella meist ausreichend mit Aminosäuren versorgt ist.[178]

Es stehen noch viele andere Stoffe wie z. B. das bereits genannte MSM, Alpha-Liponsäure, Kokosöl, organisches Germanium, Jod, Apfelpektin, Ziegenmolke u. v. a. m. zur Auswahl, um Schwermetalle effektiv aus dem Körper auszuleiten. Auf einige der genannten Mittel gehe ich an anderer Stelle noch genauer ein.

Uwe Gröber, Leiter der Akademie und des Zentrums für Mikronährstoffmedizin, empfiehlt bei Schwermetallbelastung die Einnahme folgender Mikronährstoffe:

- Alpha-Liponsäure
- Vitamin B_{12}
- Vitamin B-Komplex
- Kalzium
- Vitamin C
- Vitamin E
- Folsäure
- L-Glutathion
- N-Acetylcystein
- Magnesium
- Coenzym Q_{10}
- S-Adenosyl-Methionin

- Selen
- Taurin
- Zink

in Kombination mit ausgewählten Probiotika und Algen.[179]

Wichtig ist es, seinen Vitamin- und Mineralstoffhaushalt während der gesamten Zeit der Ausleitung auf einem hohen Niveau zu halten, damit die Gifte auch tatsächlich entfernt werden können. Nur wenn alle relevanten Stoffe in ausreichendem Maße vorhanden sind, kann der Körper die anstrengende Entgiftungsarbeit bewerkstelligen. Des Weiteren sollte man regelmäßig Leber, Niere, Darm und Lymphe reinigen, den Körper sanft entsäuern und ihm Zeit und Ruhephasen gönnen.

Tipp: Detox-Smoothie von Anthony William

Anthony William, Autor von Mediale Medizin, hat das folgende Rezept zur Schwermetallentgiftung entwickelt und hält dieses für eine der effektivsten Methoden überhaupt. Hierbei sollen

- Gerstengras-Pulver,
- Spirulina,
- frische Korianderblätter,
- Wilde Blaubeeren
- und Lappentang aus dem Atlantik

täglich z. B. als Smoothie über einen längeren Zeitraum eingenommen werden.[180]

Wichtig: Für die Entfernung von Amalgamfüllungen gibt es spezialisierte Zahnarztpraxen, die die Sanierung unter strengen Vorkehrungen – mit Amalgambohrer, -sauger, -mundschutz, -schutztuch (Kofferdam) und unter Zufuhr von Sauerstoff – durchführen. Im Anschluss erfolgt eine Ausleitung der Schadstoffe in Zusammenarbeit mit einem Umweltmediziner oder Heilpraktiker (suchen Sie im Internet nach einem solchen Behandler in Ihrer Nähe).

Den Säure-Basen-Haushalt regulieren

Die Theorie der Entsäuerung beruht auf der Annahme, dass Krankheiten durch eine Ansammlung von Schlacken oder Säuren im Organismus hervorgerufen werden. Diese können durch verschiedene Faktoren wie Stress, ungesunde säurebildende Ernährung, Umweltgifte, Schwermetallbelastungen, Stoffwechselrückstände etc. entstehen. Normalerweise kann der Organismus Säuren problemlos ausscheiden. Sind jedoch die Ausscheidungsorgane Niere, Leber, Haut oder Darm überlastet oder werden zu viele Schlacken oder Säuren produziert, werden sie im Körper abgelagert. Erst wenn sie gelöst und ausgeschieden werden, kann der Körper seine Selbstheilungskräfte wieder voll entfalten.

Auch im Hinblick auf die Gesundheit der Knochen spielt der Säure-Basen-Haushalt eine elementare Rolle. Hier gibt es nämlich deutliche Hinweise darauf, dass bereits eine geringfügige Übersäuerung des Körpers mit einem erhöhten Knochenabbau einhergeht. In Untersuchungen konnte belegt werden, dass eine fortwährende Säurelast, d. h. eine azidotische Stoffwechsellage eine Freisetzung von Mineralstoffen aus den Knochen fördert. Die Aktivität der *Osteoklasten* (knochenabbauenden Zellen) erhöht sich bei Übersäuerung.[181] Aus diesem Grund kann eine nähr- und vitalstoffreiche, basenbildende Ernährung mit viel Gemüse, frischen Wild- und Bitterkräutern … effektiv zu einer höheren Knochendichte beitragen.

Verschiedene Krankheiten oder Symptome – wie z. B. Akne, Depression, Durchblutungsstörungen, Ekzeme, Gelenkprobleme, Haarausfall, Karies, *Migräne*, Mundgeruch, *Osteoporose*, Rückenschmerzen, *Rheuma, Tinnitus*, Übergewicht, Libidoverlust u. v. m. – können durch Übersäuerung entstehen oder gehen mit ihr einher.

Es gibt diverse Möglichkeiten, den Säure-Basen-Haushalt zu regulieren, dazu gehören

- eine basenüberschüssige Ernährung mit reichlich Gemüse, frischen Kräutern, Obst, frisch gepressten Säften und grünen Smoothies;
- langsam essen und richtig kauen;
- basenbildende, entsäuernde Kräutertees in Verbindung mit gutem Wasser;
- Mineralstoffpräparate;
- Entspannungstechniken (Loslassen!);
- Basenbäder (mindestens 1 Stunde), Basenwickel und Basenfußbäder;
- richtiges Atmen;

- Bewegung in der Natur;
- Procain-Basen-Infusion

u. v. m.

Detox-Tipp: Basensalz mit Sauerstoff-Kick
Zum Entsäuern des Gewebes reibe ich meinen Körper jeden Morgen mit 1 Messerspitze Basensalz (alternativ das kostengünstigere Natron verwenden), in etwa 100 Millilitern warmem Wasser gelöst, ab und lasse das Ganze anschließend antrocknen. Danach sprühe ich meinen Körper mit verdünntem, 3-prozentigem Wasserstoffperoxid ein. Das bringt laut Dr. Peter Jentschura zusätzlich Sauerstoff in den Körper. Übrigens benötigt man in diesem Falle überhaupt kein Deo mehr, weil das Basensalz Gerüche neutralisiert und die Entstehung von schädlichen Bakterien hemmt. Mit der Zeit werden in den Achselarealen keine unangenehmen Gerüche mehr erzeugt.

Tipp: Morgendrink zur Reduzierung der Stoffwechselazidose
Zur Reduzierung der Stoffwechselazidose trinke ich jeden Morgen direkt nach dem Aufstehen 1 Glas warmes Wasser mit etwa ¼ Teelöffel Natron oder *Alkala*® „N". Sie sollten 1 Stunde vor und 1 Stunde danach nichts essen. Manchmal gebe ich in das warme Natronwasser auch noch den Saft von ½ Zitrone, der den entschlackenden Effekt noch verstärkt und die Verdauungsfunktion und die Reinigungsleistung der Leber verbessert. (Siehe auch Tipp „Die Zitronensaftkur – Sauer macht basisch und munter!", Seite 192 f.)

Die Thymusdrüse und das Immunsystem stärken

Der Begriff „Immunsystem" ist in diesem Buch schon häufiger erwähnt worden. Wie Sie bereits wissen, spielt es sowohl bei der Entstehung als auch bei der Heilung von NICO bzw. *Kieferostitis* eine entscheidende Rolle. Das Immunsystem kann man als „Privatarmee" bezeichnen, die zur Abwehr von Krankheiten dient und im frühesten Kindesalter aufgebaut wird. Die Thymusdrüse – als lymphatische Drüse – ist Teil des Immunsystems und ihr kommt als „Schaltzentrale der körpereigenen Abwehr" eine Schlüsselrolle zu.

Dr. John Diamond hat die Wirkung der Thymusdrüse auf die Lebensenergie in jahrelanger Forschungsarbeit untersucht und anhand Tausender Probanden festgestellt, dass sie bei etwa 90 Prozent aller Menschen geschwächt ist. Die Thymusdrüse kann durch Stress, ungesunde Körperhaltung, negative Emotionen, schädliche Nahrungsmittel und ein destruktives soziales Umfeld negativ beeinflusst werden.

Zu Dr. John Diamonds Methoden zur **Stärkung der Thymusdrüse** mit ganz einfachen Hilfsmitteln gehören:

Die Thymusdrüse klopfen: Durch leichtes Klopfen mit den Fingern auf den Thymuspunkt (etwa 3- bis 4-mal am Tag), der mittig im oberen Drittel Ihres Brustbeins liegt, können Sie die Drüse aktivieren und Stress reduzieren. Durch diesen Impuls wird das Lymphorgan sanft angeregt und in seiner Funktion gestärkt.

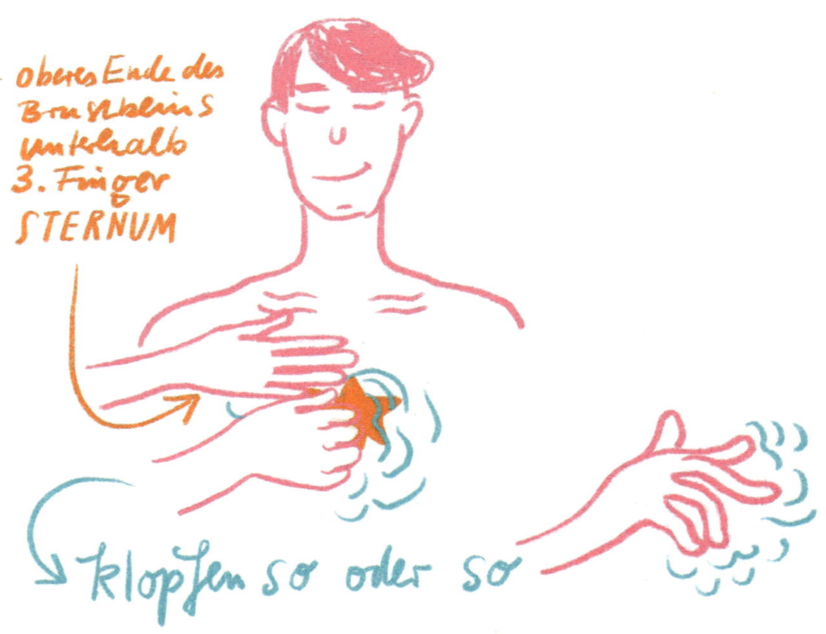

Klopfen und stärken …

Lachen: Wir alle wissen um die wohltuende Wirkung des Lachens. Lachen aktiviert zahlreiche Muskeln, u. a. den *Musculus zygomaticus major*, der für die Hebung des Mundwinkels verantwortlich ist. Dieser Muskel steht mit der Thymusdrüse in Verbindung.[182] Ein echtes Lächeln, das auch die Muskeln des unteren Augenlids miteinschließt, kann also die Thymusdrüse stärkend beeinflussen. Die Erkenntnis, dass Lachen einen positiven Effekt auf das Wohlbefinden von Körper, Geist und Seele hat, wird inzwischen z. B. auch in der Psycho- und Schmerztherapie in Form der sogenannten Lachtherapie eingesetzt. Lachen Sie also mehrmals am Tag von Herzen, und denken Sie immer wieder an Dinge, die Ihnen ein Lächeln ins Gesicht zaubern. Sie können auch Lach-Yoga praktizieren.

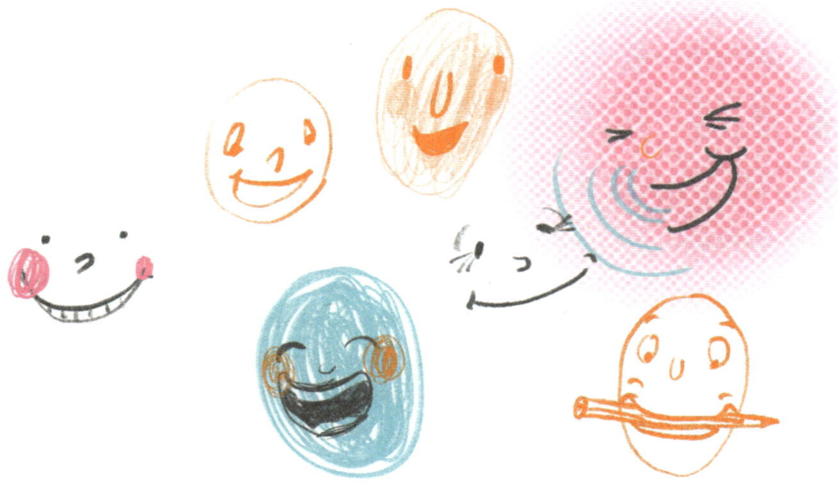

Lach mal, das macht Spaß und ist gesund :-)

Die aufrechte Körperhaltung: Mit dem folgenden einfachen Test können Sie schnell herauszufinden, wie sich die Körperhaltung auf Ihre Stimmung auswirkt: Lassen Sie Ihre Schultern im Stehen nach vorn fallen und senken Sie Ihren Kopf. Nun ziehen Sie die Schultern nach hinten unten, öffnen die Brust und lassen den Kopf als Verlängerung Ihrer Wirbelsäule auf dem Hals schweben. Das erreichen Sie, wenn Sie den höchsten Punkt des Schädels an einer imaginären Schnur nach oben ziehen. Stellen Sie sich auf Ihrer Brust ein kostbares Collier vor, das Sie richtig zur Geltung bringen wollen.

Bei der zweiten Variante der Körperhaltung werden Sie schnell merken, wie sich Ihre Stimmung hebt und wie Sie durch die aufrechte, offene Haltung an Selbstbewusstsein und Anmut gewinnen. In der Tat wird hier die Thymusdrüse aktiviert und gestärkt. Kontrollieren Sie daher mehrmals täglich Ihre Ausrichtung und achten Sie einmal bewusst darauf, mit welcher Körperhaltung und welchem Gesichtsausdruck die Menschen durch die Straßen laufen.

Den „zentrierenden Knopf" aktivieren: Dieser Punkt liegt etwa ½ Zentimeter hinter den oberen Schneidezähnen im Gaumen. Man hat herausgefunden, dass sich bei Aktivierung dieses Punktes mit der Spitze der Zunge die Gehirnhälften im Gleichgewicht befinden, das Energiesystem harmonisiert und die Thymusdrüse gestärkt werden. Diese Übung können Sie mehrmals täglich machen.

Den Darm und das Immunsystem unterstützen

Kennen Sie den Begriff „Bauchgehirn"? Der Darm ist ein hochkomplexes aus über 100 Millionen Nervenzellen bestehendes Organ und wird im Englischen auch als *second brain*, als „zweites Gehirn", oder als „Darmnervensystem" bezeichnet. Das „enterische Nervensystem", wie es in der Fachsprache genannt wird, spielt eine maßgebliche Rolle in Bezug auf unser Wohlergehen und unsere Gesundheit und ist eng mit den Nervenzellen unseres Gehirns verknüpft. Der Darm, die „Wurzel des Menschen", beeinflusst das Immunsystem, das Leistungsvermögen anderer Organe, den Bewegungsapparat, die geistige Gesundheit und die emotionale Stabilität. In Zusammenhang mit der Darmflora sollte auch auf den Begriff des **Mikrobiom**s hingewiesen werden. Das individuelle Mikrobiom des Menschen ist die Gesamtheit aller in ihm lebenden Mikroorganismen, wie z. B. der Bakterien insbesondere im Darm, auf der Haut, in der Nase, im Rachen und in der Vagina. Die Erforschung des menschlichen Mikrobioms in Bezug auf genaue Zusammensetzung und spezifische Funktion steckt derzeit noch in den Kinderschuhen.

Sind Sie gestresst und fühlen Sie sich nicht gut, hat das eine direkte Auswirkung auf Ihren Darm – die sensible Darmflora kann ins Wanken geraten. Eine chronische Erkrankung wie *Kieferostitis* oder NICO beeinflusst den Darm direkt, da sie

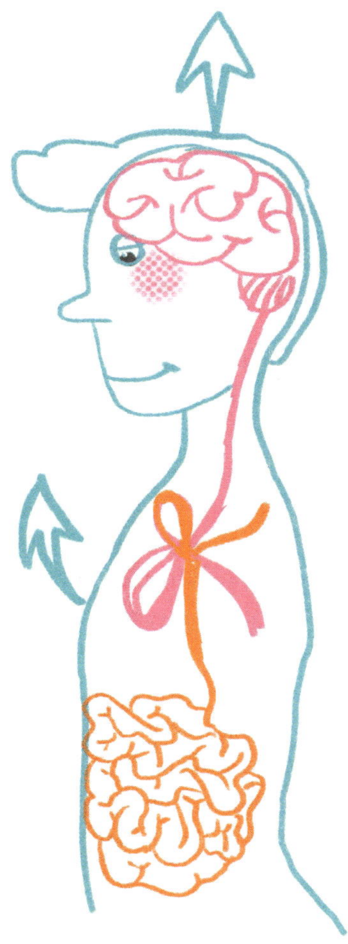

Das Bauchhirn

eine permanente Stressquelle für Ihren Körper darstellt, und ein kranker Darm schwächt die Selbstheilungskräfte des Körpers und kann sich demzufolge auch negativ auf die Heilung der Kieferknochenerkrankung auswirken.

Über 80 Prozent des Immunsystems befindet sich im Darm. Ein intaktes Immunsystem ist für Ihren Heilungserfolg von allergrößter Wichtigkeit. Aus diesem Grund lassen Sie Ihre Darmflora am besten vor einem Eingriff mittels einer Stuhlanalyse untersuchen. Besprechen Sie Umfang und zu überprüfende Parameter mit

Ihrem Arzt oder Heilpraktiker. Liegen bereits Störungen, Allergien oder Unverträglichkeiten vor, ist ein möglichst umfangreicher Test ratsam.

Wird anhand des Testergebnisses eine Darmentzündung oder *Dysbiose*, ein Ungleichgewicht der Darmflora, diagnostiziert, sollten Sie zeitnah mit einer Darmreinigung, einer Ernährungsumstellung und einem Aufbau Ihrer Darmflora beginnen – einige Monate, bevor Sie eine Operation in Angriff nehmen möchten. In diesem Zusammenhang wird auch oft angeraten, einen **Lebensmittel-IgG-Antikörpertest durchführen** zu lassen. Hierbei kann exakt festgestellt werden, welche Lebensmittel verträglich und welche für die erhöhten Entzündungswerte verantwortlich sind. Diese sollte man über einen gewissen Zeitraum meiden, damit der Darm wieder ins Gleichgewicht kommen kann.

Eine Darmsanierung kann auf vielfältigste Weise umgesetzt werden. Viele Therapeuten sprechen sich dafür aus, vor der eigentlichen Sanierung eine **intensive Darmreinigung** zu machen, bei der der Darm von alten Kotresten, Schlacken und dem krankmachenden sogenannten Biofilm befreit wird. In dieser toxischen geleeartigen Masse, die an den Darminnenwänden klebt, siedeln sich Fäulnisbakterien, Viren, Parasiten und Giftstoffe an und belasten Blut und Lymphe permanent mit giftigen Substanzen. Für eine intensive Darmreinigung eignen sich beispielsweise die Colon-Hydro-Therapie, Flohsamenschalen in Kombination mit Heil- und Mineralerden oder fertige Mischungen aus fermentiertem Ölpalmfaserpulver und Okra-Pulver. Auch Einläufe in Eigenregie haben einen reinigenden Effekt, der aber nicht so tief gehend wirkt wie eine professionell durchgeführte Colon-Hydro-Therapie.

Die fermentierte Rinde der Ölpalme gilt derzeit als das effektivste Mittel, wenn es darum geht, den Biofilm im Darm schonend und komplett im Ganzen zu entfernen und damit den Darm auf den Aufbau einer gesunden Darmflora vorzubereiten. Hierfür gibt es seit Kurzem die hervorragende *Express Darmkur Premium*, die in nur 4 Tagen den kompletten Biofilm aus dem Darm entfernt. Für die nachfolgende Tiefenreinigung des Darms und die Stärkung der Leber eignet sich beispielsweise die *Amazonas Darmreinigung* mit Flohsamenschalen, Boldoblättern, Löwenzahnwurzel, Mariendistel, Lapachorinde, Kurkumawurzel u. v. m. (Bezugsquellen siehe Seite 305 ff.). Es hat sich in der Praxis erwiesen, dass die positive Wirkung der Einnahme von Präbiotika und Probiotika in den meisten Fällen nicht von Dauer ist, was sich nach dem Absetzen der Präparate in Stuhluntersuchungen gezeigt hat. Die Bakterien waren anschließend wieder nur in zu geringen Mengen vorhanden. Solange es den Biofilm im Darm gibt, können sich die „gesunden“ Bakterien dort nicht auf Dauer ansiedeln, weil der richtige Nährboden für sie fehlt, so Marlene E. Kunold, Heilpraktikerin, Referentin und Autorin aus Hamburg.[183]

Es gibt auf dem Markt unzählige **Präbiotika** (die keine lebenden Bakterien enthalten, sondern das Wachstum oder die Aktivität von vorhandenen Bakterien im Darm anregen und ein günstiges Darmmilieu fördern) und **Probiotika** (die eine Mischung verschiedener Bakterienstämme enthalten, die für die Darmgesundheit wichtig sind), die im Rahmen einer Darmsanierung geeignet sind. Lassen Sie sich daher von einem guten Therapeuten an die Hand nehmen.

Interessant in diesem Zusammenhang ist die Wirkung von Inulin: Dieser präbiotisch wirksame lösliche Ballaststoff, der oft aus der Chicoréewurzel gewonnen wird, sorgt dafür, dass sich die guten Darmbakterien (Laktobakterien und Bifidobakterien) im Darm ansiedeln können und verdrängt die „schlechten“ Darmkeime. In Studien konnte nachgewiesen werden, dass Inulin neben vielen anderen gesundheitsfördernden Aspekten die **Kalzium- und Magnesiumabsorption** verbessert und damit die **Knochenmineralisierung und Knochendichte** unterstützt.[184]

Generell kann man sagen, dass alle inulinhaltigen Lebensmittel (allen voran der Chicorée, gefolgt von Topinambur, Knoblauch, Zwiebel etc.) und milchsauer vergorenen oder fermentierten Produkte (z. B. Sauerkraut, alle sauer eingelegten Gemüse, Kombucha, Kefir, Kimchi etc.) eine gesunde Darmflora unterstützen, weil sie pathogene Keime verdrängen und das Wachstum der nützlichen Darmbakterien fördern. Es gibt außerdem auch mit **Effektiven Mikroorganismen (EM)*** **hergestellte Fermentationslösungen**, die durch die Fermentation von EM einen zusätzlichen gesundheitlichen Nutzen für den Darm bringen. Bei der Einnahme von milchsauer vergorenen Produkten ist darauf zu achten, dass keine Histaminunverträglichkeit vorliegt.

---

* Mischungen regenerativer Mikroorganismen, die in nahezu allen Bereichen des Lebens positiv wirken (siehe auch unter „Gutes Wasser – Das A und O“, Seite 231 ff.)

Neben diesen ausgewählten Nahrungsmitteln sind auch alle anderen Gemüse- und Obstsorten (bevorzugt roh oder leicht gedämpft verzehrt) gut für den Darm, da sich die Mikroorganismen unserer Darmflora bevorzugt von diesen präbiotisch wirksamen Nahrungsmitteln ernähren. Laut Dr. Bruce Fife ist es wichtig für die allgemeine Gesundheit, einen ausgewogenen Bestand an gesunden Mikroorganismen aufrechtzuerhalten: *„Dies wird erreicht, indem man gesunde Nahrung zu sich nimmt und bestimmte Lebensmittel, Nahrungszusätze und Medikamente vermeidet."*[185] Mit einem gesunden Darmmilieu tragen Sie also sowohl zu einem gesunden Immunsystem als auch zur Stärkung Ihrer Knochengesundheit bei!

Eine zusätzliche Unterstützung für den Darm stellt auch das homöopathische Mittel *Okoubaka*, z. B. in einer D_3-Potenz dar, das aus der Rinde eines Tropenbaumes gewonnen wird. Es ist das wichtigste homöopathische Medikament bei Darmbeschwerden aller Art und kann begleitend 3-mal täglich eingenommen werden.

Leiden Sie unter **Darmpilzen wie *Candida***, sollte eine zusätzliche zucker- und kohlenhydratreduzierte Diät in Absprache mit Ihrem Therapeuten eingehalten werden. Hierbei leistet laut Dr. Bruce Fife auch das bereits erwähnte Kokosöl hervorragende Dienste.

Das rasante Wachstum von Darmpilzen kann vielerlei Ursachen haben: eine längere Einnahme von Antibiotika, eine zuckerreiche und nähr- und vitalstoffarme Ernährung oder eine Schwermetallbelastung, denn Pilze lieben Schwermetalle und schützen die empfindliche Darmwand vor einer Vergiftung durch die Schwermetalle. Nach einer erfolgreichen Schwermetallentgiftung können *Candida* und Co. mit naturheilkundlichen Mitteln effektiv ausgeleitet werden. Übrigens zeigen Experimente, dass sich die Mykotoxinaktivität um das 600-Fache (!) erhöht, wenn man Pilze der inzwischen überall vorkommenden gepulsten Mikrowellenstrahlung (durch WLAN, Handys oder DECT-Telefone) aussetzt.

Neben Darmpilzen sind bei einer Vielzahl von Menschen noch andere **Parasiten** wie z. B. Spulwürmer, Madenwürmer, Bandwürmer, *Toxoplasma gondii* zu finden, die sich überall im Körper einnisten können. Nehmen diese Schmarotzer überhand, so kann es zu teilweise ernsten gesundheitlichen Beeinträchtigungen kommen. Im Rahmen einer Darmsanierung sollte nach Meinung von ganzheitlich arbeitenden Therapeuten unbedingt auch eine Parasitenkur erfolgen. Oft ist es so, dass erst dann eine vollständige Heilung einsetzen kann, wenn der Körper (nahezu) parasitenfrei ist.

Abschließend noch eine sehr angenehm schmeckende Unterstützung für den Darm: der **Lapacho-Tee**. Dieser aus den Regenwäldern Südamerikas stammende Tee, der aus der Rinde des Lapacho-Baums gewonnen wird, wirkt antiviral, antibakteriell und antimykotisch, unterstützt das Immunsystem und wirkt stärkend, entgiftend und regulierend auf den Darm.

Bitte beachten Sie: Eine erfolgreiche Darmsanierung benötigt Zeit und Geduld! Planen Sie diese Phase über einige Monate gut ein.

Tun & Spüren: Die Bauchmassage

Ich kann an dieser Stelle wärmstens die Anwendung der Bauchmassage empfehlen.

Sie können diese Massage spielend leicht mit einer CD, aus Büchern oder durch Anleitung eines Therapeuten erlernen. Sie entspannt den gesamten Bauchraum, löst Blockaden auf und unterstützt eine rasche Gesundung. Die Bauchmassage wirkt ungemein wohltuend und entlastet das gesamte vegetative Nervensystem. Hier massieren Sie die Bauchdecke sanft mit leichten, kreisenden Bewegungen und atmen dabei langsam und tief in den Bauch hinein. Die Massage eignet sich besonders zur Selbstanwendung und kann gut zwischendurch zu Hause praktiziert werden. (Siehe auch im Anhang unter „CDs und DVDs", Seite 311 f.)

Die Leber entlasten

Die Leber ist *das* zentrale Entgiftungsorgan des Köpers. Die in Kieferstörfeldern oder Kieferherden lebenden Bakterien scheiden ununterbrochen Toxine aus, die die Leber belasten. Und so ist sie bei Vorliegen von Entzündungsherden permanent damit beschäftigt, die hochtoxischen Eiweißzerfallprodukte zu eliminieren. Aus diesem Grund sollten Sie die Leber effektiv in ihrer Entgiftungsarbeit unterstützen und die Kieferherde möglichst schnell beseitigen.

Sie können leberstärkende bittere Kräuter wie z. B. Löwenzahn, Mariendistel und Artischocke zu sich nehmen. Gut geeignet sind auch bittere Komplexmittel wie der klassische Schwedenbitter, Ingwer, der auch ein schwaches Verdauungs-

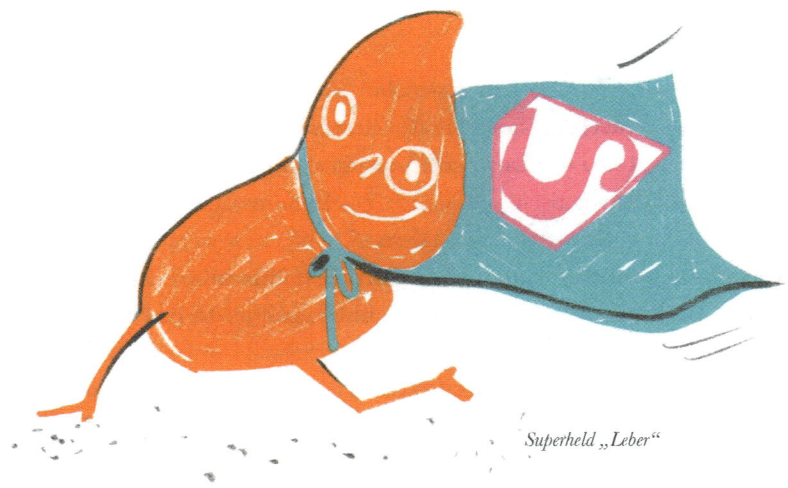

Superheld „Leber“

feuer anzufachen vermag, sowie spagyrische* Einzelessenzen oder spagyrische Mischungen nach *PHYLAK Sachsen®*. Für die Taoisten ist die Leber der Sitz von Aggressionen, Wut und Hass. Es lohnt sich, die Leber auch im Hinblick auf diese Emotionen zu betrachten und sich zu fragen: „Welche Laus ist mir über die Leber gelaufen?“, „Was bringt mich in Rage?“ Werden Sie sich dieser Emotionen bewusst, dann können Sie diese gezielt bearbeiten und gehen lassen.

Es gibt eine Vielzahl weiterer homöopathischer Komplex- und Einzelmittel, Tinkturen, Kräutermischungen, Einzelkräuter und Chakra-Blütenessenzen für die Leber. Bitte lassen Sie von Ihrem Therapeuten die für Sie am besten geeignete Rezeptur austesten.

Unabhängig davon stelle ich Ihnen nachfolgend die für mich wichtigsten Maßnahmen für eine gesunde Leber vor.

Tipp: Die Zitronensaftkur – Sauer macht basisch und munter!

Trinken Sie morgens gleich nach dem Frühstück den Saft von 1 frisch gepressten Zitrone in warmem Wasser. Ich mische zusätzlich 1 Teelöffel Honig (oder Ahornsirup) und etwas Cayenne-Pfeffer hinein. Die Zitrone wirkt laut traditioneller chinesischer Medizin abkühlend, daher ist sie für

* Ein Zweig der Pflanzenheilkunde, bei dem die pflanzlichen Rohstoffe in einem sehr aufwendigen, auf alchemistischen Grundlagen beruhenden Verfahren aufbereitet werden

leicht frierende Menschen in dieser Form besser verträglich. Zitrone ist ein stark basisch wirkendes Lebensmittel, reich an Vitaminen und Mineralstoffen, sie aktiviert zudem – als derzeit einziges bekanntes aus Anionen bestehendes Lebensmittel – bestimmte Leberenzyme und wirkt positiv auf Bauchspeicheldrüse und Gallenblase.[186] Außerdem weckt Zitronensaft, morgens getrunken, die Lebensgeister und ist ein wahrer Muntermacher! Die intensivere Form der Zitronensaftkur ist die „Master Cleanse Diät": Hier trinken Sie kurmäßig über einen Zeitraum von bis zu 10 Tagen ausschließlich ein Gemisch aus Zitronensaft mit Cayenne-Pfeffer, Ahornsirup und warmem Wasser.[187]

Die ganzheitliche Leberreinigung nach Andreas Moritz

Eine der effektivsten und sehr gut erforschten Methoden für eine leistungsfähige und gesunde Leber stellt meiner Meinung nach die ganzheitliche Leberreinigung nach Andreas Moritz dar. Der Heilpraktiker und Autor hat in jahrzehntelanger Praxiserfahrung Tausende seiner Patienten mit dieser einfachen Methode von teils schwersten Krankheiten geheilt.

Er geht davon aus, dass die meisten Krankheiten durch eine durch Leber- und Gallensteine belastete Leber und Gallenblase ausgelöst werden. Diese können durch die Reinigung entfernt werden, sodass die beiden Organe wieder richtig arbeiten können. Andreas Moritz empfiehlt anfangs die monatliche Leberreinigung, bis nur noch weniger als 20 Steine ausgeschieden werden. Dann reicht seiner Meinung nach meist eine Leberreinigung im Jahr aus. Es gibt Therapeuten, die dafür plädieren, diese Reinigungen nicht häufiger als jeden dritten Monat zu machen.

Ich empfehle Ihnen an dieser Stelle sein Standardwerk *Die wundersame Leber- und Gallenblasenreinigung*, das alle Hintergründe mit vielen Erfahrungsgeschichten und wissenschaftlichen Dokumentationen sowie eine ausführliche Anleitung zur sicheren Leber- und Gallenblasenreinigung aufführt. Es stellt einen immensen Erfahrungsschatz zur Verfügung und sollte in keinem Haushalt fehlen. Daneben finden Sie im Internet zahlreiche Informationen über diese Reinigungskur.

Kaffee-Einläufe nach Dr. Gerson

Möchte oder kann jemand keine Leberreinigung durchführen, ist eine andere (nicht ganz so effektive) Methode der Kaffee-Einlauf nach Dr. Gerson. Damit können aber – anders als bei der Leberreinigung – *keine* Steine ausgeschieden werden. Hier empfehle ich auch wieder, in seinem umfangreichen Werk *Das Große Gerson Buch* den genauen Ablauf durchzulesen!

Beim Kaffee-Einlauf wird die Leber, im Gegensatz zum normalen Einlauf, dazu angeregt, Toxine auszuscheiden. Das stellt eine enorme Entlastung für die Leber dar. Entwickelt wurde sie von Dr. Gerson als Begleitung zu seiner Saftkur, bei durch ihre starke Entgiftungswirkung eine Menge Toxine von der Leber verarbeitet werden müssen.

Sie können den Kaffee-Einlauf täglich anwenden, bis sich das Wohlbefinden spürbar bessert.

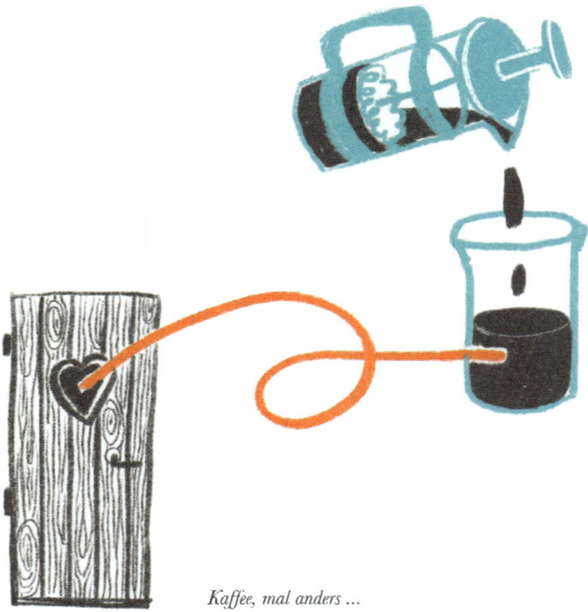

Kaffee, mal anders …

Kamillentee trinken – Eine Methode für Geduldige

Laut Andreas Moritz stellt das Trinken von Kamillentee ebenfalls eine wirkungsvolle Methode dar, sich von Leber- und Gallensteinen zu befreien, da Kamillentee Steine auflöst. Es stellen sich aber nicht so schnell Erfolge ein und es muss über den Tag verteilt kontinuierlich eine bestimmte Menge Kamillentee getrunken werden.[188]

Die Nieren stärken

„Wenn jemand eine Reise tut, dann kann er was erzählen:

Von meiner ***Reise aus China*** *zurück, möchte ich euch heute gern berichten, was mich besonders an den* ***Menschen und ihrer Lebensweise*** *fasziniert hat. Die Gesichter der Menschen waren meist* ***freundlich, zufrieden, in sich ruhend****. Die Menschen, ob jung oder alt waren überwiegend* ***schlank – sehr schlank****. Ältere Menschen hatten noch volles Haar, nur ganz selten grau oder gar Glatze, keine Laufbeschwerden oder Gehhilfen.*

Spielplätze gab es für Jung und Alt. *Ich habe viele alte Menschen Sport treiben sehen – auf dem Stepper, dem Reck, dem Barren.* ***In den Parks tanzte man Tango****, betrieb Kampfsport, Tai-Chi, Federball oder Eisbaden, sang Arien, spielte Karten oder traf sich mit Freunden zum Reden – mitten in einer 24 Mio. Stadt. Es gab* ***viele kleine Massagesalons****, in denen sich die Menschen Fußbad und eine Massage gönnten.*

Apotheken? *Habe ich wenige gesehen. Und wenn – dann ohne Kunden. Die meisten Menschen auf der Straße waren mit einer kleinen Thermosflasche unterwegs, gefüllt mit Tee oder warmem Wasser. In Restaurants gab es vor dem Essen ein Glas warmes Wasser.* ***Sehr gesund essen konnten wir.*** *Mein Lieblingsessen war* ***HOT POT*** *– eine scharfe Brühe, Tomaten- oder Pilzbrühe brodelt auf dem Tisch und jeder gibt sich wie beim Fondue Fleisch, Fisch, Gemüse, Pilze dazu. Scharfe, süße, salzige oder bittere Soßen machen die Mahlzeit komplett.“*[189]

Simone Schicht, Naturkosmetikerin und Gesundheitspraktikerin schildert hier in einem ihrer Newsletter mit scharfem Beobachtungssinn sehr treffend und authentisch die chinesische Lebensphilosophie und bringt auch elementare Wesenselemente einer gesunden Nierenenergie auf den Punkt.

In der traditionellen chinesischen Medizin (TCM) sind die Nieren die Wurzel des menschlichen Körpers, sie sind Trägerin der Essenz, der Ursprungsenergie und werden auch als „Quelle“ oder „Wurzel des früheren Himmels“[190] bezeichnet. Diese vorgeburtliche Essenz kommt mit der Geburt des Kindes und dem ersten Atemzug zur Vollendung. Bis zum Lebensende nimmt diese Energie immer mehr ab und muss daher im Laufe des Lebens gut gehütet werden. Die Qualität der Essenz kann mit dem Zeitpunkt der Geburt nicht mehr verändert werden. Damit diese gut reifen kann, ist es in der Schwangerschaft von oberster Priorität, das Kind im mütterlichen Körper gut und beschützt wachsen zu lassen. Stress, Angst und Hektik wirken sich stark negativ auf die Nierenenergie des noch Ungeborenen aus!

Die TCM unterscheidet zwischen „Yin-Niere" und „Yang-Niere": In der Yin-Niere wird die Ursprungsenergie, d. h. die von den Ahnen und Eltern übertragene Lebensessenz gespeichert, und in der Yang-Niere die Grundlage für Wärme und Aktivität unseres ganzen Körpers. In China wissen die Menschen, dass die Nierenenergie – die Wurzel des vorgeburtlichen *Chi**, d. h. die Lebensenergie – von Anfang an gut gepflegt werden muss, und es gilt, alles Schädliche zu meiden, das diese Essenz negativ beeinflussen könnte. Dazu gehört vor allem Stress, zu wenig Schlaf, Lärm, Hektik, Ängste und eine schlechte, vitalstoffarme Ernährung.

Wenn Simone Schicht von den in sich ruhenden, freundlich und zufrieden blickenden Gesichtern schreibt, erinnern Sie sich vielleicht daran, mit welch geduckter Körperhaltung und mit welch griesgrämigem Gesichtsausdruck die Menschen hierzulande vor allem im Winter oft durch die Straßen laufen … In unserer modernen westlichen Gesellschaft haben wir vergessen, mit uns und dieser essenziellen Grundenergie achtsam umzugehen. Stattdessen leben wir in Dauerstress, Rastlosigkeit und schlingen unser (meist zu kaltes) Essen nebenher oder sogar im Gehen – also „to go" – hinunter.

Menschen mit schwacher Nierenenergie erkennt man auch daran, dass es ihnen an Grundvertrauen, Willensstärke, Selbstvertrauen, innerer Kraft und Geborgenheit fehlt. Auf der körperlichen Ebene kann sich eine Irritation des Nierenmeridians durch ein schwaches Immunsystem, brüchige Knochen, Hitzewallungen, kalte Füße, Schlafprobleme, Hämorrhoiden, Zähneknirschen, Ödeme, Ohrentzündungen etc. bemerkbar machen.

Sie fragen sich vielleicht an dieser Stelle, was die Nieren nun mit NICO oder *Kieferostitis* zu tun haben? Die Nieren haben im Körper bekanntermaßen viele wichtige Funktionen und sind nach TCM auch für einen starken Geist, eine stabile gerade Körperhaltung, schöne kräftige Haare, Fruchtbarkeit sowie **starke Knochen und gesunde Zähne** verantwortlich. *„Der Ort, wo die Niere all ihr* ***Yin*** *und ihr* ***Yang*** *aufbewahrt, sind die* ***Knochen***"[191], so formuliert es Dr. Georg Weidinger, österreichischer Autor, TCM-Arzt und Musiker.

---

* Lebensenergie; von chinesisch *Qi* (in Japan *Ki* und in Indien *Prana* genannt)

Kieferostitis oder NICO entsteht, wenn der Körper nicht mehr dazu in der Lage ist, gesunden, starken Knochen zu bilden. Stattessen entsteht weiches, hochinfektiöses Material. Die geschwächte Nierenenergie könnte ein wesentlicher Faktor zur Entstehung von *Kieferostisis* oder NICO sein. Wenn dem Körper die notwendige Energie zum Aufbau von gesundem Knochen fehlt, können alle anderen Therapieformen wie essenziell notwendige Nahrungsergänzungsmittel verpuffen und ihr eigentliches Ziel verfehlen.

Es gilt also, die Nierenenergie zu hüten und zu stärken, um die gesunde Knochenbildung zu fördern! Nehmen Sie Ihre Nieren ins Visier und beobachten Sie folgende Symptome: Neigen Sie zu eher zu kalten Füssen und Händen? Frieren Sie leicht? Dann liegt bei Ihnen wahrscheinlich ein Nieren-Yin-Mangel vor. Ein Nieren-Yang-Mangel äußert sich in Schwäche, Erschöpfung und Müdigkeit. Es ist auch möglich, dass sowohl ein Yin- als auch ein Yang-Mangel besteht. Besonders im Winter sollten Sie darauf achten, Ihre Füße warm zu halten, denn auf der Fußsohle liegt mittig etwa im oberen Drittel der Meridianpunkt „Niere 1“.

Tipp: Fußbäder mit Ingwer für warme Füße und glückliche Nieren

Auch ein Ingwer-Fußbad hilft bei kalten Füßen. Hierfür nehmen Sie etwa 70 Gramm Ingwer, schneiden ihn in dünne Scheiben oder reiben ihn und übergießen ihn anschließend mit kochendem Wasser in einer Schüssel. Wenn das Wasser auf Körpertemperatur heruntergekühlt ist, bleiben Sie mit Ihren Füße so lange darin, wie es angenehm für Sie ist. Nach dem Fußbad trocknen Se die Füße ab und legen Ihre Beine hoch oder tauchen die Füße kurz in kaltes Wasser. Dieses Fußbad sorgt für warme, gut durchblutete Füße und glückliche Nieren.

Nach TCM-Expertin Katharina Ziegelbauer sind die Nieren für die Körperwärme zuständig und haben im Winter ihre energetische Hochzeit. Daher ist es besonders wichtig, in der kalten Jahreszeit auf seine Nieren zu achten. Warme Füße bedeuten gleichzeitig warme Nieren und bieten somit einen guten Schutz vor Kälte.[192]

In der TCM gibt es – je nach Konstitution – unterschiedliche hilfreiche Ernährungsempfehlungen für eine gesunde Niere und den Aufbau eines ausgeglichenen Nieren-Yin und -Yang. Eine kraftvolle Unterstützung zur Stärkung der

Nieren ist die Knochensuppe. Dazu schreibt TCM-Ernährungsberaterin Pascale Neuens Folgendes: „*Aus der Sicht der TCM ist Knochensuppe pure Essenz, eine Yin-Spritze sozusagen. Je länger die Suppe kocht, desto nährender und wärmender ist sie. Denn der salzige Geschmack leitet nach unten, zu den Nieren und in die Tiefe. Salzig meint nicht Kochsalz (NaCl), sondern Mineralstoffe, wie sie in diesem Fall in Knochen enthalten sind.*“[193]

Sie können sich bei Interesse einen erfahrenen TCM-Therapeuten suchen oder auf TCM-Blogs weitere wertvolle Informationen einholen (siehe auch im Anhang unter „Hilfreiche Websites“, Seite 307 ff.).

Generell lässt sich sagen, dass eine starke Mitte auch die Nierenenergie stärkt. Laut Dr. Georg Weidinger ist die beste Therapie, um starke Knochen zu bekommen, auf seine Mitte, die in der TCM auch „Milz“ (hier ist nicht die Milz als Organ gemeint) genannt wird, zu achten.

Die Nieren sind dem Element Wasser zugeordnet und brauchen für die Erhaltung ihrer Funktionen außerdem reines, gutes gesundes Wasser (siehe unter „Gutes Wasser – Das A und O“, Seite 231 ff.). Zu viel (gesunde) Kräuter- oder Nierentees können für diese Organe buchstäblich zu viel des Guten sein. Sie brauchen, um richtig funktionieren zu können, vor allem Wasser. Ich empfehle Ihnen, generell **körperwarmes** – eben nie kaltes! – **Wasser** zu **trinken**. Kaltes Wasser belastet den Körper, weil er Energie erzeugen muss, um das Wasser auf Körpertemperatur zu bringen.

Unsere heimischen Kräuter wie z. B. **Schachtelhalm oder Goldrute** – auch als Urtinktur beispielsweise von *CERES* oder homöopathisch in Form von Globuli – eingenommen, bieten zudem eine gute Möglichkeit, um die Nieren zu unterstützen. ***Silicea*** (Kieselsäure) ist ebenfalls ein Mittel, das die Nierenenergie stärkt. *Silizium* ist als strukturgebendes Element nicht nur für den Knochenbau notwendig, es sorgt auch für straffes Bindegewebe, schöne Haut und feste Nägel. Lassen Sie sich daher von Ihrem Arzt oder Heilpraktiker zu *Solidago, Equisetum, Silicea* und Co. beraten, um Ihr individuell passendes Mittel finden.

Zink stärkt laut Dr. Jutta Mauermann die Nierenenergie. Lassen Sie daher Ihren Zinkstatus überprüfen und nehmen Sie, falls nötig, am besten in der Zeit zwischen 17 und 19 Uhr – das ist nach der Organuhr die Nierenzeit – ein geeignetes Präparat ein. In dieser Zeit sollten Sie außerdem ausreichend warmes Wasser trinken.[194]

In dem Buch *Zivilisatoselos* von Dr. Peter Jentschura und Josef Lohkämper werden **basische Fußbäder, z. B. mit Natron oder speziellen Basenmischun-**

gen, als eine sehr gute Methode zur Entlastung der Nieren und zur Entgiftung des Körpers beschrieben. Die Fußsohlen gelten als zweite Niere des Körpers. Sie können die Fußbäder nach Empfehlung eines Therapeuten jeden Tag oder alle 2 bis 3 Tage anwenden. In der anthroposophischen Medizin wird die **Kupfersalbe** zur Stärkung des Nierenfunktionskreises angewendet: Sie wird auf die Fußsohlen aufgetragen, da der Nierenmeridian in der Mitte der Fußsohle seinen Ausgangspunkt hat. Die Salbe sorgt gleichzeitig für warme Füße, die für eine gesunde Nierenenergie unerlässlich sind.

Neben den genannten Maßnahmen bieten auch Therapieformen wie **Shiatsu, Akupunktur oder *Jin Shin Jyutsu*** eine wunderbare Möglichkeit, den Nierenmeridian effektiv und nachhaltig zu stärken (siehe Seite 195 ff.).

Gesunde Nieren benötigen also Ruhe, einen geregelten Tagesablauf, ungestörten erholsamen Schlaf, warme Füße, eine starke Mitte und gutes, reines Wasser. Beherzigen Sie diese Ratschläge zum Wohle einer gesunden Knochenheilung und erhalten Sie so Ihre kostbare Nierenessenz!

Die Energie in den Meridianen zum Fließen bringen

Wie die Tabelle „Wechselbeziehungen zwischen Zähnen und Organen" (siehe Seite 64) zeigt, steht jedes Zahnfach mit einem bestimmten Organ und Meridian in Verbindung. Meridiane sind nach der traditionellen chinesischen Medizin (TCM) Energiebahnen im Körper, durch die der Körper mit der Lebensenergie *Qi* versorgt wird. Sie verbinden Organe und Strukturen miteinander. Es gibt 12 Hauptmeridiane (*Jing Mai*), wobei jeder Meridian einem bestimmten Organfunktionskreis zugeordnet ist.

Bei der Akupunktur oder Akupressur werden bestimmte auf den Meridianen liegende Punkte stimuliert, wodurch ein stärkender oder ausgleichender Effekt erzielt werden kann. Nach der TCM ergeben die Hauptmeridiane einen Kreislauf, der einmal täglich komplett durchlaufen wird. Jeder Meridian erreicht dabei zu einer bestimmten Zeit während einer Doppelstunde sein Energiemaximum bzw. hat in dieser Zeit seine stärkste Aktivität und 12 Stunden später seine Ruhezeit. Treten beispielsweise regelmäßig zu einer bestimmten Tages- oder Nachtzeit Beschwerden auf, könnte das auf eine Störung des jeweiligen Meridians oder Organs hindeuten.[195]

In dem Kapitel über die Kraft der Gedanken (siehe Seite 124 ff.) habe ich bereits ausführlich erläutert, wie sich negative Gedanken oder Emotionen auf die körperliche Gesundheit auswirken können. So ist der emotionale Aspekt auch im Hinblick auf die Meridiane bedeutsam, da sich Emotionen als Blockade oder Schwäche im jeweiligen Meridian manifestieren können. Emotionen wie z. B. Traurigkeit, Entmutigtsein oder Reue können sich beispielsweise schwächend oder blockierend auf den Lunge-Dickdarm-Meridian auswirken und Emotionen wie Wut, Zorn, Hass und Groll auf den Leber-Gallenblasen-Meridian. Weist dann ein Meridian eine solche Energieschwäche oder Blockade auf, kann sich das in dem jeweiligen Zahnfach oder Knochenareal durchaus als Karies, Zahnschmerzen, Knochenerweichung oder Kieferknochenentzündung widerspiegeln.

Eine mögliche Mitursache bei der Entstehung von NICO bzw. *Kieferostitis* könnte daher auch eine Störung oder ein Ungleichgewicht in den Meridianen sein. Das bedeutet im Umkehrschluss, **dass bei einer Herdsanierung unbedingt auch die Meridiane berücksichtigt werden sollten**. Indem man nach den Emotionen oder Themen forscht, die für die energetische Beeinflussung der Meridiane maßgeblich verantwortlich sind, und diese gezielt durch spezielle Übungen oder Therapien auflöst, kann die Energie im jeweiligen Meridian wieder frei fließen, und das stärkt die dazugehörige Region im Kieferknochen, statt sie zu schwächen. **Sie können die Selbstheilungskräfte in den jeweiligen Zahnbereichen also effektiv durch die Stärkung des damit verbundenen Meridians unterstützen.**

Es gibt diverse Techniken, die uns helfen, solche Emotionen aufzufinden und zu heilen. Hier sind z. B. der ***EmotionsCode®***, der ***BodyCode®*** nach Dr. Bradley (siehe Seite 131 ff.) und die **Kinesiologie** (siehe Seite 85 f.) zu nennen. **Akupunktur, Akupressur** und **Klopftechnik** (siehe Seite 137 ff.) leisten hier ebenso unterstützende Dienste wie die **Bachblütentherapie** (siehe Seite 136 f.): Meine kinesiologisch arbeitende Zahnärztin testet hierbei zuerst anhand der *Applied Kinesiology* die Energie der Meridiane und danach werden zur Unterstützung und Stärkung der Meridiane Bachblüten ausgetestet: Je nachdem ob eine Bachblüte positiv oder negativ testet, fällt der Muskeltest stark oder schwach aus.

Auf **Jin Shin Jyutsu**, das „Heilströmen“, möchte ich an dieser Stelle genauer eingehen, da es Energieströme bzw. -bahnen im Körper harmonisiert. Der Name „Jin Shin Jyutsu“ stammt aus dem Japanischen und geht maßgeblich auf die Forschungen von Meister Jirô Murai zurück, der in dem alten japanischen Weisheitsbuch *Kojiki* den Ursprung dieser Weisheitslehre fand. *Jin* bedeutet übersetzt „der (mitfühlende, wissende) Mensch", *Shin* ist „der Schöpfer oder der Geist Gottes" und *Jyutsu* „die Kunst".[196] Zusammen bedeutet das so viel wie „die Kunst des Schöpfers durch mitfühlende Menschen". Jirô Murais Schülerin Mary Burmeister machte diese Heilkunst vor allem im westlichen Kulturkreis bekannt und beschreibt sie mit folgenden Worten: „*Jin Shin Jyutsu erweckt unser Bewusstsein für die einfache Tatsache, dass alles, was wir für Harmonie und Gleichgewicht mit dem Universum benötigen – sei es geistig, seelisch oder körperlich –, in mir selbst liegt. Durch dieses Bewusstsein wird ein Gefühl des vollständigen Friedens, der Gelassenheit, der Sicherheit und der inneren Einheit erweckt. Kein Mensch, keine Situation und kein Ding kann mir dies nehmen.*"[197]

Das Prinzip ist einfach: Durch die Hände werden spezielle Bereiche im Körper „geströmt", die Energie kann wieder fließen und die Selbstheilungskräfte werden dadurch aktiviert: Hierbei legt man einfach die Hände auf die betreffende Region auf und lässt sie dort eine Zeit lang ruhig ruhen. Meist wird dieses „Strömen" als wohliger Wärmestrom, als Kribbeln oder Pulsieren wahrgenommen. Außerdem gibt es verschiedene Atemübungen, die dabei regulierend, harmonisierend und ausgleichend wirken. Der Atem wird im Jin Shin Jyutsu als Verbindungselement zwischen Körper, Geist und Seele betrachtet.

In meinen Augen stellt Heilströmen in seiner subtilen Einfachheit und gleichzeitig universalen Großartigkeit **ein wunderbares Instrument zur Selbsthilfe** dar, um die energetische Balance in Körper, Geist und Seele zu regulieren und den harmonischen Fluss der Lebensenergie wiederherzustellen. Diese ganzheitliche Methode kann im Selbststudium erlernt werden oder man lässt sich von einem ausgebildeten Therapeuten behandeln. Eine Eigenanwendung ist einfach und bringt oft sofort einen spürbaren Effekt mit sich.

Auch das **ruhige und gleichmäßige Atmen** – am besten an einem schönen Ort in der Natur – wirkt sich positiv auf das vegetative Nervensystem aus und fördert die Selbstheilungskräfte in hohem Maße. Mithilfe bestimmter Atemtechniken kann der Energiefluss in den Meridianen effektiv angeregt und gestärkt werden.

Eine Stärkung und Energetisierung der Meridiane erreicht man außerdem durch **Yoga** bzw. **Zahn-Yoga** oder durch **Shiatsu**, einer in Japan entwickelten Form der manuellen Therapie, bei der ein Therapeut die Meridiane durch bestimmte Drucktechniken energetisiert und so wieder ins Gleichgewicht bringt. Ein zertifizierter Yoga-Lehrer kann Sie darin unterrichten, wie Sie die relevanten Yoga-

Übungen mit der richtigen Technik und Atmung ausführen, oder Sie machen sich im Internet auf die Suche nach Videos zu meridianstärkenden Übungen, falls Sie schon versiert in der Yoga-Praxis sind. Studien belegen, dass Yoga zahlreiche positive gesundheitliche Effekte haben kann: Es soll u. a. Gehirnleistung und Konzentration verbessern, das parasympathische Nervensystem anregen, das für Entspannung, Heilung und Regeneration sorgt, es kann ausgleichend auf das Hormonsystem wirken, Herz und Lunge und das Immunsystem stärken. Nicht zuletzt fördert Yoga ein positives Körperempfinden – wir fühlen uns in unserem geschmeidigeren Körper wohler und ausgeglichener. Yoga nährt und heilt Körper, Geist und Seele gleichermaßen und kann uns dabei helfen, durch eine Energetisierung der Meridiane wieder ins Gleichgewicht zu kommen.

Eine vergleichbar wirkungsvolle Möglichkeit, die Meridiane zu stärken, sind auch **Qigong** (z. B. insbesondere Meridian-Qigong) und **Tai-Chi**. Jede dieser Praktiken hat ihre besondere Philosophie und Eigenart. Am besten ist es, wenn Sie einen Schnupperkurs belegen, um herauszufinden, welche Methode Ihnen am meisten zusagt.

Tun & Spüren: Eine erfrischende Meridiandusche

Diese einfache und wirkungsvolle kurze Übung bringt die Energie in allen Meridianen in Schwung.

Dazu klopfen Sie Ihren Körper sanft mit den Handflächen ab – vom Scheitelpunkt auf dem Kopf über das Gesicht nach unten zum Hals, über die beiden Arme, an der Vorderseite des Oberkörpers, des Bauchs, der Beine entlang bis zu den Füßen und dann an der Körperrückseite wieder nach oben, soweit Sie eben mit Ihren Händen kommen. Damit erreichen Sie tatsächlich alle Meridiane, ohne ihre genaue Lage kennen zu müssen.

Ich nehme diese Meridiandusche jeden Morgen und Abend vor meiner Yoga-Session.

Eine weitere Unterstützung auf stofflicher Ebene bietet nach Dr. Karin Bender-Gonser eine basenreiche Ernährung mit ausgewählten **Kräutern** (z. B. in Form von Wildkräuter-Smoothies), die in Verbindung zu den einzelnen Meridianen stehen. Dr. Bender-Gonser gibt im Rahmen der holistischen Zahnmedizin wertvolle Tipps zur Zahngesundheit und bietet auch speziell Zahn-Yoga an.

Elektrosmog reduzieren

Unter dem umgangssprachlichen Ausdruck „Elektrosmog“ versteht man die Gesamtheit der Feldbelastung an einem Ort durch elektrische Felder, magnetische Felder und elektromagnetische Wellen aus Hochspannungsleitungen, Radarwellen, TV und Rundfunkfrequenzen, elektrische Geräte, WLAN-Router, Bluetooth, Handys, schnurlose DECT-Telefone, Sendemasten u. v. m. Dieses Potpourri kann sich nach Meinung der Experten mehr oder weniger negativ auf die Gesundheit auswirken. Wir sind permanent von dieser Strahlung umgeben – es sei denn, wir sind im Wald irgendwo im Funkloch im Offline-Modus. Solche Funklöcher sollten

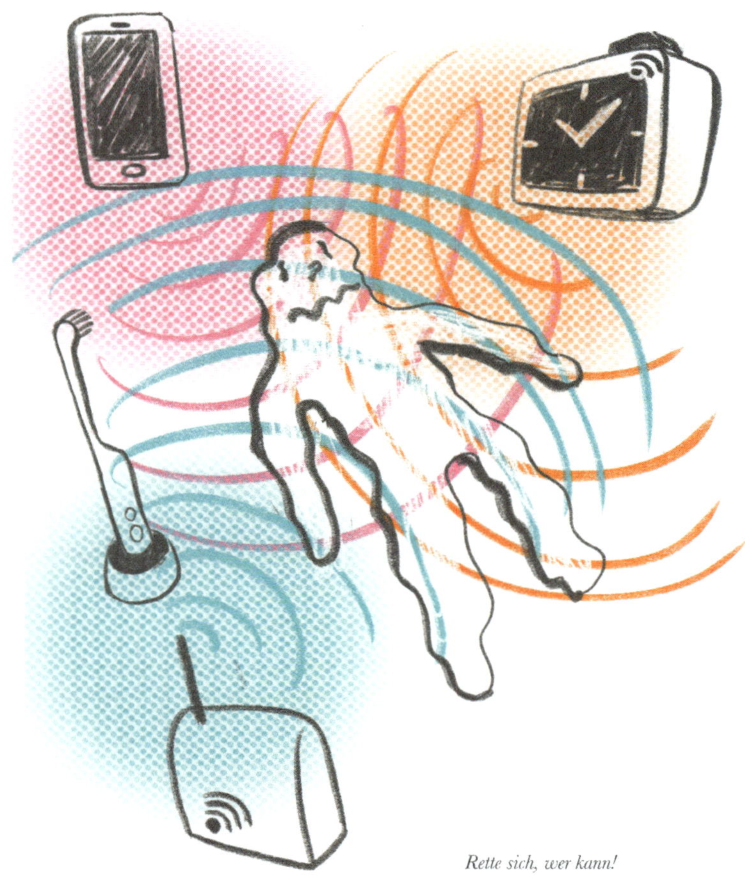

Rette sich, wer kann!

meiner Meinung nach dringend unter Naturschutz gestellt werden. Weltweit sind sich die Experten einig, dass Elektrosmog und insbesondere heutzutage die massive elektromagnetische Strahlung durch den Mobilfunk der Gesundheit schaden. Politik und Industrie verweisen auf die Einhaltung der nach Expertenmeinung viel zu hoch angesetzten Grenzwerte und degradieren Elektrosensible als Hypochonder.

Um Sie in kurzweiliger, unterhaltsamer Art und Weise in die komplizierten Sachverhalte unserer modernen, strahlenden Welt der Wellen und Frequenzen einzuführen, habe ich einige lebendig erzählte Passagen für Sie, anhand derer Sie ein Gefühl für dieses Thema bekommen. Mit der bloßen Aufführung von Fakten und Zahlen würden Sie schnell die Lust am Lesen verlieren und die Wichtigkeit dieses Themas ignorieren.

Die Welt der gesetzlichen Grenzwerte und ein kurzer Abstecher in die Baubiologie

Gesetzliche Grenzwerte sollen die Erwärmung von Körpergewebe auf ein Maß begrenzen, das die allseits wissenschaftlich akzeptierten thermischen Auswirkungen bzw. Gewebeschäden vermeidet. Grenz- oder Richtwerte für hochfrequente Wellen können grundsätzlich entweder in der sogenannten **Strahlungsstärke, Strahlungsdichte bzw. Leistungsflussdichte S** in Mikrowatt pro Quadratmeter (µW/m²) oder in der **Feldstärke E in Volt pro Meter** (V/m) angegeben werden. Diese sind einfach ineinander umrechenbar. Seit 1996 wird in Deutschland der Grenzwert in der **Feldstärke E** in V/m angegeben.[198] Sie bezeichnet die Intensität eines elektrischen Felds, etwa bei Mobilfunkantennen. Der Grenzwert für die Feldstärke richtet sich nach der genutzten Frequenz, auf der gefunkt wird. In der folgenden Liste[199] entsprechen 10 000 000 µW/m² etwa 61 V/m und bezeichnen damit den deutschen Grenzwert für UMTS:

- 0,000001 µW/m²: natürliche Hintergrundstrahlung (ungepulst)
- 0,001 µW/m²: ausreichend zum Telefonieren mit D- & E-Netz sowie UMTS
- 0,1 µW/m²: erste Veränderung des Kalzium-Stoffwechsels von lebenden Zellen, auch von menschlichen Gehirnzellen! (Bahmeier)
- 200 µW/m²: Störung der Zellmembrane (Marinelli, 1999)

- 1000 µW/m²: Hirnstromveränderungen sichtbar im EEG (von Klitzing, 1994 u. a.)
- 2000 µW/m²: signifikanter Anstieg von Leukämie bei Kindern (Hocking, 1996)
- 2200 µW/m²: Grenzwert in Russland (ungepulst)
- 10 000 µW/m: signifikanter Anstieg von *Alzheimer, Parkinson, multipler Sklerose*, Demenz usw., Öffnung der Blut-Hirn-Schranke (Salford, 2003)
- 13 000 µW/m²: signifikanter Anstieg von Leukämie bei Erwachsenen (Dolk 1997)
- 50 000 µW/m²: DECT-Telefon in ½ Meter Entfernung, z. T. höher!
- 10 000 000 µW/m²: deutscher Grenzwert für UMTS
- 100 000 000 µW/m²: Telefonat mit Handy am Ohr[200]

Der Grenzwert müsste eigentlich bereits bei 0,1 µW/m² angesetzt werden, weil hier die ersten pathologischen Veränderungen im Körper auftreten. Dieser Wert ist in der Baubiologie der Richtwert für Schlafräume bei hochfrequenter Strahlung. Die Mobilfunkgrenzwerte beziehen sich aber ausschließlich auf die Erwärmung von Gewebe: Die These lautet, dass erst bei einer messbaren Steigerung der Temperatur für die bestrahlten Lebewesen Gefahr im Verzug ist. Und das *obwohl* die Studienlage eindeutig darauf hinweist, dass gesundheitliche Schäden bereits ab 0,1 µW/m² zu erwarten sind! Die Baubiologie geht hier anders vor: Neben der **Feldstärke**, d. h. dem thermischen Effekt, werden sowohl die **Frequenz** als auch der Inhalt des Felds, d. h. die **Modulation**, berücksichtigt.

Das Neue und gleichzeitig Tückische an den modernen Funktechnologien wie z. B. WLAN*, DECT**, GSM***, UMTS****, LTE***** ist, dass deren hochfrequente Mikrowellen mit niedrigen Frequenzen „moduliert" sind, d. h. zusätzlich mit niedrigen Frequenzen an- und abgeschaltet werden. Diese liegen hauptsächlich in

* Drahtloses (**W**ireless) **LAN**

** ***D**igital **E**nhanced **C**ordless **T**elecommunications* (verbesserte digitale schnurlose Kommunikation)

*** 1990 eingeführter Mobilfunkstandard für volldigitale Mobilfunknetze der 2. Generation (2G)

**** ***U**niversal **M**obile **T**elecommunications **S**ystem*, der Mobilfunkstandard der 3. Generation (3G)

***** ***L**ong **T**erm **E**volution*, der Mobilfunkstandard der 4. Generation (4G)

einem Frequenzbereich bis 1000 Hertz und decken damit genau jenen Frequenzbereich ab, auf dem all unsere Vorgänge im Körper stattfinden: Unsere komplette Zellkommunikation basiert nämlich auf elektromagnetischen Impulsen in einem Frequenzbereich zwischen etwa 10 bis 1000 Hertz.[201] Das hauptsächliche Problem dieser modernen Technologien sind die niederfrequenten Takte, die im Wesentlichen für das biologische Risiko verantwortlich sind.

Diese Funkwellen werden in streng periodischen Rhythmen „gepulst" und greifen viel stärker als die ungepulste Strahlung derselben Frequenz und Intensität auf biologische Körperprozesse ein. Mit „Pulsung" ist das An- und Abschalten der Trägerwellen in streng periodischen Rhythmen gemeint. Die gepulste Strahlung besteht demnach aus Einzelpulsen, die in einem starren Takt aufeinanderfolgen. So etwas gibt es in der Natur nicht. Wolfgang Maes warnt vor Techniken, die mit *„solch ähnlichen Pulsvorgängen in diesem sehr niedrigen Frequenzspektrum agieren, das zudem mit unnatürlich starken Intensitäten"*[202]. Vor diesen niederfrequenten Takten schützt uns leider kein Grenzwert und genau diese sind es, die zu den starken Beeinträchtigungen bei Mensch, Tier und Pflanze führen. Das drückte Prof. Dr. Ross Adey von der Loma-Linda-Universität in Kalifornien im Jahr 1970 folgendermaßen aus:*„ Wir wissen sehr gut, dass gepulste Signale auf den Menschen stärker einwirken als ungepulste. Gepulste Mikrowellen greifen tief in biologische Prozesse ein."*[203]

Es gibt inzwischen zahlreiche Studien, die deutlich darauf hinweisen, dass die gepulste elektromagnetische Strahlung karzinogen wirken kann,[204] Handystrahlung die Schmerzempfindlichkeit erhöht[205] und selbst schwache Felder bereits die Orientierung von Zugvögeln stören, wie eine Studie des Fachmagazins *Nature* aufzeigte.[206] Des Weiteren wird von Schäden am Erbmaterial (Gentoxizität), erhöhtem Tumorrisiko, Schwächung des Immunsystems, Veränderungen im Gehirn, Eizellen- und Embryonen-Schädigungen, Sperma-Schädigung und Unfruchtbarkeit bei Männern, Schlafstörungen, Kopfschmerzen, Öffnung der Blut-Hirn-Schranke, Depressionen, Lern- und Gedächtnisstörungen sowie abweichendes Verhalten von Pflanzen und Tieren berichtet.[207] Wie der Zoologieprofessor Dr. Sainudeen Pattazhy schreibt, habe er beobachten können, dass die Zahl der Haussperlinge in der Nähe von Mobilfunktürmen drastisch abgenommen habe. In einigen Gegenden seien sie überhaupt nicht mehr zu sehen.[208]

Dr. Martin L. Pall, emeritierter Professor der Biochemie und medizinischen Grundlagenchemie der *Washington State University*, hat im Februar 2017 den Nachweis erbracht, dass Wi-Fi eine erhebliche Bedrohung für die menschliche Gesundheit darstellt. *„Weder Wi-Fi-Geräte noch andere Geräte, die elektromagnetische Felder produzieren, sind jemals biologisch auf Sicherheit geprüft worden."*[209] Er beschreibt u. a. die folgenden Symptome durch elektromagnetische Wellen, belegt durch eine Vielzahl an Studien:[210] Schlafstörungen (17 Studien), Kopfschmerzen (14 Studien), Depressionen (11 Studien), geistige Verwirrungen (7 Studien), Hauteffekte wie Brennen, Entzündungen (6 Studien).

Der Arzt und Experte für elektromagnetische Strahlung Dr. Robert Becker äußert sich zu Elektrosmog wie folgt: *„Ich habe keinen Zweifel daran, dass der größte weltweite Umweltverschmutzungsfaktor im Augenblick die Ausbreitung elektromagnetischer Felder ist. Ich halte das für weitaus bedenklicher als die globale Erwärmung ... und die Vermehrung von Chemikalien in der Umwelt."*[211]

Viel – noch mehr – noch viel mehr

5G ist nicht etwa 4G + 1G, es ist vielmehr eine völlig neue Ära der Mobilfunkgeneration, die den momentanen Standard um das bis zu Hundertfache in Bezug auf die Übertragungsgeschwindigkeit von Datenvolumen übertreffen wird. 5G ist gleich in mehrerlei Hinsicht ein Superlativ: Filme können überall in 1 (!) atemberaubenden Sekunde[212] heruntergeladen werden, wodurch sich 5G in kürzester Zeit in das Herz aller *Movie Junkies* funken dürfte, weil es ein extrem hohes Maß an Datenübertragung ermöglicht. Damit beschert es dem User der Zukunft eine um die bis 100-mal schnellere Ladegeschwindigkeiten im Vergleich zu LTE. Momentan haben wir mit den 4 Technologien 1G- bis 4G-Frequenzen zwischen 0,8 und 2,6 Gigahertz (GHz) – das entspricht bis zu 2600 Millionen Schwingungen pro Sekunde.[213] Ab dem Frühjahr 2019 starten die Versteigerungen der Frequenzen im Bereich 3,4 bis 3,8 GHz, es stehen außerdem 2-GHz-Bänder zur Disposition.

In naher Zukunft sollen die neuen Mobilfunksender der 5G-Generation etwa alle 100 bis 200 Meter platziert werden und nicht mehr hoch oben auf Dächern, sondern direkt neben den Häusern oder auf der Straße an Ampeln, Laternen ... stehen, denn diese hohen Frequenzen haben nur geringe Reichweiten. Derzeit gibt es hierzulande laut der Bundesnetzagentur „nur" um die 74 000 Standorte mit oftmals zahlreichen Mobilfunksendern an jeweils einem Ort.[214] Mit 5G soll ein hochdichtes Netz an schätzungsweise 800 000 Stationen (allein in Deutschland!) an den sogenannten Konnektivitätspunkten[215] aufgestellt werden, damit man auch die letzten Winkel eines Hauses, das fortan *Smart Home* genannt wird, erreichen kann.[216] Um wie versprochen 100-mal mehr Daten in 100-mal höherer Geschwindigkeit übertragen zu können, benötigt es pro Station anstatt wie bisher eine Strahlenkeule pro Senderichtung nun 64 Sendekeulen (je 8 nebeneinander und je 8 übereinander) in einer Antenne. Bei den 28-GHz-Antennen sind es sogar 128 GHz, und ein Modul eines bekannten Anbieters enthält 256 Miniantennen in einer.[217] Während auf dem Ritt in die Zukunft also fröhlich diese Keulen geschwungen werden, fürchten manche Elektrosensible um ihre Gesundheit. Das „Viel" sei für sie schon zu viel des Guten, und wenn es „Noch viel mehr" werden solle, werde es schwierig für sie – so eine Elektrosensible in einer Sendung auf *arte*.[218] Mit der Einführung von 5G verschieben sich auch die Grenzwerte für elektromagnetische Felder. Diese richten sich nach der genutzten Frequenz, auf der gefunkt wird. So galt bisher der **„Allgemeine Grenzwert"** (gilt für die allgemeine Bevölkerung an jedem Ort und jederzeit) in Deutschland neben der Schweiz, Luxemburg, Liechtenstein über 2 GHz bei **61 Volt pro Meter (V/m)**. Dieser Wert wurde nun von der *Internationalen Kommission für den Schutz vor nicht ionisierender Strahlung* (ICNIRP) auf **90 V/m*** für die Bevölkerung und **200 V/m** am Arbeitsplatz angehoben.[219]

Laut der Bundesnetzagentur sollen 98 Prozent aller deutschen Haushalte bis 2022 mit mindestens 100 Megabit pro Sekunde (MBit/s) abgedeckt werden.[220] Die *ZEIT* konstatiert, dass es dafür eigentlich kein 5G brauche, denn das wäre theoretisch auch mit 4G möglich.[221]

Trotzdem wird derzeit fleißig und flächendeckend versucht, die Idee und Notwendigkeit von 5G an Mann, Frau, Kind, Hund und Katz zu bringen, und so wird für die vielfältigen Vorteile dieser Technologie geworben: Sie soll in Zukunft alles und jeden miteinander vernetzen, sodass uns z. B. unser Kühlschrank über eine App Bescheid geben kann, wenn neue Milch angeschafft werden muss, oder der Mülleimer uns informiert, wenn er überquillt und geleert werden sollte. Zudem kann man über eine nützliche App in seinen smarten vier Wänden künftig seine verlorene Socke ganz

---

* 90 Volt pro Meter entsprechen 21,5 Watt pro Quadratmeter oder 21 500 000 Mikrowatt pro Quadratmeter.

stressfrei wiederfinden und genauestens seinen Lieblingspullover – ob im Schrank, im Wäschekorb oder auf der Leine bzw. im Trockner – orten. Alles ist dabei miteinander *connected*: die Tasse mit der Spülmaschine, der Waschlappen mit dem Kochtopf und der Schuh mit dem Auto, ob sinnvoll oder nicht. Natürlich ist dann durch die vielen, vielen Chips und die vielen, vielen 5G-Zellen alles da drinnen mit allem da draußen – Privatsphäre hin oder her – unsichtbar verbunden. Hauptsache *connected*. Schöne neue Welt – Aldous Huxley und George Orwell hätten beim Blick auf dieses dystopische Spektakel sicher ihren Spaß!

Sie werden also immer ganz genau wissen, wo sich Ihre Siebensachen befinden, und müssen Ihre wertvolle Zeit nicht mit sinnlosem Suchen vergeuden. Selbst Ihren Kater können Sie rund um die Uhr stalken und sich auf Ihrer App bei aufkommender Langeweile stundenlang seine bevorzugten Streifreviere ansehen, und käme er mal über Nacht aufgrund eines Rendezvous' mit einer Katzendame nicht nach Hause, könnten Sie ihn via App einfach und zielsicher orten und – Miauen und Gezeter hin oder her – mit nach Hause zerren. Aber nicht nur der Kater kann rund um die Uhr überwacht werden, sondern sein Herrchen gleich mit, und es erübrigt sich von selbst, zu sagen, dass nächtliche Rendezvous trotz verdeckter Mission nicht mehr heimlich, still und leise stattfinden können. Ein Schelm, wer dabei Böses denkt. ... Auch Kindsein wird in Zukunft smarter, denn bereits im zarten Säuglingsalter dürfen die ganz Kleinen mit der innovativen Erfindung buchstäblich hautnah in Berührung kommen – in Form der intelligenten elektronischen Babywindel, die per Bluetooth an die App der Eltern nebst anderen Features per lachendem oder weinendem *Face Button* übermittelt, ob die Windel trocken oder voll ist und schleunigst gewechselt werden sollte.

Diese innovative Erfindung eines taiwanesischen Herstellers war eines der Highlights auf der IFA 2018 in Berlin.[222] Auch *Pampers* will ab Herbst 2019 mit *Lumi* solch eine smarte Überwachungswindel auf den Markt bringen und kommt mit Sensor, Full-HD-Überwachungskamera und einer passenden App daher. Neben diesen praktischen Home-Tools soll auch das Autofahren revolutioniert und leichter, smarter, sicherer gemacht werden: Beim „autonomen Fahren" soll das *Connected Car* fortan zielgerichtet und selbstständig ohne Eingreifen des menschlichen Fahrers und damit des Störfaktors Nummer eins auf den Straßen fortbewegt werden. Klingt interessant – aber: Brauchen wir diese *Funny Functions*-Innovationen?

Natürlich ärgere auch ich mich mindestens 1-mal wöchentlich über die höchstwahrscheinlich von der Waschmaschine verschluckten Socken, über das verschollene

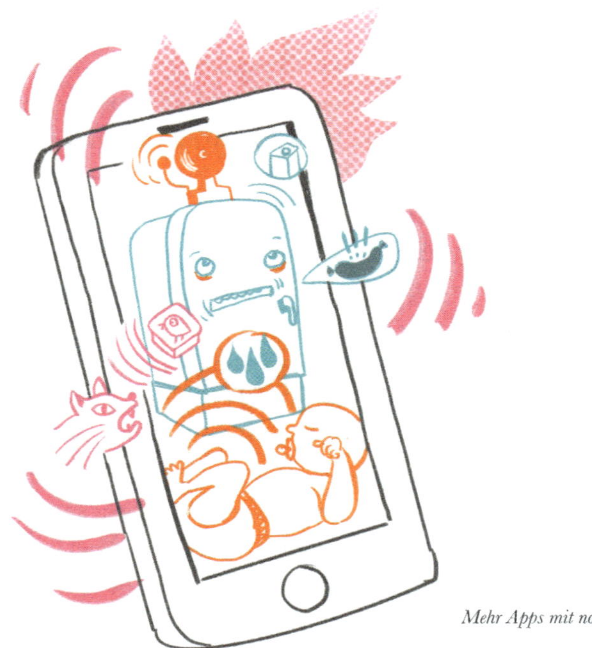

Mehr Apps mit noch mehr Features

4er-Straßenbahnticket oder die bereits seit Wochen abgelaufene Milch im Kühlschrank. Und es wäre ein überzeugendes Argument für mich als Autoabstinenzlerin, mehr Auto zu fahren, wenn ich die Zeit des lästigen Lenkens, Schaltens und Aufpassens im Auto schreibend mit dem Laptop auf dem Schoß inklusive abwechslungsreicher, sich ständig verändernder Ortskulisse nutzen könnte – als Büro „on the road" sozusagen. Ich gebe hier offen zu, dass ich auch gern mal lautstark theatralisch durch die ganze Wohnung brülle, wer denn bitteschön meine neue Handcreme geklaut hat, um meiner angestauten Energie ein Ventil zu verschaffen und wieder gehörig Dampf abzulassen. Hier würde eine App meinem „Dampf-Ablass-Reinigungsmechanismus" schlicht und einfach den Hahn abdrehen und mich über kurz oder lang mit toxischer Stressenergie vergiften, und seien wir mal ehrlich und zugegebenermaßen etwas altmodisch: Hat es nicht auch einen gewissen Lerneffekt, sich reuevoll zu schwören, nächstes Mal auf lieb gewonnene Dinge besser aufzupassen?

Nebenbei betrachtet, gilt es übrigens als erwiesen, dass die Gehirnleistung sinkt, je mehr Denkprozesse dem Menschen von Maschinen abgenommen werden. Aber das ist ja eigentlich logisch, und dazu muss ich mir nicht erst die Geschichten von blindlings auf ihre Navis vertrauenden Autofahrern ins Gedächtnis rufen, die ihre

Autos in Seen versenkten, über Wiesen preschten oder einen Hunderte Kilometer langen Umweg fuhren, nur weil ihr Navi ihnen diese Route vorgeschlagen hatte und sie keine Notwendigkeit sahen, ihre Gehirnzellen mal in den Online-Modus zu versetzen.

Wissenschaftler warnen eindringlich vor der massiven Belastung dieses dichten Netzes und beziehen sich dabei auf Untersuchungen mit höchst besorgniserregenden Ergebnissen für Menschen, Tiere und Pflanzen. Sie plädieren für den sofortigen Ausbaustopp dieser Technologie und stattdessen für die Etablierung einer gesundheitlich unbedenklichen Datenübertragung. Und die gibt es laut Prof. Dr. Klaus Buchner sogar bereits – und zwar *ohne* die negativen Auswirkungen auf die Gesundheit![223] Ulrich Weiner, Sprecher für viele Elektrosensible und selbst Erkrankter, plädiert für den alternativen Ausbau des Glasfasernetzes, fordert den Schutz der Betroffenen, funkfreie Gebiete, die ein lebenswertes Leben ermöglichen, und das Verbot von Hausfunk. Seiner Meinung nach muss ein Haus – und damit Ort der Regeneration und des Rückzuges – strahlengeschützt sein. Er bezeichnet die Elektrosensiblen als Frühwarnsysteme unserer Zeit – ähnlich dem Kanarienvogel im Bergbau.[224] Wir sollten diese Warnung ernst nehmen!

Die wenigsten Menschen wissen leider, dass ein Zuviel an Strahlung uns krank machen kann und häufig Ursache einer Therapieresistenz ist.

Man sieht sie nicht, man hört sie nicht und man kann sie auch nicht riechen. Trotzdem ist sie permanent da – durch die natürliche Strahlung in Form kosmischer und terrestrischer Strahlung und leider viel zu stark in Form von strahlenden Handys, DECT-Telefonen, WLAN-Hotspots, Richtfunk etc. Diese Geräte beglücken uns meist rund um die Uhr in unseren eigenen vier Wänden.

Kleine Geräte - große Störenfriede

Vor rund 10 Jahren hatten wir in unserer Wohnung noch weniger als eine Handvoll WLAN-Netze und DECT-Telefone, die uns angezeigt wurden. Mittlerweile könnten wir uns rein theoretisch in mehr als 15 bis 20 verfügbare – teilweise stark funkende – Netzwerke einwählen, zuzüglich der flächendeckend genutzten DECT-Telefone – und das Tag und Nacht! Kein Wunder, dass ich in meinen Meditationen bisher nie die Erleuchtung erreichte, weiß ich doch inzwischen, dass das WLAN mir genau mitten durch meine Alpha-Wellen funkt, die die Brücke zwischen dem bewussten Geist (Beta) und dem Unterbewussten (Theta und Delta) schafft und darüber hinaus noch für Heilung, Regeneration und Wohlempfinden sorgen. Die Alpha-Wellen liegen in einem Bereich von 8 bis 12 Hertz und WLAN pulst mit 10 Hertz zielgenau mitten ins Herz von Alpha.

Eins obendrauf setzt dann noch das impulsive DECT mit 100 Hertz und verhindert dadurch nicht nur mystische und transzendente Erlebnisse oder Gipfelerfahrungen im Bereich der Gamma-Wellen, sondern ganz profan Schlaf, Ruhe und Regeneration. Kurzum: Es handelt sich um einen nonstop pulsierenden, nervigen Mix aus Störenfrieden, die uns krank, stumpf und unglücklich machen. Sogar beim gestrigen Qigong, von dem ich mir etwas mehr *Chi* nach der kopflastigen Schreibarbeit erhoffte, durfte ich leider erfahren, dass selbst an solchen Rückzugsorten Entspannung nicht mehr möglich ist. Ich muss kein Fachmann sein, um zu erkennen, dass eine 300 Quadratmeter große Entspannungsoase trotz fein und harmonisch aufeinander abgestimmtem Interieur hoch über den Dächern der Stadt mit direktem Blick auf vier nach allen Seiten strahlenden Mobilfunkanlagen, internem WLAN sowie DECT das *Chi* massiv bombardieren. Kein Wunder, dass mich dieses nach 2 Stunden bestimmt, aber freundlich bat, diese Räume schleunigst zu verlassen.

Es ist inzwischen bekannt, dass die Frequenz von 10 Hertz (mit der Schumann-Resonanzfrequenz von 7,83 Hertz) Teil unserer natürlichen Umwelt ist und vitale Funktionen im Körper steuert und aufrechterhält. Dazu Prof. Dr. Karl Hecht: *„Die Schumannwellen gewährleisten das Leben auf unserem Planeten, sie bestimmen tief greifend unser Gesundsein. … Die 10-Hz-Pulsation der WLAN elektromagnetischen Strahlungen ist ein Impuls, aber keine Sinuswelle, und sie stört alle Lebensprozesse, ist tief greifend gesundheitsschädlich, weil damit analog zum Schmerzgedächtnis ein WLAN-Pulsations-Stressgedächtnis bei permanenter Langzeiteinwirkung ausgebildet werden kann. Das heißt, auch wenn WLAN abgeschaltet wird, ist dann der starke Stresseffekt gegenwärtig!"* [225]

Aus diesem guten Grund möchten wir weder WLAN oder DECT um uns herum, und wir nutzen sie auch nicht und trotzdem haben wir die „Dauerbeschallung" von unseren Nachbarn, die vor unserer Wohnung nicht haltmacht. Es gab diesbezüglich hitzige Diskussionen unter den Mitmietern im Haus, und ich konnte einige (ebenfalls chronisch Kranke) immerhin davon überzeugen, doch wenigstens nachts auf den gepulsten Störenfried zu verzichten und offline zu gehen. Ein Nachbar kaufte sich sogar auf mein Anraten ein neues DECT-Telefon mit „Eco-Modus +", das die Sendeleistung komplett abschaltet, wenn es nicht genutzt wird. Daneben gibt es ebenfalls von

Gigaset den „Eco-Modus", bei dem die Sendeleistung sich zumindest abschaltet, wenn das Gerät in der Basisstation liegt. Bei anderen Herstellern wird dasselbe dann „Full Eco" oder „Blue Eco" genannt. Etwas verwirrend ist, dass die Bezeichnung „Eco" bei weiteren Herstellern auch eine Vollabschaltung der Basis außerhalb von Telefonaten bedeutet, bei anderen hat es nur etwas mit dem Mobilteil und überhaupt nichts mit der Basis zu tun. Es gibt Modelle, bei denen die Sondereinstellung bereits ab Werk aktiviert ist, bei anderen muss man die Aktivierung selbst vornehmen. Erkundigen Sie sich bei dem jeweiligen Hersteller nach diesen Möglichkeiten.

Auch bei WLAN-Routern ist es möglich, die Sendeleistung zu minimieren. Lesen Sie dazu die Gebrauchsanleitung Ihres Routers oder fragen Sie direkt beim Hersteller nach. Übrigens gibt es mittlerweile von den Herstellern (z. B. in der Kurzbedienungsanleitung zum *Telekom*-Router *Speedport Smart*) die Empfehlung, diese Geräte *nicht* in die Nähe von Kinderzimmer, Schlafraum und Aufenthaltsraum aufzustellen. Frage: Wo soll man es denn dann aufstellen? Nicht jeder hat einen Flur oder eine Abstellkammer, und selbst wenn man eine hätte, würde im Fall einer pappkartonartigen Leichtbauwand die Strahlung ungehindert die genannten sensiblen Räume ebenfalls befunken. Ein kleiner Tipp am Rande aus der Schatzkiste eines Baubiologen: Sie können die Geräte auch in einen Karton mit mehrflächig ausgekleideter Alufolie packen. Alufolie wirkt stark abschirmend, und so kann man anhand dieses kostengünstigen Tricks die Funkstrahlung effektiv drosseln.

Werksmäßig sind diese Geräte so eingestellt, dass sie mit der maximalen Sendeleistung etwa 50 bis 100 Meter weit funken, manche Hersteller werben sogar mit 300 Metern Reichweite. Ich frage mich, für wen das Sinn machen soll. Sicher nicht für den deutschen Durchschnittsbürger, der auf durchschnittlich knapp 45 Quadratmetern lebt und mit seinem Netz dann gleich den halben Stadtteil mitbedient – ob er das nun will oder nicht. Ich kenne einen sehr schweren Fall von Elektrosensibilität, bei dem eine Freundin ein Jahr lang völlig unwissend mit dem Kopf direkt an der Gipskartonwand zur Nachbarwohnung schlief, wo auf der anderen Seite direkt der WLAN-Router aufgestellt war. Sie wurde innerhalb des Jahres so krank, dass sie keiner Tätigkeit mehr nachgehen und sich nicht mehr ohne hochfrequenzabschirmende Kleidung in der Stadt aufhalten konnte.

Sie ist sicher kein Einzelfall und tatsächlich kann solch eine hohe Belastung durch hochfrequente elektromagnetische Felder über längere Zeit zu einer ausgeprägten Elektrosensibilität führen. Übrigens ist es in Frankreich seit 2017 per Gesetz vorgeschrieben, dass die Arbeitgeber Strahlungsmessungen am Arbeitsplatz durchführen müssen. So musste etwa in einer Pariser Bibliothek die Sendeleistung von WLAN reduziert werden, weil die Mitarbeiter sich dadurch unwohl fühlten.[226] In dieser Xenius-Sendung auf *arte* zum Thema „Elektrosmog. Eine unterschätzte Gefahr" wurde ebenfalls berichtet, dass es laut amtlicher Schätzung inzwischen etwa 3 Millionen Menschen in Frankreich und Deutschland gibt, die durch Elektrosmog krank geworden sind (siehe im Anhang unter „Filme im Internet und auf YouTube", Seite 312 f.).

Elektrosmog verursacht beim Menschen Dauerstress und stellt einen immensen Störfaktor dar, den Sie, insbesondere wenn sie chronisch krank sind, überhaupt nicht brauchen können. Aufgrund der erhöhten Stimulation der Nebennierenrinde durch Elektrosmog wird das Stresshormon Cortisol verstärkt ausgeschüttet, was den Körper auf Dauer ungemein belastet.[227]

Wie bereits geschildert, ist es für die Aktivierung der Selbstheilungskräfte absolut notwendig, in einem stressfreien Modus zu sein. Wenn durch die uns alle immer stärker umgebende hochfrequente Strahlung der gesamte Organismus unter Stress gerät, kann es nach Aussage von Medizinern sowohl zu Erkrankungen als auch zu Verzögerung oder gar Verhinderung der Heilung kommen.

Die Zirbeldrüse, ein äußerst sensibles Organ im Epithalamus (einem Teil des Zwischenhirns), kann durch Elektrosmog in ihrer Melatoninproduktion gestört werden. Die empfindliche Zirbeldrüse regelt den Schlaf-wach-Rhythmus, den Hormonspiegel und ist in hohem Maße für unser Wohlbefinden zuständig. Baubiologen verweisen darauf, dass durch Elektrosmog das Hormonsystem empfindlich gestört werden könne.[228, 229, 230]

Exkurs: Hormonsystem und Knochenstoffwechsel

Wie bereits erwähnt, benötigt der Körper ausreichend Vitamin D, um Kalzium in die Knochensubstanz einbauen zu können (siehe unter „Die drei Musketiere für Ihre Zahngesundheit: Die Vitamine D_3 und K_2 sowie der Mineralstoff Magnesium", Seite 167 ff.). Kalzium ist der wichtigste Mineralstoff im Knochen. Die Auf- und Abbauprozesse der Knochensubstanz werden im Körper zusätzlich von Hormonen gesteuert. Als wichtige Hormone sind hier das Parathormon zu nennen, das in der Nebenschilddrüse produziert wird, sowie das Kalzitonin, das aus der Schilddrüse stammt. Neben diesen beiden Hormonen sind noch die beiden Sexualhormone

Östrogen bei der Frau und das Testosteron beim Mann zu nennen, die ebenfalls für den Knochenstoffwechsel elementar sind.

Wenn Elektrosmog das Hormonsystem aufs Empfindlichste stören kann, ist es naheliegend, dass der Körper unter diesen Umständen nicht mehr ausreichend dazu in der Lage ist, gesunden Knochen nachwachsen zu lassen, dass es also verstärkt zu Knochenabbauprozessen im Körper kommt.

Es gibt Menschen, die so stark elektrosensibel sind, dass ein normales Wohnen für sie nicht mehr möglich ist. Sie flüchten in den Wald oder leben an einem der wenigen Orte der Welt, die noch frei von hochfrequenter Strahlung sind. Green Bank ist z. B. solch ein Ort in den USA, wo es keinen Mobilfunkempfang gibt: Das liegt daran, dass das Green-Bank-Teleskop nicht durch störende Strahlung beeinträchtigt werden soll.

Welche Maßnahmen können Sie ergreifen?

Zuallererst ist es wichtig, sich des Problems bewusst zu werden und dann in Ruhe mit Herz und Verstand zu handeln. Panik ist an dieser Stelle unangebracht, da es den Stress und damit verbundene negative Auswirkungen nur weiter verstärkt. **Außerdem erzeugen wir mit Angst oder Panik ein negatives energetisches Feld, das uns zusätzlich schwächt.**

Zuallererst sollten wir unnötige Strahlungsquellen in der Wohnung, am Arbeitsplatz und direkt am Körper so weit wie möglich eliminieren. Dazu gehören in erster Linie Maßnahmen wie:

- auf strahlungsintensive Smartphones verzichten (besser einfache strahlungsärmere Handys nutzen oder mobile Daten, WLAN und Bluetooth ausschalten, wenn man das Gerät nur als Telefon nutzt);
- wenn überhaupt, dann so kurz wie nötig und so selten wie möglich mit dem Smartphone telefonieren; hier sind extrem hohe Werte um die 100 000 000 Mikrowatt pro Quadratmeter durch Telefonate mit dem Handy direkt am Ohr zu verbuchen;[231]
- *Apple* spricht 2016 die offizielle Empfehlung aus, das *iPhone 7* nur per Freisprechoption zu nutzen (z. B. durch den integrierten Lautsprecher, Headsets) und das *iPhone* mindestens 5 Millimeter vom Körper entfernt zu

tragen.[232] Grund sind die hohen Strahlungswerte des Geräts, von denen es aber noch deutlich mehr und strahlungsintensivere auf dem Markt gibt. Andere Hersteller ziehen nach, und weisen inzwischen darauf hin, dass die Smartphones *nicht* direkt am Ohr benutzt werden dürfen (Frage: Wer hält sich denn daran?!);

- auf WLAN verzichten (besser auf Kabel umsteigen);
- DECT-Telefone austauschen (besser auf schnurgebundene Telefone oder zumindest strahlungsarme DECT-Telefone ausweichen);
- funkende Rauchwarnmelder sowie SMART-Geräte (Smart-Meter-Zähler für Strom, Wasser, Heizung und Gas) vermeiden. Hierzu schreibt die *American Academy of Environmental Medicine* (AAEM) Folgendes: *„In einem Haushalt, in dem Personen mit neurologischen oder neurodegenerativen Erkrankungen, genetischen Defekten, Krebs und anderen Krankheiten leben, sollten keine Smart Meter installiert werden. Zudem sollten Smart Meter im näheren Umfeld um die Behausungen von Patienten entfernt werden"*[233]*;*
- Elektrosmog von LEDs und Sparlampen reduzieren, denn er beeinflusst u. a. den Serotoninhaushalt des Körpers, zudem wird hiedurch die Bildung des Stresshormons Adrenalin erhöht.[234] Abhilfe kann beispielsweise durch sogenannte LED-Konverter geschaffen werden (Bezugsquelle siehe Seite 305 ff.). Beim Arbeiten am Bildschirm bringt auch das Herunterdimmen des Bildschirmes laut Reinhard Gerl, Farbtherapeut und Gründer von *innovative eyewear PRISMA®*, einen gewissen Effekt;
- außerdem das Blaulicht reduzieren, vor allem wenn Sie abends noch viel am Bildschirm arbeiten. Es wird auch von LEDs und Sparlampen ausgestrahlt und hemmt die Melatoninproduktion, wodurch das Risiko für Krankheiten steigen kann.[235] Abhilfe schaffen spezielle Blaulichtfilterbrillen (Bezugsquelle siehe Seite 305 ff.). Mit einer speziellen Software zur Farbeinstellung wie z. B. *Flux* oder *Night Shift* können nach Aussage von Reinhard Gerl Blauanteile des Lichts am Monitor nicht ganz beseitigt, sondern nur reduziert werden.

Wenn Sie LEDs als Leuchtmittel verwenden, dann sogenannte *Retrofit-LEDs*, die eine Farbtemperatur unter 1900 Kelvin haben. Diese sind für die Abendstunden hormonneutral. Allerdings ist die Farbwiedergabe nicht ideal, so Reinhard Gerl.

Es gibt mehrere Möglichkeiten, sich vor von außen kommender hochfrequenter Strahlung abzuschirmen, ohne gleich auswandern zu müssen. Ich habe lange mit verschiedenen Möglichkeiten herumexperimentiert. Wir haben unsere Wohnung von einem Baubiologen vermessen lassen, die Betten umgestellt, Zimmer getauscht, unter hochfrequenzabschirmenden Baldachinen geschlafen, in denen man im Sommer kaum Luft bekommen hat und die viel zu schnell einstaubten. Die Möglichkeit, alle Wände und Decken mit abschirmender Farbe (die es aufgrund des darin enthaltenen Kohlenstoffs in Form von Carbonfasern, Ruß oder Graphit leider nur in Schwarz gibt und die dann überstrichen werden muss) zu streichen, haben wir nicht in Erwägung gezogen, da die von uns aufwendig mit der baubiologisch optimalen atmungsaktiven und antibakteriellen Kalkfarbe gestrichenen Wände diesen Akt nicht verkraftet hätten – und wir als die in wochenlanger Arbeit kratzenden, Tapeten- und Leimfarbe entfernenden Idealisten ebenso wenig. Eine andere Lösung musste also her, um uns vor den allseits strahlenden Nachbarn und einem Mobilfunksender in der Nähe abzuschirmen.

Die Leiden des heutigen Baubiologen

Ein mir bekannter Baubiologe klagte mir kürzlich sein Leid, dass er unter den heutigen Umständen in Bezug auf Strahlung im Hinblick auf die Abschirmung vor hochfrequenter elektromagnetischer Strahlung häufig kapitulieren müsse. Es sei ihm beinahe unmöglich, die noch vor wenigen Jahren zum baubiologischen Goldstandard gehörende Kategorie der „schwachen Auffälligkeit" oder gar „keine Auffälligkeit" zu erreichen. Seit dem Standard der baubiologischen Messtechnik 2008 (SBM-2008) wird übrigens statt des früheren Begriffs „Anomalie" der Begriff „Auffälligkeit" verwendet. Um eine Aussage über diese Kategorien treffen zu können, wird vor Ort eine Messung der hochfrequenten elektromagnetischen Wellen in einem Frequenzbereich von 88 Megahertz bis 6 Gigahertz vorgenommen.

Die Richtwertempfehlung für Schlafplätze liegt nach dem sogenannten Standard der Baubiologischen Messtechnik, kurz SBM, seit 2008 bei folgenden Werten:[236]

- keine Auffälligkeit: weniger als 0,1 Mikrowatt pro Quadratmeter
- schwache Auffälligkeit: 0,1 bis 10 Mikrowatt pro Quadratmeter

- starke Auffälligkeit: 10 bis 1000 Mikrowatt pro Quadratmeter
- extreme Auffälligkeit: mehr als 1000 Mikrowatt pro Quadratmeter

Sie erinnern sich? Die natürliche Hintergrundstrahlung liegt bei 0,000001 Mikrowatt pro Quadratmeter! Die Kategorisierung aus der Baubiologie bedeutet *nicht*, dass diese von Menschen gemachte Einteilung eine Aussage über die Unbedenklichkeit der Strahlung selbst im kleinsten Bereich zwischen 0 und 0,1 Mikrowatt pro Quadratmeter treffen kann. Hiermit werden lediglich Bereiche festgelegt, die nach baubiologischer Einschätzung einen Handlungsbedarf erforderlich machen. Wir wissen noch nicht, ab welcher Intensität die ersten Schäden auftreten, aber es konnte bisher immerhin nachgewiesen werden, dass bereits bei 0,1 Mikrowatt pro Quadratmeter krank machende Prozesse wie z. B. erste

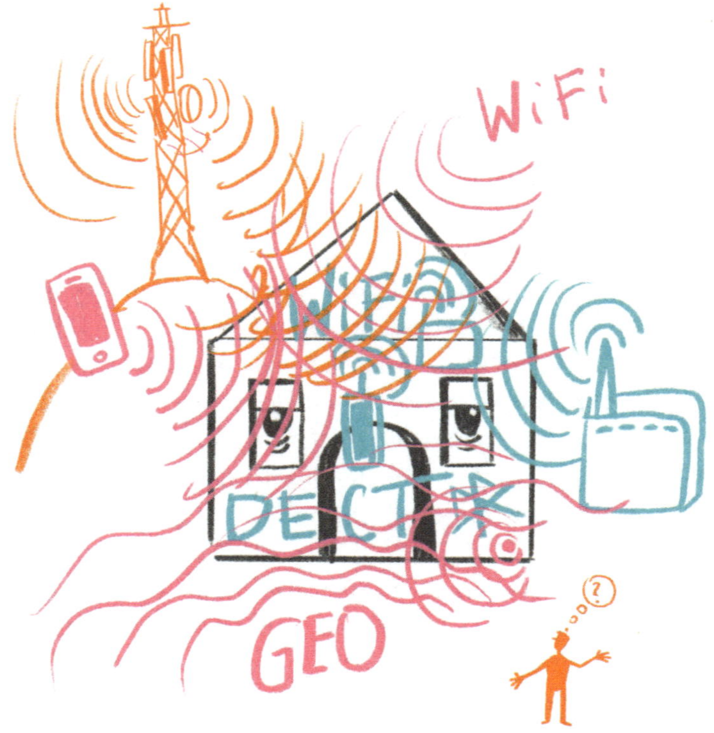

Das kranke Haus

Veränderung des Kalzium-Stoffwechsels von lebenden Zellen, etwa menschlichen Gehirnzellen, ablaufen! Aus diesem guten Grund ist das der Richtwert in der Baubiologie.

„Keine Auffälligkeit" finden Sie heutzutage wahrscheinlich nur noch in Green Bank oder an den vergessenen, verschlafenen Plätzchen dieser Erde, an denen sich bald alle Elektrosensiblen tummeln werden. Diese Kategorie gehört neben vielen Tier- und Pflanzenarten zu einem aussterbenden Phänomen unserer heutigen hoch technisierten Gesellschaft.

Eine „schwache Auffälligkeit" ohne abschirmende Maßnahme vorzufinden gleicht inzwischen einem Sechser im Lotto. Höchstwahrscheinlich müssen Sie einiges an Geld investieren, um ihren Schlafplatz hier platzieren zu können. Der Baubiologe beglückwünschte uns damals bei der Messung unserer Wohnung dazu, dass wir wenigstens im Schlafzimmer auf etwa 80 Mikrowatt pro Quadratmeter kamen und damit in der Kategorie der „starken Auffälligkeit" landeten. Die anderen Zimmer wiesen Stärken bis zu 400 Mikrowatt pro Quadratmeter auf. (Wohlgemerkt: Wir besitzen weder WLAN noch haben wir DECT-Telefone innerhalb unserer ansonsten gut abschirmenden Massivbauwände.) Damit liegen wir hier anscheinend *unter* dem Durchschnitt – da würde es nach Aussage des Baubiologen bei den allermeisten Leuten noch ganz andere Werte geben. Dazu legt der Architekt Jörn Gutbier von *diagnose:funk* folgende dramatische Zahlen vor: *„In den städtischen Dachgeschossen, z. B. in Stuttgart am Bismarckplatz, messen wir im Hauptstrahl einer Sektor-Sendeanlage auch Immission von weit über 100 000 Mikrowatt pro Quadratmeter. Ein WLAN-Router im selben Zimmer verursacht je nach Abstand und Aufstellungsort Immissionspegel von etwa 100 bis 100 000 Mikrowatt pro Quadratmeter. Ähnliche Werte gelten für die Schnurlostelefone."*[237]

Mit einem ziemlich teuren hochfrequenzabschirmenden Baldachin kamen wir letztendlich immerhin auf etwa 3 Mikrowatt pro Quadratmeter aus der Kategorie „schwache Auffälligkeit" und damit in den seltenen Genuss eines baubiologischen Lottogewinns.

Die Arbeit eines Baubiologen im Kampf gegen diese flächendeckende Strahlenkeule empfinde ich mittlerweile als einen kräftemäßig sehr ungleichen Kampf von David gegen „Giga-Goliath" bzw. inzwischen „Tera-Goliath", und ich frage mich, welche Register der kluge Baubiologe heutzutage ziehen muss, um diesen Kampf zu gewinnen.

Selbst Menschen, die für baubiologische Themen sensibilisiert sind, machen sich heute nicht mehr auf den (zugegebenermaßen sehr mühsamen) Weg, eine möglichst unbelastete Wohnung zu suchen. Zum einen sind sie froh, wenn sie überhaupt eine bezahlbare Wohnung finden, zum anderen ist die vorhandene Grundbelastung in den Städten inzwischen flächendeckend. Nicht zuletzt nutzt fast jeder funkende Technologien und will selbst nicht auf sein WLAN oder Smartphone verzichten. Sind Kinder im Spiel, so haben die meisten Eltern kapituliert: Kennen Sie einen Jugendlichen, der nicht ständig wichtige Nachrichten und Neuigkeiten per Mobiltelefon mit seinen Freunden austauscht?

Was tun bei starker Elektrosensibilität?

Bei einer ausgeprägten Elektrosensibilität handelt es sich in der Regel um ein Symptom mit tiefer liegenden Ursachen, wie beispielsweise eine starke Belastung mit Schwermetallen oder Toxinen, psychische Traumata oder emotionale Blockaden. Werden diese entfernt bzw. werden Körper, Geist und Seele von ihren physischen und psychischen Belastungen befreit, verschwindet häufig auch innerhalb kurzer Zeit die starke Elektrosensibilität. Diese ist oftmals nur der Tropfen, der das sprichwörtliche Fass zum Überlaufen gebracht hat. Der Körper ist in diesem Falle nicht mehr dazu in der Lage, einer weiteren Belastung zu trotzen, und so kollabiert das gesamte System. Das bedeutet *nicht*, dass die teilweise immense Belastung durch vor allem hochfrequente elektromagnetische Felder ignoriert oder bagatellisiert werden sollte.

Besteht eine chronische Erkrankung bei gleichzeitiger Elektrosensibilität, so ist es ratsam, zweigleisig zu fahren, indem man auf der einen Seite jegliche Art von Belastung vermeidet und auf der anderen Seite gleichzeitig die Heilung der Grundursache(n) angeht.

Mittlerweile gibt es einen großen Markt verschiedenster Geräte und Vorrichtungen zur Abschirmung hochfrequenter elektromagnetischer Strahlung. Sie stellen für viele Anwender eine gute Möglichkeit dar, diesen oft enormen gesundheitsschädlichen Faktor zu reduzieren. Die Basis bildet aber immer die Entgiftung des Körpers (vor allem mit Zeolith; siehe unter „Klinoptilolith-Zeolith – Ein Naturprodukt mit erstaunlich vielen Talenten“, Seite 171 ff.) sowie die Bereitstellung von Mineralstoffen, Spurenelementen und Vitaminen in ausreichender Menge. Nachstehend nenne ich Ihnen einige Maßnahmen zur Minimierung der elektromagnetischen Felder, die sich in verschiedenen Tests und laut Anwenderberichten als besonders wirksam erwiesen haben.

Allerlei Hilfsmittel zum Reduzieren von Elektrosmog

Abschirmung – Der bewährte Klassiker

Die in der klassischen Baubiologie am häufigsten angewendete Art der Reduzierung von Elektrosmog ist neben dem Entfernen der störenden Geräte oder dem Abstandhalten die Abschirmung. Hier kommen diverse Materialien wie z. B. abschirmende Farben, Baustoffe, Tapeten oder textile Stoffe zum Einsatz.

Die Wahl des Materials und der Umfang der Abschirmmaßnahmen richten sich nach Intensität und Art der Strahlung. Oft ist eine Abschirmung sehr preisintensiv und aus Kostengründen nicht im gesamten Wohnbereich machbar. Daher ist es vor allem wichtig, dass wenigstens im Schlafraum optimale Werte erreicht werden. Solche Maßnahmen sollten generell *immer* mit baubiologischer Begleitung umgesetzt werden, da es unter Umständen zu „Verschlimmbesserungen“ führen kann. Legen Sie das in die Hände eines erfahrenen Baubiologen!

Wohnraumharmonisierer – Harmonie auf allen Ebenen

Seit ein paar Jahren oder gar schon Jahrzehnten gibt es einfachere Lösungen, ein Haus oder eine Wohnung effektiv vor nieder- und hochfrequenter Strahlung sowie geopathischen Störfeldern zu schützen, als es komplett mit geeigneten Materialien abzuschirmen. Solche Geräte, meist „Wohnraumharmonisierer“ genannt, gibt es inzwischen von zahlreichen Herstellern in unterschiedlichen Größen, Formen und Preiskategorien, und Sie tun gut daran, sich genau über die Wirkungsweise und Reichweite der einzelnen Geräte zu informieren. Es gibt solche, die ein Feld neutralisieren bzw. harmonisieren, aber auch andere, die es energetisieren können. Das Optimum liegt in einer gesunden Mitte: nicht zu viel und nicht zu wenig. Eine zu starke Energetisierung, d. h. das Zuführen von Energie, ist zwar bei einem kurzfristigen Einsatz oft hilfreich, aber bei einer dauerhaften Einwirkung oft zu viel des Guten und damit auch widernatürlich. Letztendlich ist es eine neue Art der Belastung, nur eben in die andere Richtung.

Früher wusste man um die Wichtigkeit von störungsfreien Zonen in Häusern, Kirchen und Tempeln, weil diese Orte der Regeneration und der Bewusstseinserweiterung dienten. Durch die alte Kunst der Geomantie konnte man den optimalen Ort für das Gebäude auswählen. Unser Wohnort kann, je nachdem welche Einflüsse darauf einwirken, entweder eine Quelle der Gesundheit oder eine Quelle der Krankheit sein.

Von den verschiedenen Produkten, auf die ich im Folgenden näher eingehe, weiß ich, dass sie funktionieren.* Sie sollen u. a. auch gegen geopathische Störfelder wie z. B. Wasseradern, Verwerfungen, Globalgitter oder Currygitter wirken. **Die Adressen der Hersteller finden Sie im Anhang unter „Bezugsquellen"** (Seite 305 ff.).

- Als Bestseller gegen Strahlung aller Art wird die bereits seit 20 Jahren verkaufte ***Tesla-Antenne Sedona*** von Dipl.-Ing. Walter Thurner gehandelt. Sie kann ein harmonisches Umfeld in den Wohnräumen schaffen und zu einer dauerhaften Entstörung von negativen Strahlungseinflüssen führen.
- Der ***Hamoni***®-Harmonisierer wurde von Heilpraktikern und Baubiologen getestet. Aus einer Publikation in der Zeitschrift *im+PULS*, Ausgabe 37, geht hervor, dass es laut Baubiologe und Testleiter Udo Grundmann bei den Probanden durch die Aufstellung des ***Hamoni***® zu einer deutlichen Reduzierung des Stressindex von bis zu 30 Prozent kam, d. h., das Stressniveau ist dadurch deutlich gesunken.[238] Es gibt hierzu auch ein informatives Begleitheft, in dem zahlreiche Heilpraktiker und Ärzte und viele Anwender von ihren Erfahrungen berichten.
- Der Hersteller von ***VIVOBASE*** gibt an, dass die Wirksamkeit der Produkte ebenfalls in wissenschaftlichen Studien in Zusammenarbeit mit dem *BION Institute* belegt worden sei. Die Wirksamkeit soll laut handelsüblicher Frequenzmessgeräte messbar sein.
- Die ***Qi-Home***®-Produkte von *Qi-Technologies* sollen laut Hersteller in einem bestimmten Wirkungsradius Strahlungen aller Art reduzieren, vor strahlungsbedingten Schäden schützen, mehr Lebensenergie erzeugen, die Raumluft reinigen sowie Wasser und wasserhaltige Lebensmittel energetisieren.

---

* Es gibt natürlich noch viele weitere Produkte, zu denen ich allerdings leider keine Aussage machen kann.

- Die Produkte von **Harmony United Ltd.** nutze ich selbst seit einiger Zeit mit Begeisterung. Die Wirkungsweise basiert laut dem Erfinder Dipl.-Ing. (FH) Joachim M. Wagner auf der Grundlage der Quantenphysik, der Kybernetik und der neuronalen Vernetzung von elektronenresonanten Schwingungselementen. Diese Schwingungselemente sind räumlich in unterschiedlich großen Chips integriert (je nach Anwendungsbereich) und enthalten seiner Aussage nach mehrere Hundert spezielle Schwingkreise, die allesamt in Frequenzbereichen der Energiestrukturbildner, der Elektronen, selbst aktiv sind. Letztendlich bewirken die ***Harmony*-Produkte**, dass die Energie in natürlichen und technischen Systemen wieder ins Fließen kommt und die Selbstheilungskräfte aktiviert werden können. Ihre Wirksamkeit in Bezug auf Elektrosmog wurde auch anhand einer Studie durch das Institut für Biosensorik und Bioenergetische Umweltforschung IBBU unter der Leitung von Dr. Noemi Kempe in Österreich bestätigt.*

Wenn Sie sich für einen Wohnraumharmonisierer entscheiden, empfehle ich Ihnen trotzdem, sich an die **Empfehlungen zur Reduzierung von Elektrosmog** zu halten und von herkömmlichen DECT-Telefonen oder WLAN Abstand zu nehmen oder dieses zumindest nachts komplett auszuschalten. Ihr Körper benötigt ungestörten Schlaf und jeder unnötige Stressfaktor sollte tunlichst vermieden werden.

Die Baubiologie sieht übrigens den Einsatz solcher Geräte kritisch und kann aus ihrer Sicht aus nicht dazu raten. Solche harmonisierenden, neutralisierenden Maßnahmen entbehren nach Aussage von Dr. Manfred Mierau, Diplom-Biologe und Sachverständiger für Baubiologie, naturwissenschaftlich-messtechnischer Sinnhaftigkeit und Nachprüfbarkeit. Zudem bestehe, seiner Meinung nach, immer die große Gefahr, dass die Menschen nach einfachen Lösungen suchten, indem sie solche Produkte kauften und im Nachgang zu unkritisch mit den Quellen elektromagnetischer Strahlung umgingen und sich dadurch schädigten.

---

* Siehe *www.harmonyunited.com/doc/IBBU_Bericht_1.pdf*

Ihr Handy „strahlt“ Sie an: Der SAR-Wert

Achten Sie beim Kauf eines Handys oder Smartphones auf einen niedrigen SAR-Wert. Der SAR-Wert gibt die **s**pezifische **A**bsorptions**r**ate von Handys an. Trotzdem schützt ein niedriger SAR-Wert nicht vor den Auswirkungen von Handy-Strahlung, denn dieser Wert bezieht sich lediglich auf die Erwärmung im Gewebe (den thermischen Effekt) und blendet weitere mögliche gesundheitliche Auswirkungen durch die gepulste Mikrowellenstrahlung aus. Momentan liegt der Grenzwert bei 2 Watt pro Kilogramm.[239] Dieser oberste Grenzwert darf laut der WHO (Weltgesundheitsorganisation), die sich stark an den Referenzwerten bzw. Empfehlungen der *International Commission on Non-Ionizing Radiation Protection* (ICNIRP) richtet, nicht überschritten werden.

Airtube Headsets: Kommunikation per Luft

Es ist sinnvoll, beim Telefonieren mit dem Mobilfunkgerät ein *Airtube Headset* zu nutzen, falls Sie mit der Freisprechfunktion nicht klarkommen. Die im Gegensatz zu normalen Headsets strahlungsärmeren *Airtube Headsets* funktionieren über eine spezielle pneumatische Schallübertragung. Die hochfrequente Strahlung kann bis zu 99 Prozent, die niederfrequente zu 100 Prozent reduziert werden. Bitte beachten Sie: 99 Prozent Reduktion hört sich erst einmal viel an, übrig bleibt aber in der Praxis für die meisten Elektrosensiblen immer noch viel zu viel Strahlung. Aus diesem Grund wäre für sie die Freisprechfunktion eventuell die bessere Variante. Aber auch durch diese hat man noch rund 1 bis 10 Prozent der Strahlung am Körper, je nach Abstand zum Gerät.

Klappferrite: Elektrosmog einfach wegklemmen

Eine weitere Möglichkeit zur Reduzierung hochfrequenter Strahlung stellen sogenannte Klappferrite dar. Diese können an handelsübliche Headsets geklemmt werden. Dazu schreibt der Hersteller Folgendes: *„Entlang des Kabels herkömmlicher Headsets konzentriert sich die HF-Abstrahlung von Handys aufgrund von Oberflächenwellen (Goubau-Leitung). Die beiden kompakten Klappferrite können diesen Effekt wirksam reduzieren.“*[240] Leider wird keine genaue prozentuale Abschirmungswirkung genannt. Bei uns erwiesen sich diese nicht als optimal, da sie sich entlang des Kabels nicht straff genug klemmen ließen und die ausreichende Wirkung damit nicht gegeben war. Es muss also ein geeignetes Kabel verwendet werden, das eine erforderliche

Mindestdicke hat, damit es zu einem Kontakt mit den Klappferriten und damit einer Wirkung kommt.

Zeolith: Ein Tausendsassa auch in Sachen „Elektrosmog"

Eine sehr preisgünstige und zudem sehr effektive Methode zur Minimierung von Elektrosmog und zur Reduzierung geopathogener Felder ist Zeolith. Dazu hat Dr. med. Christoph Scholtes – ausgehend von einem durch Schweizer Aurikulomediziner entwickelten System namens PANTA ZEE® – eine einfache Möglichkeit ersonnen, anhand derer man mithilfe von Zeolith elektronische Geräte und sogar ganze Räume entstören kann.[241] Die Effizienz soll direkt anhand des Polfelds messbar sein. Das Prinzip dieses Systems ist recht einfach: Man klebt an alle 4 Ecken eines Gerätes, unter das Bett oder in alle Ecken eines Hauses bzw. einer Wohnung eine bestimmte Menge des in Säckchen oder Röhrchen abgefüllten Zeoliths. (Zum Thema „Zeolith" siehe auch unter „Klinoptilolith-Zeolith – Ein Naturprodukt mit erstaunlich vielen Talenten", Seite 171 ff.)

Schutz „to go": Harmonisierende Chips, Karten, Anhänger und Armbänder

Mittlerweile gibt es neben den fest installierten Geräten auch transportable Hilfsmittel, um sich vor Elektrosmog zu schützen. Diese kleinen Helfer findet man in Form von Chips für Handys und Smartphones (z. B. *Gold Chip*, *Ananti Chip*, *Harmony Auric* oder *Harmony Mini*) oder als am Körper tragbare Karten (z. B. *Harmony Evolution*, *Tesla-Energiekarte*), Anhänger (z. B. *Brain-Y*-Anhänger) u. v. m.

Zur Wirkungsweise dieser Produkte gibt es von den Herstellern auch wieder Studien und/oder Tests. Probieren Sie einfach aus, welches System Ihnen zusagt. Zu dem *Harmony Chip* von *Harmony United Ltd.* beispielsweise schreibt das Institut für Biosensorik und Bioenergetische Umweltforschung in Lieboch/Graz z. B. Folgendes: „*... Beim Telefonat mit dem Harmony Chip verschwinden die Belastungen wieder und auch die biologischen Indizes werden sogar besser als im Ist-Zustand.*"[242] Von einem Arzt, der selbst einen Anhänger dieser Firma trägt, habe ich erfahren, dass ihm eine kinesiologisch arbeitende Therapeutin bestätigte, dass sich durch den Chip das Aurafeld verdoppele. Von ähnlichen positiven Erfahrungen wird auch über den *Gold Chip* von *BioTac* berichtet. Die Firma *BioTac* war weltweit die erste, die Tachionen zur Harmonisierung von Elektrosmog anbot und hat diesen Chip seit 1995 im Programm. Nach Aussage des Herstellers gibt es unter den begeisterten Nutzern auch Ärzte, Therapeuten und Heilpraktiker, die ihren Patienten diese Chips gern empfehlen.

Es gibt Anwender, die von schmerzstillenden, entzündungshemmenden Effekten beim Auflegen solcher harmonisierender Produkte auf die Körperregionen sowie von einer allgemeinen Verbesserung ihrer gesundheitlichen Beschwerden berichten. Die Anwendungsmöglichkeiten erscheinen schier unbegrenzt und können zur Harmonisierung bei Mensch, Tier, Pflanze, für Nahrungsmittel, Getränke, Auto, Haushalt, Computer und Handy eingesetzt werden. (Herstelleradressen finden Sie im Anhang unter „Bezugsquellen“, Seite 305 ff.)

Abschirmende Kleidung – Ziehen Sie sich sicher an!

Mittlerweile gibt es auch eine größere Kollektion abschirmender Kleidung, sodass man nicht wie ein Marsmännchen aussehen muss, um dem Strahlensalat trotzen zu können. Die Kleidungsstücke reichen von abschirmender Unterwäsche bis zur Kopfbedeckung, meist in wenig aufregenden Designs. Wichtig dabei ist es, zu wissen, dass optimale Werte erst ab einer Abschirmung von 99,999 Prozent (50 Dezibel [dB]) erreicht werden, oft sind sogar Abschirmungen von 100 dB notwendig.[243] (Bezugsquellen siehe Seite 305 ff.)

Unter baubiologischen Gesichtspunkten ist nach Dr. Manfred Mierau eine Abschirmung durch Kleidung in der Regel nicht sinnvoll, da nah hinter einer Abschirmung noch das sogenannte Nahfeld der elektromagnetischen Welle auftritt. Es ist also nicht sofort alles an Strahlung weg. Bislang ist noch nicht klar, ob damit Risiken oder unklare Folgen auftreten können. In der Baubiologie wird daher immer eine Abschirmung an Bauteilen bevorzugt und Abstände von mindestens 10 Zentimetern zum Körper angestrebt. Aber auch hier gibt es sicher Fälle, wo man (wie so oft in der Baubiologie) Kompromisse eingehen muss.

Energetischer Schutz à la „Do it yourself“ – Die kostenlose Variante

Erinnern Sie sich noch daran, dass der Geist Materie beeinflussen kann? (Siehe unter „Energie erzeugt Materie – Die Selbstheilungskräfte energetisch aktivieren“, Seite 103) Ich kenne einige Menschen, die auf jegliche Gerätschaften zur Abschirmung oder Minimierung von Elektrosmog verzichten möchten und stattdessen ein energetisches Schutzschild um sich herum aufbauen. Es gibt verschiedene Möglichkeiten, solch einen Schutz zu erzeugen:

So können Sie sich eine unsichtbare Hülle um sich herum – ähnlich einem Reflektor – vorstellen, die alle schädliche Strahlung reflektiert, sodass sie gar nicht an Ihren Körper herankommt. Oder ein mit der höchsten Liebesenergie erfülltes Feld, das jegliche negative Strahlung um Sie herum neutralisiert. Dieses Feld können Sie in Ihrem eigenen Herzen erzeugen. Oder Sie bitten die geistige Welt um Unterstützung.

Eine andere Variante ist die, dass Sie Ihre eigene Schwingungsfrequenz sowohl auf der Bewusstseinsebene als auch auf der körperlichen Ebene stetig erhöhen. Sie können hier die geistige Welt um Unterstützung bitten. Erhöhen Sie Ihre eigene Schwingung, dann sind Sie weniger anfällig für die hochfrequente, gepulste Strahlung. Sie können Ihre eigene Schwingung erhöhen, indem Sie bei sich selbst auf allen Ebenen aufräumen, Körper, Geist und Seele von einschränkenden, negativen Emotionen, Mustern, Gedanken, Giften, Blockaden, Traumata, Eiden, Gelübden etc. befreien, d. h. mit der Vergangenheit abschließen und aus dem Herzen heraus mit der göttlichen Quelle verbunden leben.

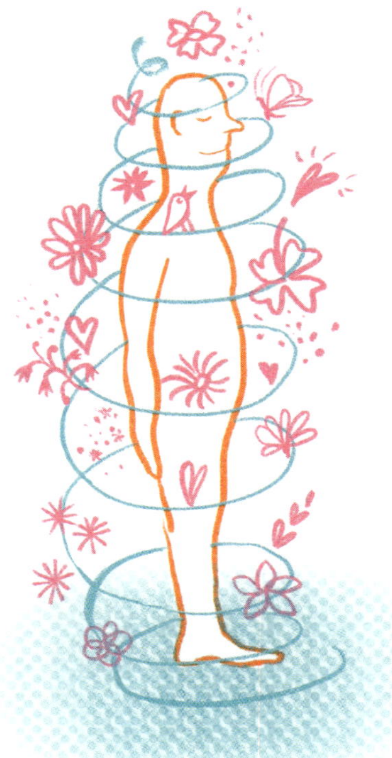

Im Energiefeld

Die einfachste Methode ist, sich direkt mit der Schöpferkraft zu verbinden und darum zu bitten, dass all diese Dinge aufgelöst werden. Ich empfehle an dieser Stelle, sich näher mit Christina von Dreien zu beschäftigen. Sie hat speziell zur Reinigung der Seele eine sehr schöne einfache Anleitung und auch im Kontext von 5G ein Video veröffentlicht (siehe im Anhang unter „Hilfreiche Websites", siehe Seite 307 ff.) aufgeführt habe.[244]

Des Weiteren gibt es im *ThetaHealing®* auch Möglichkeiten, sich solch einen energetischen Schutz per „Download" herunterzuladen. Hierzu können Sie sich an Therapeuten wenden, die *ThetaHealing®* anbieten.

Wenn Sie die genannten Möglichkeiten in Erwägung ziehen, experimentieren Sie spielerisch damit; spüren Sie in sich hinein, ob und in welchem Maße sich der gewünschte Erfolg einstellt. Für mich ist die Erhöhung der eigenen Schwingungsfrequenz tatsächlich der Königsweg. Und: Danken Sie Ihrem Körper jeden Tag für seine grandiose Spitzenleistung, dass er Sie so gut schützt – danke, danke, danke!

Die Qualität des Schlafplatzes – Erste Priorität!

„Der Schlaf sei das tägliche Brot deiner Seele."
– Carl Ludwig Schleich –

Ihr Schlafplatz hat absolute Priorität: Er ist idealerweise möglichst frei von Störfeldern aller Art, denn im Schlaf laufen in Ihrem Körper wichtige Regenerationsprozesse ab, was nur dann optimal geschieht, wenn die Schlafqualität stimmt. Ein gestörter Schlafplatz kann zu Heilungsblockaden führen, was bedeutet, dass wichtige Prozesse, die für eine Gesundung notwendig sind, nur unzureichend stattfinden. Nach Prof. Dr. med. h.c. Günther W. Amann-Jennson, Leiter des Instituts für Schlafforschung und Bioenergetik in Frastanz/Österreich, sind 99 Prozent aller Schlafplätze elektrobiologisch belastet.[245]

Während des Schlafs gibt es eine hoch organisierte Abfolge minutiös aufeinander abgestimmter Prozesse in Körper und Geist. So schüttet der Körper große Mengen an Wachstumshormonen aus, das Immunsystem wird aktiviert und Abwehrzellen sorgen dafür, dass Viren und Bakterien unschädlich gemacht werden. Das für die Regeneration so wichtige Wachstumshormon (*human growth hormone*,

HGH), das in der Hirnanhangdrüse (*Hypophyse*) gebildet wird, hat zwar in der Pubertät eine sehr hohe Konzentration, wird aber auch während des gesamten Lebens im Schlaf ausgeschüttet: *„Das ganze Leben lang ist das Wachstumshormon für die Wiederherstellung von Gewebe, die Heilung, Zellregeneration und Gesundheit der Organe, die Knochenfestigkeit, Gehirnfunktion und Enzymproduktion, die Gesundheit von Haaren, Nägeln und Haut verantwortlich.“*[246]

Das bedeutet, dass ein gesunder und guter Schlaf essenziell für die Heilung aller Krankheiten ist! Paracelsus sagte bereits vor über 500 Jahren: *„Ein krankes Bett ist das sicherste Mittel, die Gesundheit zu ruinieren.“*[247] Einen guten Schlaf erkennen Sie auch daran, dass Sie gut träumen: Träume räumen unsere Festplatte auf. Sie müssen kein Computerfreak sein, um die Wichtigkeit von Träumen zu erkennen.

Der bekannte Baubiologe und Umweltanalytiker Wolfgang Maes stellte nach Tausenden von Schlafplatzuntersuchungen fest, dass ein guter Schlafplatz ein wesentlicher Teil eines gesunden und vitalen Lebens darstellt: *„Der Mensch ist während des regenerierenden passiven Nachtschlafes um ein Vielfaches sensibler als im Wachbewusstsein. Sein Immunsystem, die Regulationsfähigkeit und seine vegetativen Abläufe funktionieren in dieser Zeit auf Sparflamme. Dagegen verfügt unser auf Leistung eingestellter Organismus während der wachen Tagesstunden über hochaktive Funktionen zur Gegenregulierung von Stress. Nachts wird verdaut, was tagsüber aufgenommen wurde. Nachts wird repariert, was tagsüber Schaden genommen hat. Nachts muss das Dauerbombardement von Umweltreizen aufhören und Abschalten an seine Stelle treten. Nachts rechnet der Körper nicht mit Stress, Reiz und Aktivität. Er braucht Ruhe, Erholung und Passivität.“*[248]

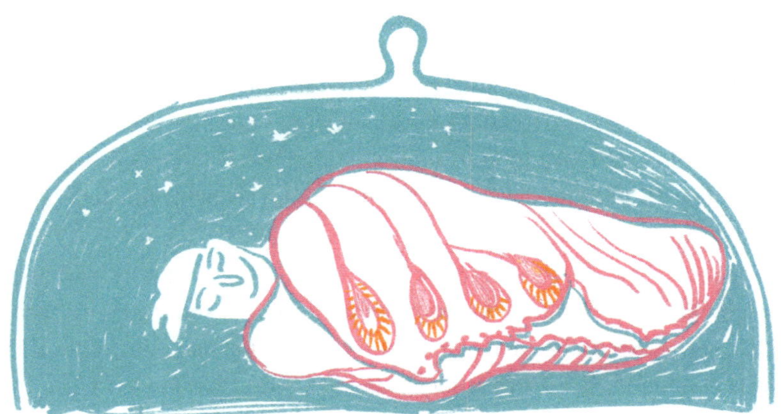

Übernachten im Kokon

Jede Bewegung, jede Funktion des Körpers, jeder Gedanke und jeder Heilungsprozess wird durch elektrische Impulse bestimmt. Bei vielen Vorgängen spielen elektrische und elektromagnetische Felder eine elementare Rolle. Daher ist es von allergrößter Wichtigkeit, alles Schädigende von ihm fernzuhalten, was diese Aktivitäten beeinflussen könnte. Neben den bereits genannten Belastungen durch Hochfrequenzwellen bzw. Mikrowellen gibt es noch weitere Faktoren, die den nächtlichen Schlaf massiv beeinflussen können. Dazu gehören beispielsweise:

- elektrische und magnetische Wechselfelder
- elektrische und magnetische Gleichfelder
- Radioaktivität und Radon
- geologische Störungen (z. B. Wasseradern)
- Schallwellen
- Wohngifte, Schadstoffe
- Schimmel- und Hefepilze

Holen Sie sich den Rat eines erfahrenen Baubiologen ein und lassen Sie Ihren Schlafplatz baubiologisch auf Störfelder jeglicher Art untersuchen. Einen Teil davon können laut Aussagen der Hersteller die bereits genannten Wohnraumharmonisierer (siehe auch Seite 221 ff.) reduzieren, auch wenn diese in der Baubiologie bisher (noch) nicht wissenschaftlich anerkannt sind.

Außerdem ist es wichtig, am Abend auf eine leicht bekömmliche Ernährung zu achten, die das Verdauungssystem nicht strapaziert. Eine zu schwere und zu späte Mahlzeit kann sich in einem unruhigen Schlaf – vor allem während der „Leberzeit“ zwischen 1 und 3 Uhr morgens – bemerkbar machen. Es ist zudem hilfreich, sich abends vor dem Schlafengehen energetisch von den Tageseinflüssen zu reinigen (z. B. durch die bereits erwähnte „Lichtdusche“; Übung siehe unter „Tun & Spüren: Die Lichtdusche“, Seite 113) und sich nicht mehr mit Belastendem, Aufwühlendem zu beschäftigen.

Körper und Geist sollten abends zur Ruhe kommen, damit der Schlaf zu einer kraftvollen Oase der Erholung und Regeneration werden kann. Bitte denken Sie daran, dass es nachts in Ihrem Schlafumfeld völlig dunkel sein sollte: Durch Licht wird die Funktion der Zirbeldrüse blockiert oder gedrosselt. Diese ist ja u. a. für die Produktion des Schlafhormons Melatonin zuständig. Damit der Körper ausreichend Melatonin produzieren kann, sollte am Tag auf genügend Sonnenlicht und am Abend und vor allem nachts auf Dunkelheit geachtet werden.

Gutes Wasser - Das A und O

Der menschliche Körper besteht bei der Geburt bis zu 95 Prozent aus Wasser. Im Erwachsenenalter sinkt der Anteil auf „nur" noch etwa 70 Prozent, was aber immer noch durchschnittlich um die 40 Liter ausmacht. Grund genug, sich über dieses wichtige Element Gedanken zu machen. Der Körper benötigt Wasser für eine Vielzahl von Stoffwechselprozessen, um Nahrung zu verwerten und Abfallstoffe zu beseitigen. Nach Aussage von Max Zander, freier Journalist, der sich intensiv mit Gesundheit und alternativen Heilmethoden beschäftigt, ist Wasser in der besonderen Form des sogenannten Kristallwassers nach Dr. Norbert Fenten sogar dazu in der Lage, die feinstofflichen Informationen von beispielsweise Toxinen, Medikamenten, elektromagnetischen Feldern oder Schwermetallen zu „überschreiben" bzw. zu löschen.[249]

Wasser ist also nicht nur das wichtigste stoffliche *Lösungs*-Mittel für uns, sondern weit mehr: Ein solches besonderes Kristallwasser ist ein energetisches Reset. Dieses Kristallwasser nach Dr. Fenten, das durch seine einzigartige Struktur zellgängig ist, geht mit unseren Zellen in Resonanz und wirkt somit zellregenerierend. Dr. Fenten konnte beobachten, dass durch das natürliche Schwingungsfeld von speziell geschliffenen Kristallen und Mineralstoffen, das er stabil in Wasser speichern konnte, gesundheitliche Verbesserungen entstehen. So können die Selbstheilungskräfte des Körpers den ursprünglichen Zustand wiederherstellen. Viele feinfühlige Anwender berichten von der Einzigartigkeit und hohen, feinstofflichen Energie dieses besonderen Wassers (Bezugsquellen siehe Seite 305 ff.). Diese lebensfördernde (negentropische) Energie konnte auch von Dr. Klaus Volkamer in umfangreichen Wägeversuchen im Kristallwasser nachgewiesen werden (siehe auch im Anhang unter „Filme im Internet und auf YouTube", Seite 312 f.).

Neben diesen besonderen strukturellen Komponenten kommt es auch auf die Wassermenge an, die man seinem Körper zuführt: Laut Andreas Moritz ist jede chronische Erkrankung von einer Dehydrierung begleitet und wird sogar in vielen Fällen von dieser verursacht.[250] Der erste Schritt in seiner Therapie zielt demnach darauf ab, den Körper wieder schrittweise und vorsichtig zu rehydrieren und an die notwendige Wassermenge zu gewöhnen. In den meisten Fällen ist das seiner Meinung nach schon ausreichend, um vielen Krankheiten den Garaus zu machen.

An dieser Stelle möchte ich gern auf **die ayurvedische Heißwasserkur** eingehen, die die Verdauungskräfte stärken und eine sehr gute Tiefengewebsreinigung und Zellentgiftung besitzen soll. Hierfür wird gutes Ausgangswasser (siehe unten) etwa 15 bis 20 Minuten auf kleinster Stufe im offenen Topf gekocht. Durch den Kochvorgang werden die Wassermoleküle, die zuvor in großen Clustern bzw. Klumpen zusammenhängen, voneinander getrennt. Des Weiteren verdampfen die im Wasser gelösten Stoffe wie z. B. Kalk oder sie kristallisieren aus. „*Wir erhalten durch längeres Kochen also gereinigtes, sehr dünnflüssiges Wasser, das leichter in sehr dünne Zwischenräume im Körper eindringen und Stoffwechselschlacken abtransportieren kann. In diesem Wasser sind auch Vitalstoffe leichter löslich und werden so besser an ihren Wirkort in den Zellen transportiert.*“[251]

Tipp: Instant Detox mit heißem Wasser

Das 15 bis 20 Minuten auf kleinster Stufe im offenen Topf gekochte Wasser können Sie in eine Thermoskanne füllen und davon jede ½ Stunde über den Tag verteilt ein paar Schlückchen trinken. Diese Kur können Sie über einen Zeitraum von 7 bis 10 Tagen mehrmals pro Jahr anwenden. Ebenfalls aus dem Ayurveda stammt die Empfehlung, direkt morgens nach dem Aufwachen 1 Glas warmes Wasser zu trinken. Auf diese Weise werden angesammelte Abfallstoffe aus den Ausscheidungsorganen entfernt.

„Gutes Wasser“ bedeutet für unsere Familie ein Stück Lebensqualität und nimmt in unserem Alltag einen wichtigen Stellenwert ein. Nach jahrelanger Beschäftigung mit dem Thema und unzähligen Experimenten haben wir durch einen glücklichen Zufall eine **artesische Quelle** entdeckt. Wir fahren alle 2 bis 4 Wochen mit rund 20 5-Liter-Blauglas-Gallonen dorthin, um uns Wasser aus dieser Quelle zu holen. Bei einer artesischen Quelle entspringt das Wasser aus eigener Kraft aus den Tiefen der Erde und ist in den meisten Fällen vollkommen frei von Umwelteinflüssen, Chemikalien und Verunreinigungen. Es kann als lebendig und hochenergetisch betrachtet werden – das macht ein gutes, gesundes Wasser mit einem hohen Energiepotenzial aus. Gemessen werden kann dieses anhand von Bovis-Einheiten. Der Bovis-Wert ist eine Messeinheit, mit der man die Lebensenergie von Substanzen, Organismen und Örtlichkeiten misst.[252] Vielleicht haben Sie sich auch schon näher mit den Wasserkristall-Bildern des Wasserforschers Masaru Emoto (1943–2014) beschäftigt? (Siehe auch „Literaturverzeichnis und -empfehlungen, Seite 313 ff.)

Leitungswasser besitzt nicht mehr diese harmonische kristalline Struktur, da es durch den Leitungsdruck, die unnatürliche Lenkung und lange Verweildauer in den kilometerlangen Wasserrohren biophysikalisch stark verändert ist und damit jegliche harmonische, frei fließende Energie verloren hat. Außerdem befinden sich in ungefiltertem Leitungswasser Rückstände von u. a. Pestiziden, Chemikalien, Arzneimitteln, Schwermetallen, Chlor, Fluor und Aluminium.[253] Obwohl Leitungswasser als das am strengsten kontrollierte Lebensmittel gilt und die Grenzwerte unbedingt eingehalten werden müssen, ist es kein ideales Lebensmittel. Aus diesem Grund wird von Wasserexperten empfohlen, das Leitungswasser zu reinigen. Mittlerweile gibt es eine schier unerschöpfliche Quelle an sogenannten Trinkwasserfiltersystemen für zu Hause: Es gibt hiervon „ganz einfache und kostengünstige“ (wie Aktivkohlefilter) bis hin zu „ganz exklusiven und hochpreisigen“ (wie Ionisatoren, hochkomplexe Verwirbelungs- und Energetisierungsgeräte).

Sie können Ihr ideales Wasser auf unzählige verschiedene Möglichkeiten erhalten, sei es z. B. durch Ionisierer, Levitationsgeräte, diverse Filtermethoden, Harmonisierungs- und Verwirbelungsgeräte, einen eigenen Brunnen oder sogar eine Quelle.

Umkehrosmoseanlagen sind unserer Meinung nach nicht empfehlenswert, um gesundes Wasser zu erzeugen, es sei denn, Sie reihen an diese Maßnahme noch zig weitere an, um das Wasser wieder energetisch und auf jeden Fall mineralisch aufzuwerten bzw. anzureichern. Das ist aufwendig und kann sehr kostspielig werden, wenn Sie ein wirklich gutes Wasser als Endprodukt erhalten wollen. Durch den Prozess der Umkehrosmose, bei der das Wasser unter Hochdruck durch eine Kunststoffmembran gepresst wird, reinigt man das Wasser zwar von allen Schadstoffen wie Chemikalien, Schwermetallen und Pestiziden, dadurch werden aber auch gleichzeitig alle Mineralstoffe aus dem Wasser entfernt. Außerdem sind Kunststoff-Nanopartikel im Wasser nachweisbar. Das Resultat ist (fast) reines, aber leider saures Wasser mit einem pH-Wert von 5 bis 6.

Umkehrosmose wurde ursprünglich als Reinigungsverfahren für die Raumfahrt, für das Kühlwasser von Atombrennstäben und zur Meerwasserentsalzung entwickelt.[254] Da sich bei vielen Menschen das Bewusstsein durchsetzte, dass das normale Trinkwasser mit Schadstoffen belastet ist, nutzten einige Hersteller die Gunst der Stunde und boten die Geräte auch zur Wasserreinigung im Haushalt an. Die Geräte werden mit dem Versprechen verkauft, dass das erzeugte Wasser absolut sauber sei und den Körper von Schadstoffen entgiften würde. Trinken Sie aber dieses Wasser über einen längeren Zeitraum, so kommt es im Körper zu Entmineralisierungen, da das Umkehrosmosewasser laut Dr. Walter Irlacher wie ein Schwamm die lebensnotwendigen Mineralstoffe aus der Zelle herausschleust.[255] Die russischen Wasserforscher Prilutsky und Bakhir äußern sich hierzu folgendermaßen: *„Langfristiges Trinken von entionisiertem Wasser, Umkehrosmosewasser oder Schmelzwasser, sehr weichem Wasser, führt zu Störungen in der Nebennierenrinde, mit der Folge von Herzkrankheiten, Bluthochdruck, dem Auftreten von Gelenkschmerzen, einer Neigung zu Arthritis und Arthrose. Bei Rindern führt es zum Krampf-Syndrom und bei Laborratten zu Herzrhythmusstörungen.“*[256]

Tipp: Vitales, energiereiches Wasser, von Hand verwirbelt

Der Naturforscher und Erfinder Viktor Schauberger hat durch die Erfindung von Wasserwirblern eine wunderbare Möglichkeit geschaffen, vitales energiereiches Wasser zu gewinnen. Durch speziell gearbeitete Wirbelkammern wird Leitungswasser in Anlehnung an die Natur aufbereitet und kommt mit der damit erzeugten, hexagonalen Struktur sowie kleineren Clusterbildung nah an natürliches Wasser heran. Es gibt mittlerweile auch kleinere, preisgünstigere Handgeräte (z. B. den Hexagonwasser®-Hand-Wirbler von Cellavita; Bezugsquellen siehe Seite 305 ff.), die sogenanntes hexagonales Wasser, d. h. ein besonders zellgängiges, verjüngendes und stoffwechselanregendes Wasser, erzeugen können. Mithilfe von solchen Verwirblern können negative, energetische Informationen aus dem Wasser fast vollständig gelöscht und grobe Clusterstrukturen aufgehoben werden. Dennoch wird empfohlen, das Leitungswasser vor der Verwirbelung zu reinigen. Hierfür gibt es bereits einfachere Geräte, die nur um die 100 Euro kosten. Der geschmackliche Unterschied solch eines vorgereinigten und im Anschluss verwirbelten, vitalen Wassers ist bisher von all unseren Testpersonen auf Anhieb festgestellt worden. Auch für Pflanzen und Tiere ist dieses Wasser eine wahre Wohltat.

Aktiver Wasserstoff – Der Booster fürs Wasser

Über die Forschungsarbeiten von Patrick Flanagan sind wir auf den molekularen oder aktiven Wasserstoff aufmerksam geworden. Er hatte entdeckt, dass negativ geladener, sprich hochreaktiver aktiver Wasserstoff für den menschlichen Körper lebensnotwendig ist. Für jede chemische Reaktion in unserem Körper wird aktiver Wasserstoff, kurz „Aktives H", benötigt. Er enthält ein zusätzlich negativ geladenes Elektron, wodurch er hochreaktiv ist und ganz leicht mit anderen Molekülen – und jetzt wird es sehr interessant –, z. B. mit freien Radikalen, reagieren kann.

Zwei sehr interessante Videos über den aktiven Wasserstoff der Flanagan-Forschung finden Sie auf *YouTube* (Links finden Sie im Anhang unter „Filme im Internet und auf YouTube", Seite 312 f.). Dort wird die Wirkung von Antioxidantien in Bezug auf freie Radikale, auch „Elektronenräuber" genannt, erklärt. Die Antioxidantien oder Radikalfänger geben schneller als andere Moleküle freie Elektronen ab, können aber durch diesen Verlust selbst zu freien Radikalen und damit Teil dieser Kettenreaktion, der „Elektronenkaskade", werden.

Aktiver negativ geladener Wasserstoff ist das einzige Antioxidans, das ein Elektron abgeben kann, *ohne* selbst zu einem freien Radikal zu werden. Da er ein zusätzliches überschüssiges Elektron besitzt, kann er die Kettenreaktion sofort stoppen, und diese Reaktionskette ist damit beendet, ohne dass weitere freie Radikale entstehen. Aktiver Wasserstoff ist in der Lage, alle anderen Antioxidantien zu recyceln, d. h., sie von einem freien Radikal wieder zu einem Antioxidans zu machen. Er ersetzt zwar die anderen Antioxidantien nicht, da jedes für sich ein eigenes Wirkspektrum für den Körper besitzt, aber er hat das höchste Redoxpotenzial* aller bekannten Antioxidantien. Da er viel kleiner ist als alle anderen Antioxidantien, kann er sogar bis in unsere DNS vordringen und dort seine Schutzfunktion entfalten. Ein weiterer Vorteil ist, dass die Einnahmemenge der anderen Antioxidantien verringert werden kann, weil der aktive Wasserstoff deren Wert vervielfacht. Nehmen Sie also Antioxidantien in hoch dosierter Form ein, kann es

---

* Messgröße der Chemie der Redoxreaktionen, um das gegenseitige Verschieben von Elektronen zweier Partner messbar zu machen. Damit wird das Reduktions-/Oxidations-Potenzial eines Stoffs bezeichnet.

erforderlich sein, zusätzlich Wasserstoff einzunehmen, um die genannten Reaktionen auszuschließen bzw. damit sich das volle Potenzial der Antioxidantien entfalten kann.[257]

Flanagan entdeckte, dass aktiver Wasserstoff auch im Hunza-Wasser vorkommt. Dieses Wasser ist für seine lebensverlängernde Kraft bekannt.* Außerdem fanden Forscher heraus, dass die Heilkraft bekannter Heilquellen wie Lourdes, Fatima, Nordenau, Tlacote etc. u. a. aus einer erhöhten Konzentration an aktivem Wasserstoff resultiert. Wir haben daraufhin den aktiven Wasserstoff in Form von Kapseln getestet, fanden aber nach einiger Zeit eine für uns bessere Möglichkeit, ihn direkt ins Wasser zu bringen, und sind bei den seit wenigen Jahren erhältlichen und noch relativ neuen **Wasserstoff-Booster**n fündig geworden. Es handelt sich dabei um Geräte, die direkt in darauf aufgesteckte wassergefüllte handelsübliche Glasflaschen oder in einen Behälter Wasserstoff ins Wasser bläst (Bezugsquellen siehe Seite 305 ff.). Damit veredeln wir bei Bedarf unser Wasser, es schmeckt fantastisch und ist ein wahrer Muntermacher.

Der Edelschungit – Multitalent mit Heilungspotenzial

Auf unserer „Wasserforschungsreise" entdeckten wir auch den Edelschungit, der wie der Wasserstoff zur Liga der Superlative gehört, wenn es um „gutes Wasser" geht. Dieser Edelstein hat im Vergleich zum schwarzen, matt aussehenden Schungit eine glänzende, glatte Oberfläche und schimmert in verschiedenen Schattierungen. Er besteht mit 98 Prozent fast vollständig aus Schungit-Kohlenstoff, der für die Wirkung des Steins verantwortlich ist, und ist praktisch frei von Verunreinigungen. Der normale Schungit besitzt dagegen nur einen Kohlenstoffgehalt von etwa 30 bis 64 Prozent, bei den restlichen bis 70 Prozent handelt es sich um Verunreinigungen.[258] Daher ist dieser *nicht* für die Wasseraufbereitung geeignet.[259]

Edelschungit soll laut einschlägiger Literatur erstaunliche Heilwirkungen auf die Gesundheit haben. So soll er Schadstoffe aus Wasser und anderen Flüssigkeiten

---

* Zu der Wirkungsweise des Hunza-Wassers gibt es teils widersprüchliche Informationen: Für manche ist es *das* lebensverlängernde Elixier schlechthin, andere betrachten diesen Mythos in Zusammenhang mit dem Wasserstoff als reinen Marketinggag. Doch die Bedeutung des Wasserstoffs ist inzwischen gut untersucht.

filtern, ausgleichend auf alle Chakren wirken, positive Effekte auf Haut, Haare, Knochen, Verdauungsorgane u. v. m. haben und insgesamt entgiftend, antientzündlich, antioxidativ und krebsvorbeugend wirken sowie den Alterungsprozess hemmen. Es gibt Armbänder oder Anhänger aus Edelschungit und Schungit, die Erfahrungsberichten zufolge auch sehr gut vor elektromagnetischer Strahlung schützen sollen.

Wenn Sie Ihr Wasser mit diesem Heilstein aufwerten möchten, entscheiden Sie sich, wie bereits erwähnt, ausschließlich für den Edelschungit und nehmen nicht den normalen Schungit (Bezugsquellen siehe Seite 305 ff.).

EM-Pipes: Schadstoffabsorber und Energetisierer

Die Entwicklung der *EM Effektiven Mikroorganismen®* geht auf den Japaner Prof. Teruo Higa zurück (Bezugsquelle siehe Seite 305 ff.). Er entdeckte, dass sich nützliche und hilfreiche Mikroorganismen enorm positiv auf die Fruchtbarkeit des Bodens und auf ein dynamisches Bodenleben auswirken können.

Die aufbauenden und lebensfördernden Eigenschaften dieser guten Mikroorganismen lassen sich auf alle lebenden Organismen und das Wasser übertragen. Einige der in den EM enthaltenen Mikroorganismen (vor allem Milchsäurebakterien und Fotosynthesebakterien) besitzen die Fähigkeit, hohen Temperaturen (von mehr als 1000 °C!) standzuhalten. So entstand die Idee, diese in Ton zu brennen: Die *EM-X®*-Keramik entstand. Es gibt inzwischen ein riesengroßes Anwendungsspektrum für die Keramik in Industrie, Landwirtschaft, Nahrungsmittelherstellung, Abfallrecycling, Wasserbehandlung etc.[260]

Für die Wasserbehandlung sind u. a. graue und rosafarbene Pipes verfügbar. Die grauen Pipes, die bei Temperaturen von über 1200 °C bis 1300 °C gebrannt und dadurch sehr hart werden, sind nahezu unbegrenzt haltbar und müssen nur alle paar Monate gründlich gesäubert und in der Sonne getrocknet werden.[261] Sie wirken hauptsächlich durch elektromagnetische Resonanzschwingung und infrarote Strahlung und verbessern durch eine Energetisierung und Verkleinerung der Cluster die Wasserqualität. Die rosafarbenen Pipes werden bei niedrigeren Temperaturen um die 800 °C gebrannt und haben eine porösere Oberfläche, die es ihnen ermöglicht, Schadstoffe aus dem Wasser zu absorbieren. Ihre Haupteigenschaft ist die Absorption schädlicher Substanzen. Diese Pipes besitzen nur eine begrenzte Lebensdauer und müssen nach ungefähr 6 Monaten ausgetauscht werden.[262]

Unser ideales Wasser entsteht folgendermaßen:

- Artesisches Quellwasser wird kühl und dunkel in Blauglasflaschen gelagert;
- sanft im Wasserkrug mit rosafarbenen und grauen EM-Pipes sowie Edelschungit gereinigt und energetisiert;
- bei Bedarf wird das Wasser mit Edelsteinen nach Wahl informiert;
- und schließlich wird das Wasser mit aktivem Wasserstoff angereichert.

Wir wirbeln das Wasser nach einer längeren Lagerzeit noch mit einem Handwirbler nach Schauberger (Bezugsquellen siehe Seite 305 ff.) auf. Es hat sich bei kinesiologischen Tests gezeigt, dass sich die energetische Qualität des Wassers dadurch verdoppelt.

Edelsteine – Kostbare Schätze aus der Natur

Es liegt mittlerweile im Trend, sein Trinkwasser vor dem Verzehr mit Edelsteinen aller Art energetisch aufzuladen und aufzuwerten. Diese kostbaren, lebendigen Naturschätze können auf den Körper eine große (Heil-)Kraft ausüben, die es gezielt einzusetzen gilt. Wenn ich vielerorts die mit unzähligen bunten Edelsteinen gefüllten Wasserkrüge sehe, scheint mir der achtsame Umgang mit den Edelsteinen verfehlt, da man deren Wirkung in dieser willkürlichen Kombination gar nicht mehr einschätzen kann. Viel hilft in diesem Falle leider nicht viel. Wählen Sie „Ihre" Edelsteine bewusst und reduziert aus und legen Sie diese wenigen ausgewählten in einen Wasserkrug. Diese Informationen reichen aus und überfrachten Körper, Geist und Seele nicht mit zu vielen Impulsen auf einmal. Es lohnt sich unbedingt, bei Interesse tiefer in die zauberhafte Welt der Edelsteine einzutauchen und sich mittels geeigneter Literatur darüber zu informieren.

Tipp: Zähne heilen mit Kristallen

Mit Kristallen können übrigens auch Heilbehandlungen für die Zähne durchgeführt werden. Die Heilpraktikerin Anja Tochtermann, die ich auf dem dritten Zahngesundheits-Symposium 2019 kennenlernte, bietet u. a. spezielle Zahn-System-Heilungen mit Kristallenergien an. Hierfür werden von ihr bestimmte Kristalle mit einem Heilungs- und Aufbauprogramm „programmiert". Für die energetische Heilbehandlung von Zähnen eignen sich ihrer Meinung nach insbesondere Bergkristall, Amethyst, Fluorit sowie

Apatit.[263] Bei den von ihr ausgeführten Heilbehandlungen erfolgt eine Stimulierung des Geist-Körper-Seele-Systems über die Epiphyse, wodurch es auch zu einer starken Anregung des Lymphflusses sowie verbundener Kreislaufsysteme kommt. Die verstärkte Energiezufuhr kann zu einer Heilung der Zähne und des Zahnhalteapparates führen.[264] Die Kristalle wirken dabei als Verstärker des heilenden Feldes. (Anja Tochtermanns Kontaktdaten finden Sie im Anhang unter „Hilfreiche Websites", Seite 307 ff.)

Die optimale Ernährung – Wie sieht sie aus?

„Blutgruppendiät", „Keto", „Paleo", „Low Carb High Fat", „Rohkosternährung", „Zellnahrung", „Methusalem-Ernährung", „Vegetarismus", „Optimierte Mischkost", „Veganismus", „5-Elemente-Ernährung" und schließlich die „Befreite Ernährung", die den Versuch wagt, sich aus dem engen Korsett einer Ernährungsideologie herauszuschälen: Ernährungstrends ändern sich wie Kleidungsstücke von ständig wechselnden Kollektionen, und jedes Mal denkt man, die Jeans fürs Leben bzw. den Stein der Weisen gefunden zu haben. Auch ich habe sie (fast) alle ausprobiert, und meist machte die anfängliche Euphorie schnell der Ernüchterung Platz.

Auch wenn Sie die eine oder andere Ernährungsform ideologisch als Ihren Favoriten auserkoren haben: Hören Sie auf Ihr Bauchgefühl, und spüren Sie in sich hinein, wie Sie sich nach dem Essen fühlen. Haben Sie Energie, Kraft und einen frischen Geist nach dem Verzehr? Dann scheint Ihnen das Essen gut zu tun. Fühlen Sie sich nach einer Mahlzeit (bei richtigem Kauen und langsamen Essen) müde, schwer, schlapp oder unkonzentriert? In diesem Fall ist die Wahrscheinlichkeit hoch, dass Ihnen die eine oder andere Zutat oder die komplette Mahlzeit nicht bekommt.

Bei den zahlreichen Anti-Krebs- und Anti-Aging-Ernährungsformen, die jede für sich durchaus großartige Erfolge bei der Heilung chronischer Krankheiten erzielen kann, sowie den ständig ändernden Ernährungstrends kann man sich stets die Frage stellen, ob die Menschen nun dadurch genesen sind, weil sie dabei etwas Ungesundes aus ihrem Speiseplan eliminiert haben (z. B. früher zu viel minderwertiges Fleisch und Milchprodukte – jetzt vegan und gesund, oder früher zu viel

Weißmehlbrötchen mit Wurst zum Frühstück, jetzt Frischkornbrei und gesund) oder ob die Ernährungsform mit den empfohlenen Lebensmitteln in ihrer Gesamtheit „an sich“ tatsächlich auf Dauer ein perfektes, optimales Potenzial an Nähr- und Vitalstoffen bereitstellt. Nur das „Besser als vorher“ macht noch keine optimale Ernährung aus, die für alle Menschen gleichermaßen passt.

Es lässt sich keine allgemeingültige Aussage darüber treffen, ob die eine oder die andere genannte Ernährungsform besser oder schlechter ist. Einem Mischköstler mit Fokus auf ausgesuchte, hochwertige Nahrungsmittel wird es wahrscheinlich besser ergehen als einem „Puddingveganer“, der sich vegan (und damit in den Augen mancher Ernährungsspezialisten durch den Verzicht verschlackender tierischer Produkte „besser“) ernährt, aber vorrangig nährstoffarme, minderwertigere Nahrungsmittel konsumiert. So mag für den einen die ausgewogene vegane Ernährung ein Gesundbrunnen sein, für den nächsten die Rohkost und für den Dritten die Keto-Ernährung, während der Vierte wiederum durch die fettreiche Ernährung krank wird und der Fünfte trotz der viel gepriesenen und nährstoff- und vitalstoffreichen Gerson-Ernährung an Krebs stirbt. Und dann gibt es auch noch jene Menschen, die essen können, was sie wollen, und vor Gesundheit und Frohmut nur so strotzen. Eine optimale Ernährung ist auf dem Weg zur Gesundheit eben nur *ein* – wenn auch sehr wichtiger – Aspekt, und jeder Mensch ist anders und damit einzigartig, denn „*Was dem einen guttut, bringt den anderen um*“, wie es die TCM-Ernährungsberaterin Pascale Neuens aus Wien in einem ihrer Newsletter so treffend formulierte.

Eine ausgewogene, hochwertige vegetarische oder vegane und rohköstliche Ernährung ermöglicht oftmals eine Reinigung, Entschlackung und Entlastung des Körpers, wenn zuvor zu viel an ungesunden stoffwechselbelastenden tierischen Nahrungsmitteln konsumiert wurde. Für viele ist diese Ernährungsform für eine gewisse Zeit optimal, doch kann es über einen längeren Zeitraum hinweg irgendwann zu Mangelerscheinungen kommen, vor allem an Eisen, Vitamin B_{12}, Vitamin A, EPA, DHA.[265] Je nachdem, wie viel ein Körper an Proteinen aus Fleisch, Eiern oder Fisch benötigt, kann ein Defizit an diesen Stoffen mehr oder weniger stark ausfallen. Das ist von Mensch zu Mensch sehr unterschiedlich.

Prüfen Sie daher Ihre bisherigen Ernährungsgewohnheiten und suchen Sie sich aus dem Potpourri der Ernährungsideologien die für Sie stimmige Kombination an hochwertigen, energiereichen Lebensmitteln heraus und hören Sie

– ich kann es nicht oft genug erwähnen – auf Ihren Instinkt, auf Ihr **Bauchgefühl**. Kein noch so versierter Ernährungsspezialist kann diese Aufgabe für Sie übernehmen.

Wenn wir verschiedene Ernährungsformen in Bezug auf eine in Ernährungsstudien nachgewiesene Krebsprophylaxe und sogar Anti-Krebs-Wirkung genauer unter die Lupe nehmen, stellen wir fest, dass es sich dabei oft um völlig konträre Ernährungsformen handelt: Die Keto-Ernährung mit ihrem hohen Anteil an Fetten widerspricht beispielsweise völlig der auf maximal 500 Kalorien reduzierten Ernährungsform der russischen Ärztin Galina Schatalova, die der Meinung ist, dass der menschliche Organismus nur für pflanzliche Nahrungsmittel ausgelegt ist. Die TCM-Ernährung mit hauptsächlich gekochten Mahlzeiten lässt sich nicht mit der Rohkost-Ernährung vereinen und die Bruker-Vollwertkost mit dem bekannten Frischkornbrei zum Frühstück propagiert genau das zum heilsamen Nahrungsmittel, dem die Low-Carb-Ernährung rigoros den Rücken kehrt.

All die Ernährungsformen, die ich an dieser Stelle beispielhaft erwähne, haben eine Gemeinsamkeit: Sie können den Menschen gesund erhalten und ihn sogar von chronischen Krankheiten befreien – ansonsten sind sie so grundverschieden, dass man verzweifelt nach dem **kleinsten gemeinsamen Nenner** sucht. Diesen findet man wahrscheinlich nur in frischen Wildkräutern und Samen, die in allen Ernährungsformen ihre Daseinsberechtigung haben. Beim nächstmöglichen Nahrungsmittel mit der zweitgrößten Übereinstimmung – dem Gemüse, streiten sich schon die Gelehrten, ob die rohe Variante (für die Rohkosternährung ist „roh" gleichzusetzen mit „lebendig", in der TCM schwächt Rohes die Mitte) oder die gekochte Variante (in der TCM bedeutet „gekocht", dass mehr *Chi* enthalten und die Nahrung bekömmlicher ist, für die Rohkostszene ist Gekochtes tot) die bessere ist, genauso wie beim Obst, das für die einen Quelle köstlicher Lebensenergie ist, für die anderen ein schädlicher Insulinbooster, der im Körper dieselben Effekte hat wie Bösewicht Nummer eins, der Haushaltszucker.

Ich persönlich esse inzwischen das, was mir guttut. Und das verändert sich je nach Tages- und Jahreszeit. Im Sommer integriere ich deutlich mehr Rohkost und Wildkräuter in meinen Speiseplan, weil mein Körper dann geradezu nach **frischen, unverfälschten Lebens-Mitteln** giert. Wildkräuter haben einen enormen gesundheitlichen Effekt, da sie über Millionen von Jahren Überlebensinformationen in sich gespeichert haben, um sich den äußeren, teilweise harten und sehr unterschiedlichen Gegebenheiten in der Natur anzupassen. Diese Informationen nehmen Sie beim Verzehr dieser Köstlichkeiten neben vielen anderen wertvollen Inhaltsstoffen mit auf. Im Winter nehme ich viel mehr Warmes und Gekochtes (mit frischen Kräutern) zu mir, um mich richtig wohlzufühlen und nicht zu viel Wärme und Energie zu verlieren.

Eine optimale Ernährung sollte Ihrem Körper und Geist Energie und Frische geben, Sie mit optimal bioverfügbaren Nähr- und Vitalstoffen versorgen, Sie von Giften, Toxinen, Schwermetallen befreien, Sie nicht zusätzlich mit Schadstoffen belasten und möglichst leicht verdaulich sein. Für die Verdauungstätigkeit benötigt der Körper Energie, die dann für andere Prozesse nicht in vollem Maße zur Verfügung steht. Aus diesem Grund sollte die Nahrung leicht verwertbar sein und einen maximalen Gehalt an allen notwendigen Nähr- und Vitalstoffen aufweisen. Geben Sie Lebens-Mittel aus Wildsammlung, aus biologisch-dynamischem Anbau vom regionalen Ökobauern Ihres Vertrauens oder vielleicht sogar aus dem eigenen Garten den Vorzug. Nahrungsmittel verdienen nur dann die Bezeichnung **Lebens**-Mittel, wenn sie dem Leben und der Gesundheit dienlich, d. h. reich an Energie, Mineralstoffen, Vitaminen, Spurenelementen und sekundären Pflanzenstoffen sind. Genauso wie Wasser können Sie auch den Energiegehalt von Lebensmitteln anhand der Bovis-Werte (gemessen in Bovis-Einheiten, BE) messen.

Es ist für Sie sicher leicht nachvollziehbar, dass eine auf einer Gewächshausplantage gezüchtete Tomate im Vergleich zu einer mit reichlich Sonnenlicht auf lebendiger südländischer Erde herangereiften Artgenossin kaum Aussicht auf einen Platz auf dem Siegertreppchen in puncto Nähr- und Vitalstoffgehalt, Geschmack und Energielevel hat. *„Studien legen nahe, dass solche in Massenproduktion hergestellten Lebensmittel fade schmecken, weil sie wenig mehr als Wasser und Zellulose liefern, einige enthalten gerade einmal ein Zehntel an Vitaminen oder Antioxidantien im Vergleich zu kontrolliert biologisch erzeugten Alternativen.“*[266]

Auch wenn Sie die Bovis-Einheiten vielleicht (noch) nicht mit einem Pendel austesten können, so sind Sie doch dazu in der Lage, zu schmecken, zu riechen, zu sehen, zu spüren und Ihrem gesunden Menschenverstand zu vertrauen. Dieser hilft uns auch zu erkennen, was gut für uns ist und was wir besser meiden sollen. Eine Hilfe kann Ihnen dabei folgender Leitfaden sein:

In Kürze: Die wichtigsten Grundlagen einer optimalen Ernährung

- Der Nähr- und Vitalstoffgehalt sollte möglichst hoch sein: Geben Sie Lebensmitteln aus nachhaltiger biologischer Permakultur ohne künstlichen Dünger, ohne Pestizide oder aus Wildwuchs den Vorzug. Eine Alternative wäre *Demeter, kbA*. Leider gibt es auch im kontrolliert biologischen Anbau Monokulturen, die zu einer Verarmung der Böden und damit zur drastischen Reduzierung von Nähr- und Vitalstoffen in den Lebens-Mitteln führen.
- Besser weniger essen und dafür nährstoff- und vitalstoffreichere Nahrungsmittel zu sich nehmen
- Viel grüne Nahrungsmittel in den Speiseplan integrieren: Chlorophyll wirkt u. a. stark basisch, blutbildend und antiparasitär (Wildkräuter, Wildpflanzen)
- Immer mal Phasen mit „intermittierendem Fasten" einbauen, d. h. einen längeren Zeitraum, in dem nicht gegessen wird (z. B. 16 Stunden; siehe Seite 270 f.)
- Abends nicht zu spät essen (*Dinner Cancelling*), denn die Verdauungsorgane stellen sich dann auch schon langsam auf „Schlaf" um. Möchten Sie täglich intermittierend fasten, nehmen Sie z. B. abends um 17 Uhr Ihre letzte Mahlzeit zu sich und starten am nächsten Tag um 9 Uhr – oder sogar noch später mit Ihrer ersten Mahlzeit in den Tag
- Den für Sie individuell optimalen Abstand zwischen den Mahlzeiten wählen und einhalten (z. B. 3 Stunden, 4 Stunden ...). Manche Menschen haben nach 3 Stunden schon wieder Hunger, andere halten 5 Stunden gut durch
- Frische, unverarbeitete Lebensmittel ohne lange Lagerzeiten bevorzugen: Je frischer, desto gesünder sind sie auch
- Täglich bittere Lebensmittel wie z. B. Wildkräuter auf den Tisch bringen
- Einfache Mahlzeiten mit wenigen Zutaten sind besser verträglich als komplexe Mahlzeiten.
- Die Ernährung sollte zu 90 Prozent aus basenbildenden Lebensmitteln (siehe unten) bestehen.
- Das Essen langsam kauen und gut einspeicheln, in Ruhe und im Sitzen essen, sich nur aufs Essen konzentrieren, keine Ablenkung durch andere Tätigkeiten! Nehmen Sie sich dafür reichlich Zeit!
- Die Mahlzeit zelebrieren: Das Essen segnen und Dankbarkeit für all die Köstlichkeiten auf dem Teller empfinden

- Die richtige Kombination der Zutaten beachten: Kohlenhydratreiche Nahrungsmittel sollten nicht mit proteinreichen Nahrungsmitteln gemischt werden
- Fehlende Mikronährstoffe durch optimal bioverfügbare Nahrungsergänzungsmittel
- nach Absprache mit einem Arzt oder Heilpraktiker ergänzen. Wir benötigen *alle* Spurenelemente – nicht nur die essenziellen – in ausreichendem Maße!

Empfehlung: Die überwiegend basische Ernährung in bester Bioqualität

Diese urgesund Form der Ernährung sieht folgendermaßen aus: Essen Sie viel frische (Wildkräuter wie z. B. Löwenzahn, Brennnesseln, Bärlauch, Kapuzinerkresse, Baumblätter und grünes Blattgemüse, auch in Form von grünen Smoothies (siehe „Literaturverzeichnis- und empfehlungen“, Seite 313 ff.) oder Wildkräutersalaten. Wildkräuter sind mit ihrer Kraft und Eigenwilligkeit der Inbegriff lebendiger, unverfälschter Lebensmittel. Ergänzen Sie Ihren Speiseplan durch

- weitere chlorophyllreiche Lebensmittel wie z. B. Chlorella, Spirulina, Gerstengras, Weizengras;
- Wildfrüchte wie Brombeeren, Heidelbeeren, wilde Blaubeeren (nach A. William das stärkste Adaptogen* der Welt);
- Keimlinge und Sprossen;
- pflanzliche Lebensmittel mit einem hohen Anteil an antientzündlichen und antibiotisch wirksamen Pflanzeninhaltsstoffen aus z. B. ätherischen Ölen, Gerbsäuren, Saponinen, Iridoiden, Senfölen wie Kapuzinerkresse, Zwiebeln, Knoblauch, Lauch, Meerrettich, Bärlauch, Ingwer, Myrrhe, grüner Tee, Thymian, Rosmarin, Minze, Zistrose, Süßholz, Salbei u. v. m.;
- Edelkastanien z. B. in Form von Edelkastanien-Rohkost-Pulver (hochbasisch!);
- Samen und Nüsse;
- Gewürze;

---

* Alternativmedizinische Bezeichnung für biologisch aktive Pflanzenstoffe, die es dem Organismus leichter machen sollen, sich erhöhten körperlichen und emotionalen Stresssituationen anzupassen (engl. *to adapt*, „sich anpassen“)

- reichlich Gemüse in allen möglichen Farben, optimal wäre möglichst viel in Rohkostqualität, wenn Sie das vertragen. Eine Alternative sind frisch gepresste Säfte oder schonend gedünstetes Gemüse aufgrund der besseren Verdaulichkeit;
- täglich mindestens 1 Handvoll gut gereiftes Obst (z. B. heimische Beeren, Äpfel, etc.);
- reichlich gute Fette und Öle in Rohkostqualität (z. B. Kokosöl [siehe Seite 161 ff.], Ghee, Weidebutter, Rohmilchbutter, Olivenöl);
- fermentierte und milchsauer vergorene Lebensmittel (z. B. Miso, Kombucha, Sauerkraut, Kimchi), EM-Produkte;
- gutes naturbelassenes Salz (z. B. Steinsalz, EM-Salz, Himalajasalz etc.)
- Eier von glücklichen Hühnern aus ökologischer Freilandhaltung;
- sonstige nährstoffreiche, kraftvolle Lebensmittel in Rohkostqualität wie Kakao, Hanfsamen, Chiasamen, Kurkuma, Granatapfel, Honig u. v. m.;
- für Fisch bzw. Fleischliebhaber: ab und zu hochwertiges (!) Fleisch (z. B. Bioweidefleisch, Wildfleisch) und Fisch (z. B. aus Wildfang ohne Medikamentengabe). Generell ist Fisch je nach Sorte und Lebensraum oftmals stark toxisch belastet. Wenn Fisch, dann nur Fisch aus sauberen Gewässern!

Tierische Produkte: Pro und kontra

Eine besondere **Kraftnahrung** für viele kranke und schwache Menschen sind **Knochenbrühen**: Sie versorgen den Körper mit hochwertigen Mineralstoffen, Proteinen etc., können Entzündungen lindern, fördern die allgemeine Regeneration und lassen Knochen schneller heilen.[267] Das wussten schon unsere Großmütter und bereiteten diese stärkende Suppe als Ur-Slow-Food par excellence zu, denn eine richtige Knochenbrühe muss stundenlang vor sich hin köcheln, damit alle wertvollen Stoffe aus den Knochen gelöst werden. In China gilt die Knochenbrühe sogar als Medizin und wird zur Stärkung des Immunsystems und zur besseren Knochenheilung „verschrieben“.

Sind Sie Veganer oder Vegetarier, stellen Sie diese Ernährungsform auf den Prüfstand und beobachten Sie, ob Sie sich gesund, vital und wohlgenährt fühlen. Ich selbst habe mich bis auf kurze Zeiten zwischendurch, in denen ich mich auch vegan ernährte, die letzten 30 Jahre hauptsächlich vegetarisch ernährt. Dass ich mich damit gesund fühlte, kann ich leider nicht behaupten.

Lierre Keith, amerikanische Schriftstellerin, Ernährungsaktivistin und Umweltschützerin, die selbst 20 Jahre mit allerlei – teils schwersten – Krankheiten vegan lebte, führt dem Leser in ihrem Buch *Ethisch essen mit Fleisch* schonungslos vor Augen, wie die vegane Ernährung durch falsch verstandenen Dogmatismus auch krank machen kann. Mit einer bemerkenswerten Akribie, die in ihrer glasklaren auf die Spitze getriebenen unpathetischen Art fast schon wehtut, beschreibt sie u. a. ihren Versuch, einen biologischen Gemüsegarten anzulegen, und schließt mit dem ernüchternden Fazit, dass sie ihre veganen Prinzipien gemeinsam mit den Düngern in der Gartenerde begraben muss, um gesundes Gemüse anbauen zu können. Sie räumt auf mit den von Veganern gern stilisierten Sentimentalisierungen der Natur und zoomt den oberflächlichen Blick weiter nach unten – direkt in das Fressen und Gefressenwerden in Flora und Fauna. Der Königsweg für sie ist ein sensibler, ethisch korrekter Umgang mit allem Lebendigen.

Wird der **Verzehr von tierischen Produkten** – wie von Dr. Weston Price in seinen Untersuchungen in den 1930er-Jahren an Urvölkern nachgewiesen – als elementarer evolutionsprägender Baustein des Menschen weiterhin Bestandteil der Ernährung sein oder werden ganz andere Formen der Ernährung im Vordergrund stehen? Ich bin der festen Überzeugung, dass sich der Verzehr von tierischen Produkten mit der zunehmenden Erhöhung der Schwingungsfrequenz auf der Erde erübrigen wird. Dann wird auch eine Lichtnahrung,* die bereits von einigen wenigen Menschen praktiziert wird, kein Problem mehr sein.

Getreide, Zucker und all die anderen „Bösewichte"

Zucker, Süßungsmittel, Transfette, Konservierungsmittel – und in die Reihe dieser Bösewichter das geliebte **Getreide** gleich miteingereiht – sollten Sie ganz und gar von Ihrem Ernährungsplan streichen. Getreide, allen voran der Weizen, ist laut Dr. med. William Davis der Auslöser einer Reihe von psychischen Er-

---

* Lichtnahrung oder Breatharianismus bezeichnet in der Esoterik eine Methode, bei der nach Vorstellung ihrer Anhänger die für das Leben notwendige Energie aus feinstofflicher Energie („Licht"; *Prana* als universelle Lebensenergie) gewonnen werden soll. So soll man ohne feste und flüssige Nahrung überleben können. (Nach: Wikipedia)

krankungen, Zivilisations- und Autoimmunkrankheiten von A wie Angststörung über E wie Entzündungen, M wie *Morbus Crohn* bis hin zu Z wie *Zöliakie*. Allein die Liste der Autoimmunerkrankungen umfasst in seinem Bestseller *Weizenwampe* bereits vier prall gefüllte Buchseiten, auf denen man mit jeder Zeile jede gegessene Weizensemmel im Angesicht dieser Risiken und Nebenwirkungen verwünschen möchte und die ellenlange Packungsbeilage eines Schmerzmitteln ob dieser fulminanten Liste vor Neid erblassen lassen würde. Auch in puncto „Anstieg des Blutzuckerspiegels" liegen die Getreidelieblinge weit vor dem zu Recht verteufelten Haushaltszucker: *„Produkte aus Vollkornweizen und Weißmehl lassen den Blutzucker um einiges höher ansteigen als Haushaltszucker. Ganze Maiskörner bewirken einen mäßigen bis hohen Anstieg, wohin Maismehl und Maisstärke den Blutzucker in astronomische Höhen katapultieren."*[268]

Kein guter Start für cornflakesliebende amerikanische Kinder, die morgens gleich eine Schüssel des knusprigen Insulinboosters vom führenden Marktgiganten vorgesetzt bekommen, die auch ungesüßt ihre Wirkung nicht verfehlen ...

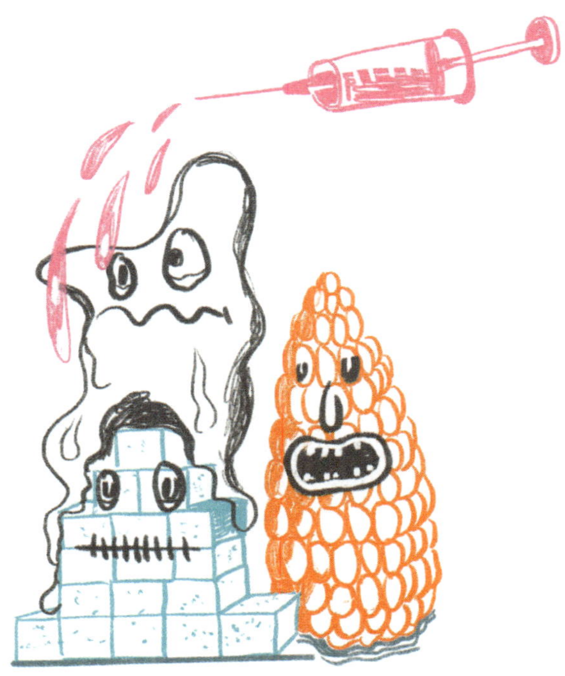

Zuckermonster, Insulinbooster und die anderen üblen Gesellen

Dr. Davis verbannt den uns allen eingebläuten Merksatz „Vollkorn ist gesund“, mitsamt dem knusprigen Ciabatta, dem sättigenden Frühstücksporridge und dem heiß geliebten dunklen deutschen Vollkornbrot, auf den Scheiterhaufen der größten Irrtümer der modernen Ernährungslehre und räumt auf in den Irrgängen der bröckelnden Ernährungspyramide. Dem „guten“ Brot hiermit seinen Heiligenschein zu stehlen, kommt einem religiösen Frevel gleich, und das tägliche Brot wird zur Bewährungsprobe für die Gesundheit. In *Weizenwampe* beschreibt Dr. Davis präzise, weshalb der menschliche Verdauungstrakt im Gegensatz zu dem der Wiederkäuer für den Verzehr von Gräsern (alle Getreidearten wie Weizen, Roggen, Gerste, Hafer, Hirse, Mais und Reis gehören zur Familie der Süßgräser!) gänzlich ungeeignet ist und plädiert für eine getreidefreie Ernährung als Meilenstein auf dem Weg zur Wiederherstellung der Gesundheit.

Hätte man damals im Biologieunterricht beim Vergleich von Kuh- und Menschenmägen genauer aufgepasst, hätte sich diese Mär vom gesunden Getreide nicht derart in den Köpfen der westlichen Konsumenten eingebrannt. Naturvölker liegen hier klar im Vorteil und bleiben am besten bei der Nahrung, die sie bisher von all diesen modernen Zivilisationskrankheiten verschont haben. Ich gebe zu, dass es nicht einfach ist, als normalsterblicher Durchschnittsgetreidejunkie „clean“ zu werden, zumal an jeder Ecke das knusprige, fluffige und hungerstillende Gift lockt, aber es gibt wohlschmeckende selbst gebackene und getreidefreie Alternativen, die das lieb gewonnene Sonntagsbrötchen würdig ersetzen. ☺

Tipp: Essener Brot – Die Alternative für echte Brotjunkies

Wer unbedingt weiterhin Brot essen möchte, findet vielleicht in Brot aus gekeimten Getreide (Essener Brot) einen würdigen Ersatz: Das bei niedrigeren Temperaturen schonend gebackene Urbrot kann leichter verdaut werden, ist basisch und vitaminreicher als normales Brot: „... *ungekeimtes Getreide enthält Enzymhemmer, die die Aufnahme von Mineralstoffen im Körper erschweren. Erst durch das Keimenlassen – die Wachstumsaktivierung des Korns – werden diese Säuren und Hemmstoffe abgebaut und der Vitamin- und Mineralstoffgehalt auf ein Vielfaches gesteigert, ganz ähnlich wie bei der Sprossenzucht. Die enthaltenen Proteine verwandeln sich in leichter verdauliche Aminosäuren.*“[269]

Milchprodukte: Lieber mit oder ohne?

Auch konventionelle **Milchprodukte** (ausgenommen Butter oder Ghee) sind im Rahmen einer Herdsanierung nicht ideal, denn sie können Entzündungen im Körper fördern, die Bereitschaft zu Allergien auslösen und zudem die Leber schwächen, sodass Giftstoffe nicht mehr optimal abgebaut und ausgeschieden werden können.[270] Es gibt genug sehr schmackhafte Alternativen für Milchprodukte, und es ist kinderleicht, sich zu Hause selbst eine Nussmilch (z. B. Mandel- oder Cashewmilch) herzustellen. Sehen Sie sich zur Inspiration auf Websites oder Blogs für vegane oder rohköstliche Ernährung um, und probieren Sie aus, was Ihnen schmeckt. **Butter** – vorzugsweise als Rohmilchbutter oder Weidebutter zu sich genommen – enthält eine Menge wichtiger Nährstoffe für den menschlichen Körper und wird im Gegensatz zu anderen Milchprodukten neutral verstoffwechselt.

Wenn Sie nicht auf Milchprodukte verzichten wollen, wären nach Meinung diverser Therapeuten und Gesundheitsautoren **Rohmilchprodukte** eine gute Alternative: Dr. Weston Price, der sich intensiv mit der gesundheitsfördernden, ursprünglichen Ernährung von Naturvölkern beschäftigte, kam zu dem Ergebnis, dass Rohmilchprodukte u. a. 4-mal mehr Mineralstoffe und sogar 10-mal mehr fettlösliche Vitamine A, D sowie K_2 aufweisen als industriell verarbeitete Milchprodukte.[271] Daneben enthält Rohmilch das gesamte Spektrum an Aminosäuren, Vitamin C, die B-Vitamine, Omega-3-Fettsäuren, nützliche Darmbakterien sowie andere Nähr- und Vitalstoffe, die durch die Pasteurisierung weitestgehend zerstört werden.[272] Rohmilch-Liebhaber berichten von einem gestärkten Immunsystem, einer verminderten Allergiebereitschaft, gesünderer Haut, besserer Verdauungstätigkeit sowie einer allgemeinen Verbesserung ihrer Gesundheit.

Salz, Fette & Co. – Was gibt es hier zu beachten?

Achten Sie darauf, nur **unraffiniertes, naturbelassenes** (!) **Salz** (z. B. Steinsalz oder *EMIKO® Urmeer-Salz* [siehe auch Seite 279] etc.) zu verwenden. Auf raffiniertes Tafelsalz bzw. Kochsalz sollten Sie gänzlich verzichten, da es aufgrund der starken industriellen Verarbeitung (Bleichen, Sieden bei hohen Temperaturen und Reinigung) nur noch aus Natriumchlorid (NaCl) besteht und es sich also nicht mehr um ein ganzheitliches Nahrungsmittel handelt. Hinzu gesellen sich dann noch Rieselhilfen wie Aluminiumhydroxid, Fluor- und Jodverbindungen sowie beim Einsatz in Wurstwaren Natriumnitrit. Es erübrigt sich der Hinweis, dass dieser chemische Mix nichts mehr mit einem ursprünglichen Lebens-Mittel zu tun hat und sich negativ auf die Gesundheit auswirkt. Unraffiniertes, naturbelassenes Salz enthält eine Vielzahl an Mineralstoffen und Spurenelementen, die den Körper mit allen wichtigen Stoffen versorgen. Salzmangel oder der Verzehr von raffiniertem Tafelsalz kann im Hinblick auf die Knochengesundheit zu Osteoporose führen. Etwa 27 Prozent des Körpersalzgehalts liegt in den Knochen und eine gesunde Menge an naturbelassenem Salz hilft, die Knochen zu härten und sie gesund zu halten.

Zu den bereits genannten **gesunden Fetten und Ölen** möchte ich an dieser Stelle noch Folgendes ergänzen: Sie wissen bereits, dass **Transfettsäuren** aufgrund ihrer toxischen Wirkung im Rahmen einer gesunden Ernährung absolut **tabu** sind. Diese gehärteten oder teilgehärteten Fette entstehen bei der industriellen Herstellung von flüssigen zu streichfähigen festen Fetten. Dr. Walter Willet, Professor für Epidemiologie und Ernährung an der *Harvard School of Public Health* bezeichnet diese Fette als *die* toxischsten Fette überhaupt.[273]

Ernährungsexperten wie Dr. Catherine Shanahan und Dr. Bruce Fife sprechen sich dafür aus, neben diesen Transfetten auch sämtliche pflanzlichen Fette des modernen industriellen Zeitalters vom Speiseplan zu streichen: Dazu gehören Rapsöl, Sojaöl, Sonnenblumenöl, Baumwollsamenöl, Maisöl, Traubenkernöl, Distelöl ...[274] Diese Pflanzenöle enthalten überwiegend **mehrfach ungesättigte Fettsäuren**, die gegenüber Hitze, Licht und Sauerstoff äußerst empfindlich sind. Unter Einwirkung der genannten Faktoren oxidieren diese Öle sehr schnell und dabei bilden schädliche freie Radikale – sie werden toxisch. *„Oxidierte Fette sind ranzige Fette, und freie Radikale sind ein Oxidationsprodukt.“*[275] Biochemiker sprechen hier von der „Lipidperoxidation“. Die Oxidation beginnt sogar schon, während das Öl aus dem Samen extrahiert wird. Sie ist umso stärker, je mehr das Öl im Laufe der Zeit Hitze, Licht oder Sauerstoff ausgesetzt wird. Werden diese Öle beim Kochen oder Braten erhitzt, bilden sich toxische Substanzen, die der Gesundheit ungemein schaden und Entzündungen verursachen können. Mehrfach ungesättigte Pflanzenöle eignen sich demnach von allen Fetten am wenigsten zum Kochen oder Braten.

Aufgrund all dieser genannten Faktoren rät Dr. Bruce Fife dazu, die **essenziellen Fettsäuren** (EFS)* wie unsere Vorfahren mit der Nahrung zu sich zu nehmen und nicht wie meist empfohlen durch Pflanzenöle. So kann seiner Meinung nach die **Linolsäure** durch Fleisch, Eier, Nüsse, Hülsenfrüchte und Gemüse aufgenommen werden und die **mehrfach ungesättigten Omega-3-Fettsäuren** (ALA, EPA, DHA; siehe Seite 160 f.) kommen z. B. in Eiern, Fisch, Meeresfrüchten, grünem Blattgemüse, Wildkräutern, Leinsamen, Walnüssen und Rindfleisch aus Weidehaltung sowie Wild vor.

Als **gute, gesundheitsfördernde Öle** werden im Gegensatz zu den oben genannten entzündungsfördernden Pflanzenölen im Rahmen einer Keto-Ernährung Fette wie **Butter, Kokosöl, MCT-Öl, Palmöl** und auch Fette wie **Schmalz** und **Talg** bezeichnet. Diese Fette sind gegenüber der Oxidation durch ihren hohen Anteil an gesättigten Fettsäuren resistent und können auch bedenkenlos erhitzt werden. In der Liste der vorteilhaften Öle gehört auch das **Olivenöl**, das zwar durch die darin hauptsächlich enthaltenen einfach ungesättigten Fettsäuren mit 77 Prozent nicht so oxidationsanfällig ist, aber dennoch viel leichter als gesättigte Fettsäuren bei hohen Temperaturen oxidiert. Dieses wertvolle Öl, vorzugsweise „extra vergine" in Bioqualität, nehmen Sie stattdessen lieber für den Salat oder für kalte Speisen. Dr. Catherine Shanahan sieht im Verzicht auf Pflanzenöl den ersten wichtigen Schritt auf dem Weg zu einer gesundheitsfördernden Ernährung. *„In meiner jahrzehntelangen klinischen Erfahrung habe ich festgestellt, dass der Verzehr von Pflanzenöl und die begleitende, durch Megatransfettsäuren ausgelöste Entzündung Menschen anfälliger für die Entwicklung von Lebensmittelunverträglichkeiten und Autoimmunreaktionen macht. Falls Sie überlegen, Gluten, Milchprodukte oder andere Grundnahrungsmittel von Ihrem Speiseplan zu streichen, bisher aber Pflanzenöl noch nicht gestrichen haben, empfehle ich Ihnen, zuerst das Pflanzenöl zu eliminieren."*[276]

Laut Dr. Bruce Fife sollten **reichlich gesättigte Fette** auf dem täglichen Speiseplan stehen, da sie als Hüter der Gesundheit zahlreiche positive Eigenschaf-

---

* Essenzielle Fettsäuren kann der Körper nicht selbst bilden, sie müssen also mit der Nahrung zugeführt werden. Als die zwei wichtigsten Vertreter gelten die Linolsäure (Omega-6-Fettsäure) und die Alpha-Linolensäure (Omega-3-Fettsäure).

ten besitzen. Seiner Meinung nach wirken diese Fette wie schützende Antioxidantien, weil sie die Bildung von freien Radikalen und die Oxidation verhindern: *„Eine Ernährung mit vielen schützenden gesättigten Fettsäuren kann vor Lipidperoxidation schützen, die das Altern beschleunigt und Krankheiten fördert."*[277] Aber auch hier gilt: Es sind keine Pauschalisierungen möglich, denn wenn ein Mensch Fette nicht richtig verstoffwechseln kann, belasten diese an sich gesunden Lebensmittel den Körper, sobald man große Menge an Fetten mit der Nahrung zuführt.

Lecker essen mit Genuss und Freude! – Zu guter Letzt noch ein paar wichtige Hinweise

Essen sollte Freude machen. **Speisen Sie also mit Genuss und nehmen Sie sich dafür möglichst viel Zeit!** Konzentrieren Sie sich auf jeden Bissen, seien Sie dankbar für die Lebensmittel auf Ihrem Teller und verzehren Sie diese mit Liebe, Lust und Leidenschaft. Werden Sie kreativ und erfinderisch in Ihrer Küche, denn es gibt unendlich viele Köstlichkeiten, die von Ihnen entdeckt werden wollen.

Und gönnen Sie sich **Ausnahmen *ohne* schlechtes Gewissen**. Wenn Ihnen einmal nach einer Torte ist, essen Sie diese ohne Reue. Forscher haben herausgefunden, dass sich die Gemütslage beim Verzehr des Lebensmittels auf die Wirkung im Körper überträgt. Essen Sie eine für Sie sündhaft leckere Nascherei mit schlechtem Gewissen, wird Ihnen diese garantiert schaden. Mit positiven Gefühlen verbunden, wird sie Ihrem Körper wiederum messbar guttun.

Und lassen Sie die Finger von supergesunden Superfoods, wenn Sie diese nur mit Würgen und zugehaltener Nase hinunterbekommen. Es gibt eine riesige Auswahl an fantastisch schmeckenden Zutaten im Reich der farbenfrohen Lebens-Mittel. Essen wir ein Lebensmittel in einer bestimmten Farbe, so stärkt diese auch gleichzeitig das Chakra, dem diese Farbe zugeordnet ist. Interessant ist in dem Zusammenhang die Aussage von Don Tolman, der auch als *The Wholefood Medicine Man* bezeichnet wird, dass z. B. viele seiner depressiven Patienten allein durch den Verzehr gelber und orangefarbener Lebensmittel (er nennt hier explizit Ananas und Orange) und dank der Kraft der Sonne (zum Sonnenvitamin siehe Seite 167 ff.) geheilt werden konnten.[278]

An dieser Stelle möchte ich nochmals auf das Buch *Medical Food* von Anthony William eingehen. Der Autor hat durch seine mediale Begabung einen besonderen

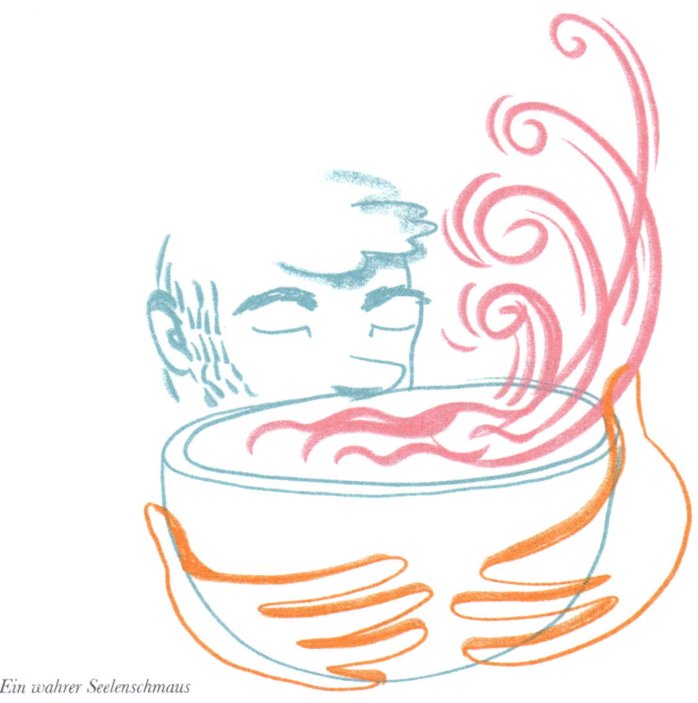

Ein wahrer Seelenschmaus

Bezug zu all den wertvollen Lebensmitteln, die uns die Natur für unsere Gesundheit schenkt. Er benennt zu vielen Obst- und Gemüsesorten, Wildpflanzen, Gewürzen und zu Honig bestimmte Eigenschaften, die das seelische und spirituelle Wachstum des Menschen fördern können.

Essen Sie nur, wenn Sie wirklich Hunger verspüren. Viele neigen dazu, aus Langeweile oder beim kleinsten Appetit zu etwas Essbarem zu greifen. Das kann für den Körper negative Folgen haben, da dadurch Stoffwechselprozesse nur noch eingeschränkt funktionieren. Wenn der Körper echten Hunger verspürt, wird ein Stoff namens cAMP produziert.

Laut Christian Dittrich-Opitz regt „... *die Ausschüttung von cAMP den Körper zu einer Vielzahl von Stoffwechselprozessen an, die dafür sorgen, dass wir auch bei zeitweiligem Nahrungsmangel leistungsfähig sind, das heißt, einen stabilen Blutzuckerspiegel haben und effektiv Fett verbrennen können*“[279].

Laut Anthony William wäre eine längere Pause zwischen den Mahlzeiten für Menschen mit einer Nebennierenschwäche schon zu lang. Er empfiehlt ihnen, alle

2 Stunden einen kleinen gesunden Snack zu sich zu nehmen. Man solle also genau in sich hineinspüren, wie viele Mahlzeiten man am Tag benötigt und welcher Abstand zwischen den Mahlzeiten ideal ist, um sich damit energiegeladen und gut zu fühlen.

Noch etwas **zu warmen und kalten Mahlzeiten**: Auch hier gibt es keine Faustregel. Laut traditioneller chinesischer Medizin (TCM) ist eine warme Mahlzeit für den Körper am besten bekömmlich. Frieren Sie leicht, sind eher von schmaler Statur und neigen zu Durchfall, dann werden Ihnen warme Mahlzeiten eher bekommen und Ihrem Körper guttun, da Ihr Körper nicht zusätzlich Energie aufbringen muss, um die Nahrung auf Körpertemperatur zu bringen. Außerdem besitzt gekochte Nahrung nach TCM mehr *Qi* (Energie), das dem Körper (mit einer geschwächten Mitte) leichter zur Verfügung stehen kann als eine rohe Mahlzeit, die der Körper erst aufwendig aufspalten muss. Wenn Sie von kräftiger Statur sind und eher zu Hitze neigen, wird Ihnen ein Rohkostsalat oder ein kaltes Frühstück nicht schaden und Sie gut mit Energie versorgen.

Zusammenfassend kann man nach Dr. Catherine Shanahan anhand der folgenden drei elementaren Standbeine langfristige Erfolge in Sachen „Gesundheit“ erzielen:[280]

1. Kohlenhydrate (aus Zucker und Weißmehl) reduzieren;
2. toxische Fette vermeiden und durch gesunde Fette ersetzen
3. und nährstoffreiche Lebensmittel verzehren.

Grüne Smoothies – Erleben Sie Ihr grünes Wunder …

Auch bei den Smoothies scheiden sich die Geister: Für die Fans sind sie der Inbegriff einer vollwertigen, optimal bioverfügbaren und leicht verwertbaren Mahlzeit. Für die Gegner eine Modeerscheinung der Kaufaulen, die den Körper mehr überfordert, als sie ihm guttut, und die nur dafür sorgt, dass sie ihr Gebiss noch weniger zum Kauen benutzen.

Ich bin der Meinung, dass grüne Smoothies – vorwiegend aus Wildkräutern, Gräsern, Gartenkräutern, grünen Blattsalaten oder grünem Kulturgemüse mit wenig Obst – eine optimale Möglichkeit darstellen, den Körper mit einer Menge wertvollem Chlorophyll zu versorgen. Der Chlorophyll- und Vitalstoffgehalt ist in grünen Blättern weit höher als in Wurzeln und mit einer Auswahl an lebendigen Wildkräutern dürfen Sie die geballte, vital- und nährstoffreiche Kraft der Natur in konzentrierter Form genießen.

Es wird anfangs oft der Fehler gemacht, dass man zu viel Obst, zu wenig Grünes und dazu noch Nüsse, Samen etc. zu einem Smoothie püriert. Solch eine Mischung kann sich negativ auf die Verdauung auswirken und zu Blähungen und Unwohlsein führen.

Konzentrieren Sie sich daher am Anfang nur auf eine reduzierte Mischung aus überwiegend Grünem mit einer Obstsorte. So können Sie Ihren Körper wunderbar an Smoothies gewöhnen und ihre volle Kraft nutzen, ohne dass Irritationen auftreten.

Ich fühle mich nach einem grünen Smoothie energiegeladen, vitalisiert und satt. Allerdings trinke ich ihn mit warmem Wasser, da mich ein kalter Smoothie zu sehr auskühlen würde. Warm getrunken, ist er auch für fröstelnde, schlanke Menschen gut verträglich, Außerdem sollten Sie den Smoothie unbedingt langsam kauend trinken und genug einspeicheln. **Smoothies sind eine vollwertige Mahlzeit und kein Getränk!**

Ein weiterer positiver Effekt des grünen Smoothies ist der Anstieg der Magensäureproduktion, denn die meisten Menschen haben einen Magensäuremangel. Durch den regelmäßigen Genuss von grünen Smoothies kann der Magen wieder genügend Magensaft produzieren. Außerdem reguliert sich die Verdauung durch die enthaltenen Ballaststoffe auf eine positive Weise.

Frisch gepresste Säfte: Schnelle Vitamine und Mineralstoffe in Hülle und Fülle

Frisch gepresste Säfte wurden vor allem durch die von Dr. Max Gerson entwickelte „Gerson-Therapie“ bekannt. Er hatte herausgefunden, dass sich mit frisch gepressten Säften, einer speziellen Diät sowie begleitenden Maßnahmen chronische Krankheiten wie Krebs, *Tuberkulose*, *Diabetes* u. v. m. heilen lassen.

Für die Steigerung Ihres Wohlbefindens können auch Sie die Kraft frisch gepresster Säfte nutzen, indem Sie diese regelmäßig in Ihre Ernährung integrieren. Hierzu eignen sich vor allem chlorophyllhaltige Säfte aus selbst gezogenen Gräsern oder frisch geernteten Wildkräutern sowie Gemüsesäfte z. B. aus Möhren, Kohlarten, Roter Bete oder Sellerie. Frisch gepresster Selleriesaft beispielsweise hat ein unglaublich vielfältiges und kraftvolles Potenzial – für Anthony William ist er der *Game Changer* schlechthin: Er wirkt antientzündlich, stärkt die Verdauungskraft im gesamten Magen-Darm-Trakt, wirkt durch die enthaltenen Mineralsalze antiseptisch, stärkt das zentrale Nervensystem sowie die Funktion von Nieren, Nebennieren und Leber, wirkt adaptogen auf den Blutdruck u. v. m. Empfehlenswert ist es, täglich 1 Glas davon frisch gepresst und nüchtern zu trinken – als Kur mindestens 2 Wochen lang.[281]

Generell ist es am besten, nicht zu viele Gemüsesorten in einem Saft zu mischen, sondern sich auf 1 bis 3 Sorten zu beschränken. Frisch gepresste Obstsäfte sollten aufgrund des hohen Fruchtzuckergehalts eher zurückhaltend und selten genossen werden und nicht mit Gemüsesäften gemixt werden, da das zu Unverträglichkeiten wie Blähungen führen kann. Beim Apfel kann eine Ausnahme gemacht werden – er ist auch mit Gemüsesäften gut verträglich.

In frisch gepressten Säften sind die Vitalstoffe sofort für den Körper verfügbar und diese gehen – anders als bei den grünen Smoothies – direkt ins Blut. Dadurch erhält der Körper relativ einfach und schnell wichtige Vitamine und Mineralstoffe in geballter Form. Auch hier gilt wieder: langsam und gut einspeichelnd, kauend trinken! **Frisch gepresste Säfte sind eine Mahlzeit, kein Getränk!**

Am besten eignen sich zur Herstellung solcher frischen Säfte die sogenannten *Slow Juicer*, die mit einer niedrigeren Umdrehungszahl arbeiten, was eine unerwünschte Oxidation der Säfte minimiert. Um eine bestmögliche Qualität für den Körper zu erhalten, sollten die Säfte möglichst rasch nach der Herstellung getrunken werden.

Sowohl die grünen Smoothies als auch die frisch gepressten Säfte können für die Gesunderhaltung des Körpers einen großen Wert besitzen und sind für mich keine Entweder-oder-Frage, ich integriere sie vielmehr beide je nach Gusto fast täglich in meinen Speiseplan.

Vitalstoffreiche Superfoods: Teure Superchampions aus fernen Welten versus heimische Super-Lebens-Mittel

Als *Superfoods* bezeichnet man Lebensmittel, die einen weit höheren ORAC-Wert als die üblichen Nahrungsmittel aufweisen. Der ORAC-Wert gibt den Gehalt an Radikalfängern in Lebensmitteln an. Je höher er ist, desto höher ist der ORAC-Wert.

Meist haben Superfoods mit exotisch klingenden Namen wie Goji, Chia, Lucuma, Maca, Matcha, Camu-Camu, *Astragalus*, Mesquite – die uns in Hochglanz-Gesundheitsmagazinen und auf hippen Gesundheitsblogs regelmäßig als die neu gekrönten Superchampions in Sachen „Detox und Anti-Aging" angepriesen werden – allerdings stolze Preise und müssen bis in unsere Haushalte einen weiten Weg zurücklegen. Neue Superfoods warten schon bald mit gigantischen ORAC-Werten auf und verbannen bereits nach kurzer Zeit die zuletzt gekrönten Sieger vom Siegertreppchen und beinahe täglich überraschen uns neue Studien zu den sagenhaften Heilwirkungen dieser Wundermittel.

Dagegen verblassen unsere regionalen Schätze wie Sanddorn, Oregano, Petersilie, Löwenzahn, Brennnessel, Hagebutte, wilde Blaubeeren und Brombeeren geradezu. Aber nur scheinbar! Möchten Sie Ihre Ernährung mit Superfoods aufwerten, so lohnt es sich, zuerst einmal bei unseren **heimischen Super-Lebens-Mitteln** Ausschau zu halten. Diese haben teilweise ähnlich hohe ORAC-Werte wie die der um die halbe Welt geflogenen und sind günstiger und einfacher zu bekommen. Jede Region bringt ihre eigenen Superfoods hervor und versorgt ihre Bewohner ausreichend mit Vital- und Nährstoffen. Der Griff nach dem importierten Luxusgut muss also nicht unbedingt sein, in den meisten Fällen wächst das Beste und Einfachste eben direkt vor unserer Haustür.

Dieser Meinung ist auch der Umweltmediziner Dr. Joachim Mutter, der für mehr Grün in unserer Nahrung plädiert. Er hat im Rahmen seiner Krebstherapie eine besondere Form der Ernährung entwickelt, bei der neben **Wildkräutern** u. a. auch ausgewählte **Baumblätter**, **Obstbaumblätter, Blätter von Büschen oder sogar Nadelbäumen** (außer der giftigen Eibe) gegessen werden. Diese Blätter und Nadeln haben seiner Meinung nach einen überaus positiven Einfluss auf die Gesundheit und versorgen uns mit einem optimalen und ausgewogenen Paket an Mikro- und Makronährstoffen sowie sekundären Pflanzenstoffen. Besonders hervorzuheben sind hier die Terpene in Baumnadeln, denen eine hohe gesundheitsfördernde, lebensverlängernde und sogar krebsreduzierende Wirkung nachgesagt wird.[282] Blätter und Nadeln können beispielsweise mit den anderen Lieblingszutaten eines grünen Smoothies in einen (Hochleistungs-)Mixer gegeben werden, bei hoher Umdrehungszahl püriert und dann langsam, gut eingespeichelt getrunken werden. Alternativ dazu kaut man die Blätter einfach beim Spaziergang im Wald als kleinen Snack. Bitte lesen Sie vorher in den Büchern von Dr. Joachim Mutter nach, welche Blätter gegessen werden können und welche Sie lieber am Baum lassen sollten! (Siehe „Literaturverzeichnis und -empfehlungen", Seite 313 ff.)

Möchten Sie trotz dieser heimischen Superfoods die Vorzüge des Exotischen genießen, achten Sie beim Kauf unbedingt auf ein Prüfzertifikat. Die Produkte sollten mindestens aus biologischem Anbau (bestenfalls aus Wildsammlung oder Demeter-Anbau) stammen und pestizid-, schimmel- und schwermetallfrei sein. Im anderen Fall kann der Verzehr dieser an sich gesunden Lebensmittel auch negative gesundheitliche Auswirkungen haben.

Sanfte Unterstützung durch Homöopathie, Chakra- Blütenessenzen und Bachblüten

In *Ratgeber Zahnheilkunde* von Ravi Roy und Carola Lage-Roy sind einige wichtige homöopathische Mittel genannt, die Sie bereits **vor der Operation** (OP) einnehmen können. Ich empfehle Ihnen dieses Buch unbedingt, da hier im Zusammenhang mit Zähnen alle wichtigen homöopathischen Mittel aufgelistet und noch viele andere wichtige Informationen zu finden sind.

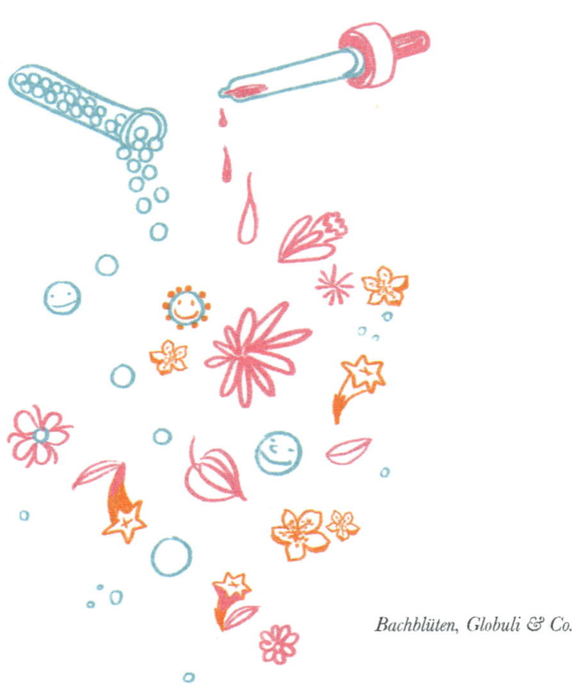

Bachblüten, Globuli & Co.

Das homöopathische Mittel „Arnica"

Arnica ist eines der wichtigsten Mittel vor und nach der OP. Laut *Ratgeber Zahnheilkunde* sollten kräftige Menschen schon einige Tage vorher mit der Einnahme von *Arnica* beginnen. Bei kränklichen Menschen reicht es, wenn sie kurz vor der Behandlung Arnica zu sich nehmen: *„Kränkliche Menschen haben den Lernprozess schon durchgemacht und können besser damit umgehen. Sie können kurz vor der Behandlung eine Gabe Arnica zu sich nehmen.*"[283]

Die Autoren empfehlen in ersterem Falle, das Mittel in Form von je einer Gabe C6 oder C30 an den Tagen zuvor 2-mal täglich morgens und nachmittags einzunehmen. Es wird davon abgeraten, das Mittel abends einzunehmen, da es bei manchen Menschen zu Schlafstörungen führt.

Chakra-Blütenessenzen*

In der Ausgabe 33/2015 der Fachzeitschrift *Surya* las ich zwei hochinteressante Erfahrungsberichte, bei denen die Zahnimplantation und eine Zahnarztbehandlung durch einige Chakra-Blütenessenzen sehr eindrücklich unterstützt worden waren. So wird hier berichtet, dass ***Balsam-Essenz*** und ***Leberchakra-Essenz*** beim Aufbohren eines kariösen Backenzahns eine Betäubungsspritze ersetzten und die ansonsten sehr ängstliche Patientin sich sogar sehr gut bei der Behandlung entspannen konnte.

Als Dosierung wird hier folgende vorgeschlagen:

- Balsam-Essenz: 3 Tropfen ½ Stunde vor der Behandlung und 2 Tropfen direkt nach der Behandlung
- Leberchakra-Essenz: 2 Tropfen unmittelbar vor der Behandlung

Des Weiteren wird dort berichtet, dass eine Patientin eine Zahnimplantation *ohne* Betäubung vornehmen ließ und stattdessen die beiden Chakra-Blütenessenzen ***Zell-Essenz*** und ***Wurzelchakra-Essenz*** einnahm. Nach dem Eingriff hat die Patientin den Wundheilungsprozess durch das Einreiben dieser beiden Essenzen auf die wunden Stellen und die Einnahme der beiden Mittel 3-mal täglich unter-

* Chakra-Blütenessenzen wurden Mitte der 1990er-Jahre von Carola Lage-Roy entdeckt und werden nach der von Dr. Bach entwickelten Methode hergestellt.

stützt. Sie schreibt, dass die Wundheilung nach nur 4 Wochen so weit fortgeschritten war wie normalerweise nach ½ Jahr. Weitere 4 Wochen später war die Heilung zur großen Verwunderung Ihres behandelnden Zahnarztes bereits komplett abgeschlossen, was ansonsten erst nach 1 Jahr üblich ist.

Bachblüten

Sehr ängstliche Menschen können vor dem chirurgischen Eingriff auch die ***Rescue***-Bachblüten-**Tropfen** einnehmen, die auch als „Notfalltropfen" bezeichnet werden. Kurz vor und bei Bedarf auch nach der Behandlung einige Tropfen im Mund zergehen lassen.

Es handelt sich hierbei um eine Mischung aus 5 verschiedenen Bachblüten, die bei Anspannung, Angst, Schock, Trauer, Trauma, Nervosität, Stress harmonisierend wirken können.

Enthalten sind in der originalen Mischung die Bachblüten:

- *Cherry Plum* (Kirschpflaume)
- *Clematis* (Waldrebe)
- *Impatiens* (Drüsentragendes Springkraut)
- *Rock Rose* (Gelbes Sonnenröschen)
- *Star of Bethlehem* (Doldiger Milchstern)

Ich trage die *Rescue*-Tropfen immer bei mir, da sie mir in akuten (Stress-)Situationen schon sehr oft geholfen haben.

Die Operation selbst – Was zu beachten ist

Die Kosten

Ich sage es vorweg: Die Kosten für eine chirurgische Herdsanierung bezahlen in den allermeisten Fällen leider Sie selbst. Holen Sie Kostenvoranschläge bei mehreren Zahnarztpraxen Ihres Vertrauens ein, wenn Sie unsicher sind oder Ihnen nur ein begrenztes Budget für eine Sanierung zur Verfügung steht. Bei den von mir eingeholten Kostenvoranschlägen reichten die Kosten pro Zahnareal von 250 bis knapp

900 Euro, wobei bei der teureren Variante auch noch die Kosten für die PRGF-Technik (*Plasma Rich in Growth Factors*) in Höhe von rund 120 Euro enthalten waren. Mehr zu dieser Technik erfahren Sie unter „Die PRGF-Methode“ (Seite 266 f.).

Exkurs 1: Die optimale Zahnextraktion

Eine Zahnextraktion ist kein angenehmer und ein zudem oft schmerzhafter traumatisierender Vorgang, doch bedenken Sie, dass Sie mit der Entfernung eines toten oder wurzelbehandelten Zahns den ersten großen Schritt in Richtung „Heilung Ihres Körpers“ machen, wenn ein toter oder wurzelbehandelter Zahn die Ursache für Ihre Beschwerden ist.

Ein erfahrener Chirurg oder Zahnarzt wird Ihnen den Zahn möglichst schmerzarm ziehen, den gezogenen Zahn auf Vollständigkeit prüfen und bei Bedarf noch in der entstandenen Wunde nach Resten des Zahns suchen und diese beseitigen. Im Anschluss daran wird bei einer bereits bestehenden Knochenentzündung alles weiche und infektiöse Material akribisch aus dem Knochenareal entfernt. Manche Zahnmediziner desinfizieren den Bereich idealerweise mit Ozon und verabreichen zur besseren Wundheilung außerdem Heilinjektionen, Homöopathie sowie PRGF (*Plasma Rich in Growth Factors*; siehe Seite 266 f.).

Damit sich im Anschluss an eine Zahnextraktion erst gar keine *Kieferostitis* oder NICO bildet, empfehle ich – wie bei der chirurgischen Herdentfernung – sämtliche postoperativen Maßnahmen zu berücksichtigen (siehe unter „Nach der Operation“, Seite 267 ff.).

Es gibt ganzheitlich arbeitende Zahnärzte, die dazu neigen, direkt nach einer Zahnextraktion künstliches Knochenmaterial in das Zahnfach einzuführen, damit das Knochenvolumen (vor allem im Hinblick auf eine spätere Implantierung) weitestgehend erhalten werden kann. Doch hier besteht leider auch die Gefahr von Allergien gegen dieses körperfremde Material. Besprechen Sie diese Möglichkeit und ggf. Alternativen mit dem Zahnarzt Ihres Vertrauens.

Tun & Spüren: Sich bewusst von seinem Zahn verabschieden

Es hat sich nach Aussage von Patienten bewährt, den Zahn ganz gezielt auf die Extraktion vorzubereiten, sich bei ihm für alles zu bedanken und sich bewusst von ihm zu verabschieden. Der Zahn soll sich nach Schilde-

rungen der Patienten dann leichter und komplikationsloser ziehen lassen. Eine stress- und komplikationsfreie Extraktion ist ein elementarer Meilenstein auf dem Weg zur Vermeidung von Kieferostitis oder NICO.
Es gibt übrigens spezielle Methoden, wie z. B. der von Dr. Karin Bender-Gonser entwickelte *Tooth-Mind-Scan* (siehe unter „Hilfreiche Websites", dort unter „Zahnheilkunde", Seite 309 f.), der es dem Anwender ermöglicht, die einzelnen Zähne bewusst wahrzunehmen und gezielt Energien an bestimmte Stellen im Mund zu lenken.

Exkurs 2: Die Sofortimplantation

Diese Maßnahme hat sich inzwischen in vielen Zahnarztpraxen zum Goldstandard entwickelt. Direkt im Anschluss an eine Zahnextraktion oder Herdsanierung wird das Implantat in die Lücke eingesetzt, um diese sofort wieder zu schließen. Das hat den Vorteil, dass der Körper nicht erst (gesunden) Knochen bilden muss, der dann bei der Implantierung teilweise wieder für das Implantat entfernt wird. Außerdem wird damit auch vermieden, dass ein weiterer Knochenabbau stattfindet, der sich später bei einer möglichen Implantierung als ungünstig erweisen würde, da man hierfür ausreichend Knochen benötigt.

Ein Risiko besteht, wenn der Kieferknochen vor der Extraktion bereits eine starke Entzündung aufweist. Verbleiben dort nämlich Bakterien oder infizierte Gewebereste, kann sich diese Stelle weiter entzünden und eine erfolgreiche Implantierung gefährden, da sich der Herd weiter auf das umliegende Gebiet ausbreiten kann. Daher ist es wichtig, diesen Bereich absolut keimfrei zu bekommen, um das Implantat bestmöglich einheilen lassen zu können. Durch eine Ozonbehandlung lässt sich dieses Problem in aller Regel gut in den Griff bekommen.

Es gibt zwei Werkstoffe für die heutigen Implantate: Titan und Keramik. **Titanimplantate** bestehen zu 99,9 Prozent aus Reintitan, der Rest sind Fremdmetalle wie z. B. Nickel, auf die der Körper neben dem Titan selbst allergisch reagieren kann.[284] Im Umfeld von Titanimplantaten lassen sich diese Werkstoffe nach Jahren im Knochen nachweisen, weswegen sich inzwischen aufgeklärte, gesundheitsbewusste Patienten, insbesondere bei nachgewiesener Unverträglichkeit, oft gegen diese Variante entscheiden. Ganzheitlich arbeitende Zahnärzte sind der Meinung, dass sich Metalle im Mundbereich negativ auf den Organismus auswirken können, und stehen Titanimplantaten kritisch gegenüber.

Keramikimplantate bestehen aus dem zu 100 Prozent biokompatiblen Werkstoff Zirkonoxid. Dieser Hochleistungswerkstoff wird schon seit längerer Zeit in der Orthopädie in Form künstlicher Hüftgelenke genutzt. Durch die den Zähnen am natürlichsten nahekommende weiße Farbe und die exzellenten Materialeigenschaften haben sich die Keramikimplantate für viele Umweltmediziner zur Premiumlösung entwickelt. Laut *Swiss Dental Solutions*, einem führenden Schweizer Hersteller für Keramikimplantate, heilen diese bei deutlich geringerem Entzündungsrisiko in den Knochen ein und können bereits nach wenigen Wochen belastet werden.[285]

Die optimale chirurgische Herdsanierung

Wenn Sie alle präoperativen Maßnahmen beherzigt haben, können Sie die chirurgische Herdsanierung guten Gewissens angehen.

Seien Sie am Tag der Operation entspannt, begeben Sie sich vertrauensvoll in die Hände Ihres Chirurgen oder Zahnmediziners und visualisieren Sie ein optimales Ergebnis von dem für Sie optimalen Therapeuten. Sie wissen bereits, dass die Heilung zu 50 Prozent von Ihrer inneren Einstellung abhängt. Wenn Sie gestresst, überkritisch und zweifelnd sind, schlägt sich das auf das OP-Ergebnis und Ihren Genesungsprozess nieder!

Vertrauen Sie jetzt also, nachdem Sie im Vorfeld so viel überlegt, abgewogen und hinterfragt hatten. Der chirurgische Eingriff ist der ideale Zeitpunkt, um die Krankheit innerlich loszulassen. Erinnern Sie sich an die Theorie von Dr. David R. Hawkins und löschen Sie die Krankheit bewusst aus Ihrem System mit den Sätzen: *„Ich lösche jeglichen Glauben an eine Kieferostitis bzw. NICO. Ich bin nur dem unterworfen, woran ich gedanklich festhalte. Ich bin ein unendliches Wesen und in Wahrheit bin ich dieser Krankheit nicht unterworfen. Und das ist eine Tatsache.“*[286]

Der Arzt wird Ihnen die betroffenen Stellen mit der optimalen Dosierung eines Anästhetikums betäuben, sodass Sie während des Eingriffs nichts spüren werden.

Atmen Sie während der Behandlung tief und langsam in Ihren Bauch hinein und entspannen Sie sich.

Vielleicht ist Ihr Arzt in Hypnose versiert und kann Sie für die OP in einen Trancezustand versetzen. Möglicherweise kann in diesem Fall sogar das Anästhetikum reduziert werden. Es gibt zahlreiche Studien zur Wirkung von Hypnose während OPs, die zu dem Ergebnis kamen: Die Heilung von unter Hypnose ausgeführten OPs verläuft schneller und es kommt kaum zu Komplikationen.[287] Sprechen Sie mit Ihrem Behandler über diese Möglichkeit. Auch ohne ärztlich angeleitete Hypnose können Sie sich entweder selbst in einen hypnotischen Zustand oder durch tiefe Atmung in einen entspannten Zustand versetzen.

Viele Spezialisten empfehlen inzwischen, *alle* Zahnherde und Zahnstörfelder bei einem Termin entfernen zu lassen – möglichst minimalinvasiv wie unter „Die kieferchirurgische Therapie“ (Seite 148 ff.) ausführlich beschrieben. Das hat den

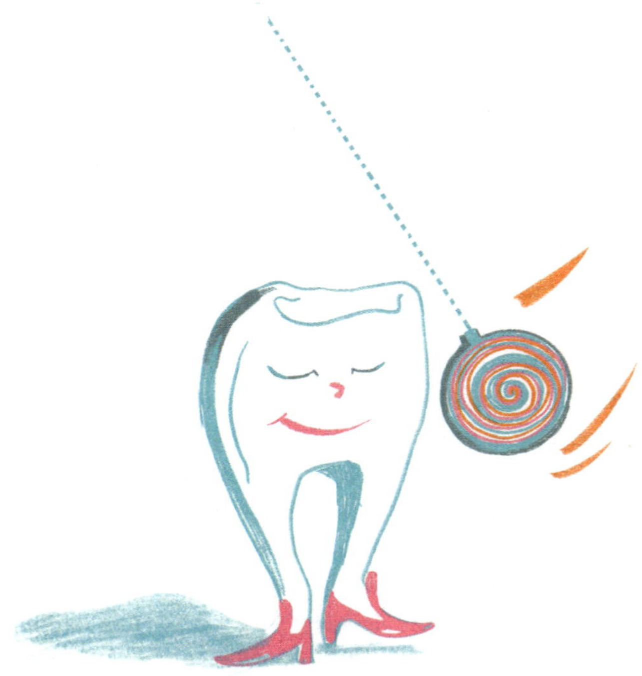

Tiefenentspannt in die OP gehen

Grund, dass der Körper nur dann optimal in die Heilung kommen kann, wenn *alle* störenden oder belastenden Faktoren ausgeschaltet werden, die sich negativ auf das Immunsystem auswirken können. Verbleiben noch Herde im Kieferknochen, ist das Immunsystem ständig mit diesen Prozessen beschäftigt bzw. überfordert, und die Heilung kann nicht in dem Maße voranschreiten, wie das erforderlich wäre. Möglicherweise ist der Körper dann nicht dazu in der Lage, gesunden Knochen zu bilden, und es bildet sich wieder eine *Kieferostitis* oder NICO.

Ozon

Ein wesentlicher Bestandteil der optimalen chirurgischen Sanierung von NICO bzw. *Kieferostitis* stellt die lokale Desinfektion des nun entstandenen Hohlraums mit dem bereits mehrfach erwähnten Ozon dar. Dadurch kann gewährleistet werden, dass tatsächlich alle Keime im Knochen wirksam abgetötet werden. In vielen Praxen gehört die Ozonbehandlung mittlerweile zum Standard. Diese sinnvolle Möglichkeit würde ich persönlich immer in Anspruch nehmen!

Homöopathische und isopathische Mittel (in Verbindung mit Neuraltherapie)

Während der OP können vom Behandler isopathische und homöopathische Mittel gegeben werden, die er entweder vorher individuell bei Ihnen austestet oder nach Basisplan verabreicht. Diese werden direkt in den Hohlraum und/oder in die benachbarten Regionen gespritzt.

Mögliche Mittel können hier sein:

- *Arthrokehlan® A* von *SANUM*
- *Arthrokehlan® U* von *SANUM*
- *selenase® von biosyn*
- *Traumeel®* von *Heel*
- *Lymphomyosot®* von *Heel*
- *SANUVIS®* von *SANUM*
- *NOTAKEHL® D5* von *SANUM*
- *FORTAKEHL® D6* von *SANUM*
- *Symphytum comp.* von *WALA®*

Diese Mittel wirken u. a. immunstimulierend, antibakteriell, schadstoffabsorbierend, entzündungshemmend, lymphanregend, zellregenerierend und entsäuernd. Sie werden in Verbindung mit Procain oder *HEWENEURAL* (von *HEVERT*) gegeben, die durchblutungsfördernd und entzündungshemmend wirken.

Es gibt noch weitere Mittel – sprechen Sie mit Ihrem Arzt darüber oder lassen Sie die für Sie geeigneten von einem guten kinesiologisch arbeitenden Therapeuten austesten. Vorteilhaft ist es, die ausgetesteten Mittel auch einige Male nach der OP noch in das umliegende Gewebe zu spritzen. Ich habe mir diese nach Anleitung einer Chirurgin beherzt selbst injiziert.

Die PRGF-Methode

Eine zusätzliche sinnvolle Ergänzung im Rahmen einer Zahnextraktion und chirurgischen Herdsanierung, die leider bislang nur von wenigen ganzheitlich arbeitenden Zahnärzten angewendet wird, ist der Einsatz von PRGF – die Abkürzung von *Plasma Rich in Growth Factors*, was so viel wie „wachstumsfaktorenreiches Plasma" bedeutet. Hierbei wird sich eine natürliche Veranlagung des Körpers zunutze gemacht:[288] Bei Verletzungen werden im Körper bestimmte Wachstumshormone freigesetzt, die die Wundheilung, d. h. die Regeneration und Reparation von Geweben fördern.

Hergestellt wird PRGF durch Zentrifugieren einer geringen Menge Blut, das dem Patienten direkt vor dem Eingriff entnommen wird. Dabei wird das Blutplasma mit den darin enthaltenen wachstumsfördernden Proteinen vom restlichen Blut getrennt. Anschließend wird dieses Plasma zusammen mit dem ebenfalls gewonnenen autologen Fibrin in die offene Wunde eingebracht. Fibrin ist ein Protein, das eine natürliche Schutzbarriere gegen Wundinfektionen erzeugt und bei Verletzungen zur Blutstillung dient. Das Fibrin wird dabei zur Abdichtung der Wundstelle eingesetzt.

„Die Behandlung von frischen Extraktionslücken mit PRGF und autologem Fibrin ist ein einfaches, ökonomisches und vorhersagbares Verfahren, das auf biotechnischem Weg die Regeneration von Alveolarknochen und keratinisiertem Gewebe beschleunigt. Die Wartezeit bis zur Implantation verkürzt sich so deutlich, ohne dass der Patient davon Nachteile hat."[289]

Die Vorteile von PRGF im postoperativen Ablauf sind auf einen Blick:

- schnellere Wundheilung und Weichgewebsheilung
- deutlich reduziertes Entzündungsrisiko nach chirurgischen Eingriffen
- weniger Wundschmerz und Schwellungen

- reduzierter Knochenabbau
- verbesserte Knochenregeneration
- kein Allergie- und Abstoßungsrisiko, da es sich zu 100 Prozent um eine körpereigene Substanz handelt

Nach der Operation – Strategien, Nahrungsergänzungen und Heilmittel zur Unterstützung des Gesundwerdens

Ich werde nun näher auf **einzelne** Stoffe, Maßnahmen und Therapiemethoden eingehen, die die optimal ausgeführte chirurgische Sanierung durch ihre systemische Unterstützung abrunden. Da jedes Thema für sich allein bereits ein ganzes Buch füllen würde und ich Ihnen an dieser Stelle nur die wichtigsten Inhalte wiedergeben kann, ist das vielleicht ein Anreiz für Sie, ergänzende Literatur zu lesen, wenn Sie sich von einem Thema besonders angesprochen fühlen.

In der Ruhe liegt die Kraft!

Die allererste und wichtigste „Maßnahme“ lautet hier einfach nur: Ruhe. Heilung benötigt Zeit und Ruhe. Der beste Schutzfaktor für eine reibungslose Heilung und eine optimale Gesundung ist ein aktiver *Parasympathikus*, und dieser wird z. B. dann aktiv, wenn Sie sich nach getaner Arbeit abends mit einem schönen Buch gemütlich auf die Couch legen, tief durchatmen und den Alltag Alltag sein lassen.

Wenn wir in einem glücklichen, entspannten und zufriedenen Zustand sind, ist unser Körper tatsächlich zu dem fast an ein Wunder grenzenden Akt der Selbstheilung fähig. Dann können beispielsweise Enzyme Reparaturprozesse in Gang setzen, freie Radikale werden unschädlich gemacht und sogar DNA-Schäden behoben. Wenn wir im stressfreien Modus und mit uns und der Umwelt im Einklang sind, schaffen wir die allerbesten Voraussetzungen für die Aktivierung der Selbstheilungskräfte.

Exkurs: Das vegetative Nervensystem
Unser vegetatives Nervensystem besteht aus diesen drei verschiedenen Nervensystemen:

- *Parasympathikus*
- *Sympathikus*
- enterisches Nervensystem

Das vegetative Nervensystem, das in enger Verbindung zum Immunsystem steht, steuert und reguliert nahezu alle lebenswichtigen Vorgänge im Organismus und ist abhängig von einem reibungslosen Zusammenspiel zwischen *Parasympathikus* und *Sympathikus*, wobei man den *Parasympathikus* mit einer Bremse und den *Sympatikus* mit einem Gaspedal vergleichen kann. Der *Parasympathikus* bringt den Menschen in einen Entspannungszustand mit der Folge, dass z. B. Herzschlag und Atmung langsamer werden, die Blutgefäße sich erweitern und die Verdauungstätigkeit angeregt wird – außerdem wird die Selbstheilungskraft aktiviert. Der *Sympathikus* dagegen ist dann aktiv, wenn wir leistungsfähig sein müssen, wenn wir uns in unmittelbaren Stresssituationen befinden oder eine Gefahr droht. Der Körper befindet sich hier in einer Art Kampf-oder-Flucht-Modus.

Durch den *Sympathikus* werden typische Stresssymptome wie z. B. vermehrtes Schwitzen, Herzrasen, verengte Blutgefäße oder eine verminderte Harnausscheidung ausgelöst. Bei einem gesunden Körper pendelt das vegetative Nervensystem im „Wohlfühlbereich" ständig zwischen *Parasympathikus* und *Sympathikus* hin und her. Tagsüber, wenn wir aktiv sind, befinden wir uns eher im Bereich des *Sympathikus* und nachts vorwiegend in dem des *Parasympathikus*. Aus diesem Grund wird der *Parasympathikus* auch „Herr der Nacht" genannt. Ist dieses Wechselspiel ausgewogen – ohne dass es in Extreme verfällt – fühlt sich der Mensch wohl und gesund. Aktivität und Anspannung bzw. Passivität und Entspannung sollten in einem ausgewogenen Verhältnis zueinander stehen. Wird der *Sympathikus* längere Zeit überbeansprucht, kann das für unsere Gesundheit eine ernste Gefahr bedeuten.

Leider ist es vielen Menschen durch ihren stressigen Alltag nicht immer möglich, sich notwendige Ruhezeiten zu gönnen. Gerade in der Rekonvaleszenz sind diese für eine optimale Heilung aber unabdingbar. Stress ist ein möglicher Grund für eine schlechte Wundheilung nach Zahnextraktionen und für die Entstehung einer *Kieferostitis* oder NICO.

Der sogenannte Vagusnerv bildet übrigens die Hauptkomponente des parasympathischen Nervensystems und kann somit als der Hauptakteur in Sachen „Ruhe, Regeneration und Entspannung“ angesehen werden.

Gönnen Sie sich also nach der Operation mindestens eine Woche Auszeit und nutzen Sie diese Zeit für sich allein. Koppeln Sie sich von unserer schnelllebigen Zeit ab und kommen Sie im Jetzt an. Wenn Ihnen das Nichtstun schwerfällt, machen Sie Dinge, die Ihnen Freude bereiten und die Sie nicht anstrengen: Alles, was Ihren Körper und Ihre Seele nährt, darf jetzt mit Freude getan werden – mit einer Wärmflasche auf dem Sofa lümmeln, endlose Romane verschlingen, schöne Massagen genießen, einfach nur dasitzen und eine Kerze betrachten, sich bei Sonnenschein ans Wasser setzen und die Wolken betrachten oder seinem eigenen Atem lauschen ...

Gezielte Atemübungen können außerdem helfen, das parasympathische System zu aktivieren.

Tun & Spüren: Für Ihr Wohlgefühl und Ihre innere Ruhe

Nehmen Sie sich für diese Übung 5 bis 10 Minuten Zeit. Setzen Sie sich an einen ruhigen Ort und atmen Sie ruhig und achtsam 5 Sekunden lang durch die Nase ein und 5 Sekunden lang durch die Nase aus. … Nehmen Sie wahr, wie sich Ihr Bauch beim Einatmen hebt … und beim Ausatmen senkt. Atmen Sie so mehrere Minuten lang weiter. … Schenken Sie Ihrem Atem Ihre ungeteilte Aufmerksamkeit … und nehmen Sie wahr, wie sich in Ihnen ein Wohlgefühl und eine angenehme Ruhe ausbreiten.

Hinweis: Durch diese einfache Übung wird der Parasympathikus aktiviert und die Herzratenvariabilität wird verbessert. Nutzen Sie diese Übung, wenn Sie sich entspannen und zentrieren wollen und um Kraft zu schöpfen.

Tun & Spüren: Für Ihr inneres Lächeln

Setzen Sie sich bequem hin und legen Sie jeweils Zeigefinger und Mittelfinger sowie Ringfinger und kleinen Finger einer Hand zusammen. Nun streichen Sie langsam und achtsam mit jeweils beiden Händen gleichzeitig vom Mund aus bis zu den Ohren. Etwa 10- bis 20-mal wiederholen.

Hinweise: Diese Übung zaubert nicht nur ein inneres Lächeln, das bis zu den Ohren geht, sondern entspannt und entstresst außerdem den gesamten Mund- und Kieferraum, besonders die oft angespannten Kaumuskeln. Freuen sich über diese liebevollen Berührungen. Es gibt inzwischen sogar spezielles „Kiefer-Yoga", das durch gezielte, regenerative Übungen Verspannungen im Kiefer effektiv lindern kann. Der Kiefer ist unser Schutzorgan: Beißen wir die Zähne zusammen, so werden im Falle eines Kampfes oder Schlages Rückenmark und Gehirn geschützt. Leider ist der moderne Mensch durch chronischen Stress permanent im Kampf-oder-Flucht-Modus, sodass der Kiefer dauerhaft verspannt ist, was sich auf den gesamten Körper auswirkt.

Es gibt keinen besseren Zeitpunkt als diesen jetzt, sich in Achtsamkeit zu üben und im Hier und Jetzt zu sein und nicht zuletzt – einfach zu vertrauen! Schalten Sie Ihren kritischen Verstand aus und kommen Sie aus dem Grübeln heraus – direkt ins Sein.

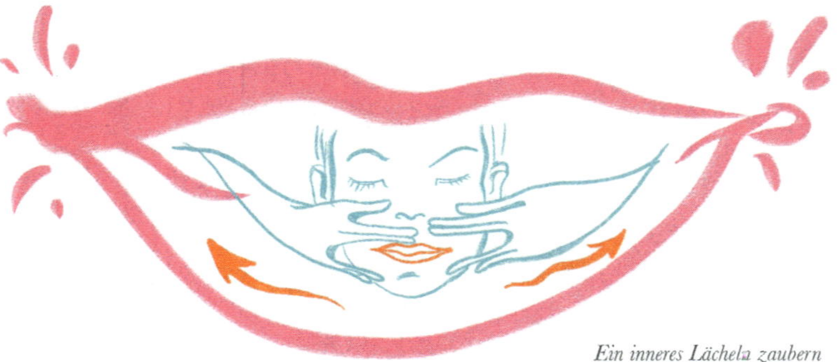

Ein inneres Lächeln zaubern

Fasten – Dem Verdauungssystem Ruhe gönnen

Noch ein Hinweis zur Nahrungsaufnahme, die in direktem Bezug zur Ruhe steht: Wenn der Körper mit Verdauen beschäftigt ist, fehlen ihm die notwendige Energie und Ruhe für die Heilung. Jetzt unterbricht er den Heilungsprozess.

Essen Sie also nach der Operation nur, wenn Sie auch tatsächlich Hunger verspüren. Wir neigen dazu, schon bei kleinstem Appetit nach etwas Essbarem zu greifen. Der Körper benötigt aber das richtige Hungersignal, um seine Verdauungssäfte optimal nutzen zu können. Wenn Sie also richtigen Hunger haben sollten, können Sie zu einer leichten Mahlzeit greifen – am besten genießen Sie eine Suppe oder einen Brei, um die frische Wunde nicht zu reizen. Gehen Sie auch hier achtsam mit sich um und hören Sie auf Ihr Bauchgefühl.

Wissenschaftler haben herausgefunden, dass Fasten einen sehr hohen gesundheitlichen Nutzen mit sich bringen kann – dass es das Immunsystem regeneriert, die Merkfähigkeit steigert und die Bildung neuer Stammzellen anregt.[290, 291] Des Weiteren wird u. a. von einer stimmungsaufhellenden, schmerzstillenden, blutdrucksenkenden und entgiftenden Wirkung berichtet und demnach soll Fasten zahlreiche Krankheiten lindern oder gar eliminieren.[292, 293] Besonders das **Intervallfasten** (z. B. mit der 16-zu-8-Methode, bei der nur in 8 Stunden des Tages gegessen und 16 Stunden lang gefastet wird) hat sich in der Praxis als sehr effektiv erwiesen. Eine Studie aus dem Jahr 2015 zeigt, dass sich dadurch auch das Brustkrebsrisiko merklich reduzieren lässt.[294]

Haben Sie also keine Angst, dass Sie verhungern, wenn Sie nach der Operation einmal 16 Stunden lang nichts zu sich nehmen. Im Gegenteil: Jetzt kommt es zu heilsamen biochemischen Veränderungen im Körper. So werden vom Körper neben zahlreichen anderen positiven Effekten wie z. B. einem gesenkten Ruhepuls, blutdrucksenkenden Effekten auch Stoffe ausgeschüttet, die Entzündungen dämpfen können.[295]

Vitamine, Mineralstoffe und Spurenelemente

Versorgen Sie Ihren Körper bereits vor der Operation mit optimal bioverfügbaren Vitaminen, Mineralstoffen und Spurenelementen (siehe „Vor der Operation – Strategien, Nahrungsergänzungen, Ernährung, Heilmittel, negative Umwelteinflüsse reduzieren u. v. m.“, Seite 153 ff.). Empfehlenswert sind ein hochwertiges Multivitaminpräparat und/oder individuell ausgetestete Nahrungsergänzungsmittel, die Ihren Körper ausreichend mit allen notwendigen Mineralstoffen, Vitaminen und Spurenelementen versorgen. **Diese sollten Sie auch noch längere Zeit nach der OP einnehmen, denn der Körper braucht all diese Nährstoffe, um gesunden Knochen zu bilden.**

Homöopathische, spagyrische und isopathische Einzel- und Komplexmittel

Ich empfehle an dieser Stelle, sich die Mittel entweder von Ihrem Arzt nach Empfehlung geben oder diese vorher auszutesten zu lassen. Bei einer homöopathischen Selbstmedikation ist es, wie bereits erwähnt, ratsam, das Buch *Homöopathischer Ratgeber Zähne* von Ravi Roy und Carola Lage-Roy zu studieren. Sie können die spagyrischen Mittel wunderbar mit den homöopathischen Arzneimitteln kombinieren, da sie sich gegenseitig ergänzen. Ich habe mir beispielsweise eine optimale spagyrische Mischung zusammenstellen lassen und diese mehrmals täglich als Spray in den Mund gesprüht.

Es gibt viele Mittel, die nach einer OP infrage kommen. Einige möchte ich Ihnen an dieser Stelle näher vorstellen:

Arnica

Den Bergwohlverleih haben Sie ja bereits als Mittel vor der Operation kennengelernt (siehe Seite 259). Es ist *das* Wundheilmittel schlechthin und sollte bei jeder OP begleitend eingenommen werden. Überall da, wo es zu Schwellungen oder Schmerzen kommt, ist *Arnica* das Mittel der Wahl. Auch nach der OP sollte *Arnica* noch 1- bis 2-mal täglich nach Verordnung eingenommen werden. Ravi Roy und Carola Lage-Roy empfehlen hier die Potenz C200.[296] Zu niedrige Potenzen können laut Aussage dieser Therapeuten Nachblutungen hervorrufen.

Es lohnt sich, dieses wichtige Mittel nochmals individuell austesten zu lassen: Ich brauchte es 2 Wochen lang und das in 3 verschiedenen Potenzen. Erst danach klangen die Symptome ab.

Echinacea purpurea

Der Rote Sonnenhut hat immunstärkende Wirkungen und kann bei schlecht heilenden Wunden zum Einsatz kommen. Es ist ein beliebtes Mittel z. B. nach Zahnextraktionen und kann auch wunderbar nach einer chirurgischen Störfeldsanierung eingenommen werden.

Phytolacca

Die Kermesbeere kommt in der Zahnmedizin allgemein bei Beschwerden des Mundraums und bei Zahnproblemen sowie bei Lymphdrüsenschwellungen zum Einsatz. Es passt gut zu Menschen, die angespannt sind und oft die Zähne zusammenbeißen müssen. *Phytolacca* kann bereits 1 Tag vor einer geplanten Störfeldsanierung eingenommen werden, um eine fokale Streuung auszuschließen.

Tipp: *Arnica, Phytolacca* und *Echinacea* kombinieren
Von einer ganzheitlich arbeitenden Zahnärztin habe ich folgende Empfehlung zur **Kombination von *Arnica, Phytolacca* und *Echinacea*** erhalten, zur Einnahme jeweils **vor und nach der OP**:

- *Arnica* D12: 1-mal täglich 5 Globuli
- *Echinacea* D3: 3-mal täglich 5 Globuli
- *Phytolacca* D4: 3-mal täglich 5 Globuli

Staphisagria

Das Stephanskraut kommt nach Operationen immer dann zum Einsatz, wenn Schnitte gemacht wurden oder Gewebe verletzt wurde.

Symphytum

Der Beinwell ist *das* Mittel der Wahl, wenn es um Knochenprobleme geht. Im Althochdeutschen bedeutet *Bein* „Knochen" und *wellen* heißt so viel wie „zusammenwachsen". Der Gattungsname *Symphytum* vereinigt die beiden griechischen Wörter *syn* (zusammen) und *phyo* (wachsen), woraus das Wort *symphytos* (zusammengewachsen) entsteht. Damit meint man das Zusammenwachsen von Gewebe und Knochen. *Symphytum* ist also ein Wundheilmittel.[297]

Beinwell lindert Schmerzen, wirkt abschwellend, fördert die Heilung von Knochen und kann diese sogar nachwachsen lassen. Das Mittel kann über längere Zeit in einer geeigneten D-Potenz für die Heilung Ihres Kieferknochens eingesetzt werden. Möglich ist eine Dosierung von 2- bis 3-mal täglich als Tropfen oder Globuli. Es ist außerdem empfehlenswert, das Mittel auch mit dem spagyrischen Mittel (siehe Fußnote auf Seite 192) zu ergänzen. Diese kann man beispielsweise 3-mal täglich auf die entsprechenden Bereiche im Mund aufsprühen.

Calendula

Die kraftvolle intensiv orange leuchtende Ringelblume ist ein hervorragendes Wundheilmittel und kann bei Schmerzen im Wundbereich genauso eingenommen werden wie bei einer Tendenz zu schlechter Wundheilung.

Bellis perennis

Das Gänseblümchen, das wir alle von der Wiese nebenan kennen, ist ein bewährtes Mittel bei Verletzungen oder Wundschmerzen. Es wirkt ähnlich wie *Arnica*, und beide Mittel können gemeinsam eingenommen werden, wenn ein Schwächegefühl und emotionale Narben durch eine Operation zurückbleiben. *Bellis perennis* wirkt vor allem bei tieferen Verletzungen, die zu Schwellungen oder Verhärtungen führen.

Calcium phosphoricum

Bei *Calcium phosphoricum* handelt es sich um die chemische Verbindung von Kalzium und Phosphorsäure, die beide in den Zähnen und Knochen vorkommen. Aus diesem Grund wird es in der Homöopathie vorrangig zum Aufbau und zur Stärkung von Zähnen, Knochen und Gelenken eingesetzt. Es eignet sich wunderbar zur Knochenheilung nach einem chirurgischen Eingriff und sollte über einen längeren Zeitraum eingenommen werden. Empfehlenswert ist alternativ auch die Einnahme des **Schüßler-Salz**es **Nr. 2 *Calcium phosphoricum***.

Calcium fluoratum

Das Mittel *Calcium fluoratum* benötigt der Körper ebenfalls, um Knochen aufzubauen und für die Zahngesundheit. Es hat die Eigenschaft zu härten, kann aber auch verhärtetes Gewebe wieder weich machen und wirkt somit regulierend.

Es sollte wie *Calcium phosphoricum* über einen längeren Zeitraum nach einer Operation eingenommen werden. Alternativ können Sie auch **Schüßler-Salz Nr. 1 *Calcium fluoratum*** einnehmen.

Apatit-D6-Verreibung sowie Aufbaukalk 1 und 2 – von Weleda

Hierbei handelt es sich um Mittel aus der anthroposophischen Medizin, die den Kalkstoffwechsel anregen und knochenaufbauende Eigenschaften besitzen sollen. Empfehlenswert ist die Einnahme über einen längeren Zeitraum nach einer Störfeldsanierung.

Diese Mittel enthalten u. a. in potenzierter Form Apatit, ein natürliches Kalziumfluoridphosphat, *Conchae* (Austernschalen), *Cucurbita pepo* (Gartenkürbis) und *Quercus* (Eichenrinde).

Hypericum

Hypericum wird aus den Blüten des Johanniskrauts gewonnen und kann nach der OP gegen Nervenschmerzen eingenommen werden. Es ist ein wunderbares Mittel bei verletzten Zahnnerven, bei Entzündungen oder Verletzungen.

Reicht die NICO oder *Kieferostitis* bis an die Nachbarzähne, kann es sein, dass diese bei der chirurgischen Ausschabung verletzt oder irritiert werden. Bei mir war das der Fall und *Hypericum* musste bei mir in mehreren Hochpotenzen verabreicht werden. Viele erfahrene Homöopathen sind mittlerweile der Meinung, dass die Menschen heutzutage auf niedrige Potenzen oftmals gar nicht mehr oder nur unzureichend reagieren und verordnen nach vorherigem Austesten immer häufiger Hochpotenzen.

Pyrogenium

Hierbei handelt es sich um eine Nosode*, die vor allem bei septischen Prozessen eingesetzt wird. *Pyrogenium* wird auch als das „Penizillin der Homöopathie" bezeichnet. Es kommt dann zum Einsatz, wenn es nach der Operation durch in die Wunde eindringende Bakterien zu einer *Sepsis* kommt oder wenn Entzündungsreaktionen mit Schmerzen und Schwellungen auftreten.

Lymphmittel

Meist wird nach einer chirurgischen Herdsanierung ein Lymphmittel empfohlen. Das Lymphsystem gehört mit den Lymphgefäßen als Leitungsbahnen neben dem Blutkreislauf zum wichtigsten Transportsystem im menschlichen Körper. Man kann es als „Kläranlage des Körpers" bezeichnen. In diesem Teil des Immunsystems werden u. a. Abbauprodukte des Stoffwechsels und Zellgifte abtransportiert, die nicht über das Blut entsorgt werden können. In den Lymphknoten werden auch Krankheitserreger wie Bakterien oder Fremdkörper entsorgt. Ein Lymphmittel soll den Lymphfluss verbessern, die Lymphdrüsen stärken sowie Stauungen und Einlagerungen beseitigen. Damit kann eine Entgiftung maßgeblich unterstützt und die Abwehrkräfte des Körpers können gestärkt werden.

* Arzneimittel, das aus erkrankten Organen, Eiter o. Ä. hergestellt und in Verdünnungen zur Behandlung des jeweils gleichen Leidens als Impfung oder zur homöopathischen Therapie angewendet wird

Ein Mittel der Wahl ist hier z. B. *Lymphomyosot®* (von *Heel*): ein Komplexmittel aus 17 verschiedenen homöopathischen Einzelmitteln. Das Mittel kann 3-mal täglich in Form von Tropfen oder Tabletten genommen werden. Es ist auch in Ampullenform erhältlich. Ich habe es mir ein paar Tage lang nach der OP zusammen mit Procain direkt in die Umschlagfalte* des relevanten Gebietes gespritzt. Daneben gibt es noch weitere empfehlenswerte Lymphmittel wie z. B. *Lymphdiaral® Basistropfen SL* (von *Pascoe*), die *Bicomplexe* (bewährte Schüßler-Salz-Kombipräparate) sowie CERES-Heilmittel. Sprechen Sie mit Ihrem Therapeuten über die Wahl des für Sie geeigneten Mittels.

Es ist empfehlenswert, den Lymphabfluss durch geeignete Lymphdrainagen oder Lymphmassagen anzuregen.** Ich führe eine solche Lymphmassage täglich aus. Besitzen Sie ein Trampolin, so können Sie Ihr Lymphsystem durch leichtes Wippen (die Füße bleiben dabei auf dem Trampolin) reinigen – und das sogar effektiver als durch eine Lymphdrainage, denn hierbei werden auch die tiefer liegenden Lymphbahnen aktiviert. Diese aktive Form zur Anregung des Lymphsystems hilft außerdem, die Muskulatur zu kräftigen und aufzubauen. Eine simple und hocheffektive Methode, die ganz nebenbei auch noch gute Laune macht.

Traumeel® von Heel

Traumeel® ist ebenfalls ein altbewährtes homöopathisches Komplexmittel und wird von vielen ganzheitlich arbeitenden Zahnärzten standardmäßig nach der OP empfohlen. (Bitte beachten Sie: Das Mittel enthält *Mercurius* [Quecksilber] in einer niedrigen Potenz und wird daher von manchen naturheilkundlich arbeitenden Ärzten nicht immer uneingeschränkt empfohlen. Bitte besprechen Sie die Einnahme daher mit Ihrem Arzt oder Therapeuten.)

Traumeel® kann nach Verordnung 3-mal täglich in Form von Tabletten eingenommen werden und soll gegen Schwellungen helfen und der Heilung stumpfer Verletzungen dienen.

---

* In der Zahnmedizin der Übergang von dem auf dem Kieferknochen fest aufliegenden Zahnfleisch zur beweglichen Mundschleimhaut der Wange

** Unter *www.youtube.com/watch?v=QA-wi0d7-Ro* finden Sie eine sehr einfache Anleitung für eine wohltuende Lymphmassage, die Sie an sich selbst durchführen können.

Sanuvis® von SANUM Kehlbeck

Das Mittel *Sanuvis®* wird ebenfalls gern von ganzheitlich arbeitenden Zahnmedizinern – oft sogar während der OP – gegeben und kann auch noch bei Bedarf in Form von Tabletten länger eingenommen werden.

In *Sanuvis®* ist ein Potenzakkord* der rechtsdrehenden Milchsäure in den Potenzen D4, D6, D12, D30 und D200 enthalten. Rechtsdrehende Milchsäure ist wichtig für die Energiegewinnung des Körpers und sorgt durch eine verbesserte Zellatmung für die Regeneration der Zellen. *Sanuvis®* kann vielseitig eingesetzt werden, u. a. bei Entzündungen, Muskelschmerzen oder traumatischen Verletzungen und bei der Übersäuerung des Körpers. Es ist in Form von Tropfen, als Tabletten, Ampullen oder Salbe erhältlich. Das Medikament kann nach ärztlicher Verordnung nach der Operation weiterhin eingenommen werden.

Ich habe es mir zusätzlich in die Nähe des operierten Bereichs zusammen mit Procain gespritzt, da Kieferstörherde oft mit einer Gewebeübersäuerung einhergehen und die Indikation der traumatischen Verletzung durch die OP ebenfalls gegeben ist.

Odonton Echtroplex® von Weber & Weber

Odonton Echtroplex® ist ein homöopathisches Komplexmittel, das sehr gern zur Wundheilung und Regeneration nach Störfeld- oder Herdsanierungen sowie zur Ausleitung von Zahnherden und bei der Setzung von Implantaten eingesetzt wird. Seine Wirkung entfaltet es insbesondere auf den Kieferknochen, auf Zahnfleisch, Zähne und Gewebe im Mund. Bei diesem Komplexmittel kommen verschiedene Wirkstoffe zum Einsatz wie z. B. *Arnica, Calendula, Delphinium, Staphisagria, Symphytum, Kalium bichromicum* und *Kalium sulfuricum*.

Blütenessenzen

Es gibt neben den bereits genannten Bachblüten nach Dr. Bach (siehe Seite 260) und den Chakra-Blütenessenzen nach Lage-Roy (siehe Seite 259 f.) noch weitere Blüten-

---

* Eine Mischung aus unterschiedlichen Potenzen des gleichen Wirkstoffs. Die einzelnen Potenzstufen behalten dabei ihre eigenständige Wirkung. Das Wirkspektrum des Potenzakkords ist daher breiter und tief greifender als das der jeweiligen Einzelpotenzen, und die Wirkung hält dementsprechend länger an.

essenzen wie z. B. australische, kalifornische oder österreichische. Für jeden Zahn gibt es eine spezifische Blütenessenz, die den entsprechenden Zahn und das dazugehörige Zahnfach stärken und regenerieren kann. Sprechen Sie mit Ihrem Therapeuten darüber, ob und welche Blütenessenz für Sie geeignet ist, oder lesen Sie in einschlägiger Fachliteratur oder im Internet nach. Das könnte eine zusätzliche Unterstützung im Heilungsprozess des entsprechenden Zahnbereichs sein.

Tipp: Die kalifornische Blütenessenz *Self-Heal* für Ihre Selbstheilungskräfte

Die Kalifornische Blütenessenz *Self-Heal* (*Prunella vulgaris*; Kleine Braunelle) eignet sich bei der Therapie jeder chronischen Erkrankung zur Unterstützung der Selbstheilungskräfte. *Self-Heal* soll das Vertrauen in die eigenen inneren Selbstheilungskräfte stärken, Selbstbewusstsein schenken und zur Erkenntnis verhelfen, dass Heilung vor allem von innen kommt. Ich habe diese Tropfen 3-mal täglich begleitend zu allen anderen Mitteln eingenommen.

Mundspülungen …

Mundspülungen können die Wundheilung fördern und allgemein entgiftend und stärkend auf den gesamten Mundraum wirken. Es gibt verschiedene Mittel, die Sie hierfür nutzen können. Besprechen Sie bitte mit Ihrem Arzt, wann Sie nach der Operation Mundspülungen anwenden können. Hierzu gibt es unterschiedliche Auffassungen – auch über die Länge der Anwendungsdauer.

… mit Salzsole

Salzsole (eine gesättigte Lösung aus Salz in Wasser) wirkt abschwellend, entzündungshemmend, antibakteriell und desinfizierend auf die Schleimhäute im Mund. Nehmen Sie 1 Esslöffel Salzsole in den Mund und spülen Sie ganz vorsichtig einige Minuten den Mund damit. Spucken Sie die Sole anschließend aus. Schlucken Sie sie nicht herunter! Sabine Hiemer, Expertin für zahnmedizinische Prophylaxe, Fachautorin und Referentin, empfiehlt diese Anwendung 3-mal täglich nach der Operation. Für sie ist Salzsole *das* Mittel zur postoperativen Mundspülung schlechthin.

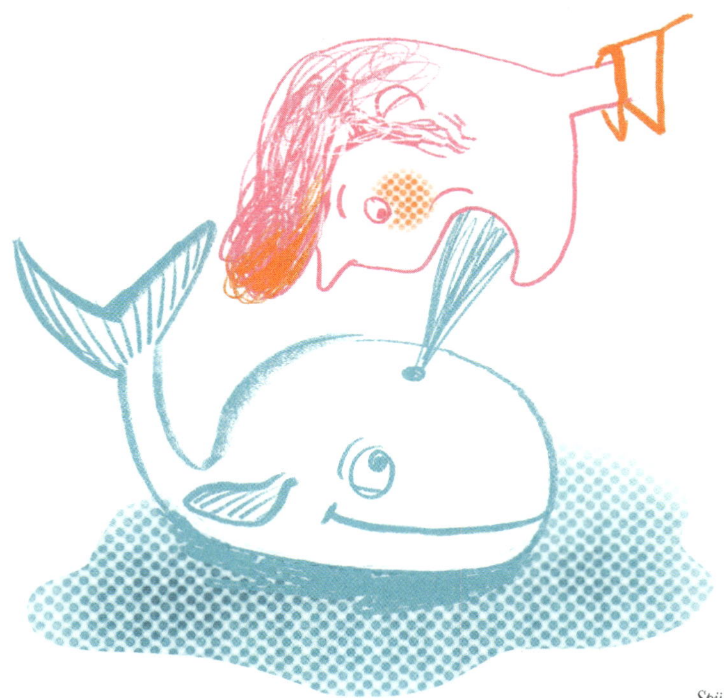

Spülen bringt's!

Salzsole stellen Sie am besten aus naturbelassenem Steinsalz oder Himalajasalz her. Sehr gut eignet sich auch *EMIKO® Urmeer-Salz*, das mit effektiven Mikroorganismen angereichert ist. Im Gegensatz zu herkömmlichem Meersalz, das aufgrund der darin enthaltenen Nanopartikel inzwischen leider als „nicht empfehlenswert" eingestuft werden muss, ist dieses Urmeersalz frei von jeglichen Umwelteinflüssen, da es aus einem unterirdischen Urmeer in der Norddeutschen Tiefebene gewonnen wird.

Tipp: Salzsole herstellen – Ganz einfach gemacht

Geben Sie in ein 1-Liter-Glas mit Verschluss 300 Gramm Steinsalz Ihrer Wahl und füllen Sie das Ganze mit gefiltertem Wasser auf. Verschließen Sie das Glas, schütteln Sie es gut und warten Sie, bis sich das Salz aufgelöst hat. Auf dem Boden des Glases wird noch ein Rest Salz zu sehen sein. Jetzt

haben Sie eine gesättigte (26-prozentige) Salzsole, in der die maximale Menge Salz gelöst ist.
Nehmen Sie von der Salzsole jeweils 1 Esslöffel zum Mundspülen.

… mit kolloidalem Silber

Kolloidales Silber ist ein Kolloid, in dem sich winzigste Silberpartikel befinden. Es wirkt antibakteriell und antiviral und kann vielseitig eingesetzt werden. Das Mittel eignet sich ausgezeichnet, um Zahnfleischentzündungen und alle anderen Entzündungen im Mundraum zu heilen. Spülen Sie damit ein paar Mal täglich den Mund aus. Bei uns zu Hause ist dieses Mittel ein wichtiger Helfer in der Hausapotheke und hat sich bereits erfolgreich bei Ohrentzündungen, Schnupfen, Bindehautentzündungen, Erkältungen etc. bewährt.

Es ist nicht unbegrenzt haltbar und sollte daher nur in kleineren Mengen gekauft werden. Achten Sie hier auf eine einwandfreie Qualität. Es gibt unterschiedliche Herstellungsmöglichkeiten, und es ist lohnenswert, sich damit intensiver auseinanderzusetzen, da das eine Wissenschaft für sich ist.

… mit Calendula-Essenz

Calendula, die Ringelblume, in Form von Globuli hatte ich bereits erwähnt (siehe Seite 273). Es gibt allerdings noch weitere Darreichungsformen wie die *Calendula*-Essenz, eine 20-prozentig verdünnte Lösung, oder die konzentriertere *Calendula*-Urtinktur. Mit beiden können Sie in verdünnter Form (einige Tropfen auf ½ Glas Wasser) eine Mundspülung herstellen, die sich positiv auf die Wundheilung auswirken kann. Neben dieser Eigenschaft kann *Calendula* einer Eiterung und Narbenwucherung bei Verletzungen entgegenwirken und darüber hinaus antientzündliche und schmerzstillende Eigenschaften entfalten. Des Weiteren soll die Ringelblume gegen Nachblutungen z. B. bei Zahnextraktionen sehr hilfreich sein.

Ölziehen – Heilung für Mundraum & Organismus

Eine einfache, kostengünstige und sehr effektive Art der Mundspülung stellt das Ölziehen, auch „Ölkur“ oder „Ölkauen“ genannt, dar. In der ayurvedischen Lehre werden Ölanwendungen bereits seit vielen Jahrtausenden praktiziert. Sie gelten als harmonisierend, heilend und entgiftend für Körper und Geist. Die Effekte beim Ölziehen zielen u. a. auf eine Stärkung und Durchblutung des Zahnfleisches sowie eine Gesunderhaltung der Zähne und des Kiefers ab, außerdem wird der Mundraum von Toxinen, Erregern und Säuren befreit: Durch die intensiven saugenden Kaubewegungen werden Zahnfleischtaschen, Zahnzwischenräume sowie die Zunge und die Oberfläche der Zähne von Belägen und Bakterien entfernt. In Studien konnte nachgewiesen werden, dass Ölziehen den Abbau von Bakterienmembranen deutlich reduziert, somit senkt Ölziehen auch das Kariesrisiko.[298]

Doch nicht nur der Mund- und Kieferbereich profitiert von dieser entgiftenden und antibakteriellen Wirkung, sondern der ganze Organismus samt Stoffwechsel wird entlastet, weil die Bakterien im Mund einfach ausgespuckt werden und den Darm somit nicht mehr belasten. Das Immunsystem, das sich zu rund 80 Prozent im Darm befindet, enthält dadurch eine ungemeine Entlastung und Unterstützung. Ein weiterer Effekt des Ölziehens ist, dass die Organe in ihrer Entgiftungstätigkeit stimuliert werden, da die Regionen der Zunge ähnlich wie bei den Reflexzonen der Füße mit den Organen in Verbindung stehen. Durch den stimulierenden Effekt dieser Reflexzonen auf der Zunge erfolgt beim Ölziehen eine Anregung des Speichelflusses und der dazugehörigen Organe sowie des komplexen peripheren Lymphsystems im Kopfbereich.[299] Das Lymphsystem ist für die Reinigung des Gewebes, den Stoffwechseltransport und die Immunabwehr von großer Bedeutung.

Ein wichtiger Nebeneffekt des Ölziehens ist zudem die Anregung der Speicheldrüsen und eine verstärkte Durchblutung des Mundraumgewebes, was die Ausscheidung von schädlichen Stoffen aus dem Organismus und einen besseren Schutz vor Infekten zur Folge hat. Prof. Jürgen Ußmüller, leitender HNO-Arzt am Universitätsklinikum Hamburg-Eppendorf, meint dazu: *„Wenn Sie Öl so lange im Mund bewegen, regt das die Tätigkeit der Speicheldrüsen an. Und Speichel enthält Eiweißkörper, die für die Abwehr von Krankheitserregern wichtig sind: zum Beispiel Lysozym, das Bakterienhüllen auflöst, oder das Immunglobulin A, das sich an Krankheitskeime aller Art heftet, mit denen der Mensch schon einmal Bekanntschaft gemacht hat.“*[300]

So berichten Anwender der Ölziehkur von einem Nachlassen der Beschwerden wie Zahnfleischentzündungen, Karies, *Parodontitis*, Mundgeruch, *Thrombosen*, Energielosigkeit, Herz-Kreislauf-Erkrankungen, Kopfschmerzen, Schlafstörungen, Magen-Darm-Störungen, Akne u. v. m.

Tipp: Mein tägliches Mundreinigungsritual

Morgens direkt nach dem Aufstehen reinige ich zuerst meine Zunge mit einem Zungenschaber aus chirurgischem Edelstahl. Danach **ziehe ich etwa 1 Teelöffel gutes Bio-Kokosöl in Rohkostqualität etwa 15 bis 20 Minuten intensiv durch meinen Mund und alle Zahnzwischenräume.** Im Anschluss spucke ich das Öl in ein Papiertuch und werfe dieses in den Müll. (Achtung: Das Öl sollten Sie nicht in den Abfluss spucken, da es die Rohre verstopfen kann und Toxine in den Wasserkreislauf gelangen.) Anschließend spüle ich den Mund ausgiebig mit Wasser aus und putze die Zähne vorsichtig mit der Zahnbürste und einem schonenden Bio-Zahnpulver.

Zu guter Letzt **spüle ich den Mund** entweder mit 1 Esslöffel **Salzsole** oder mit einer **Natronlösung** – 1 Messerspitze Natron, in 100 Millilitern Wasser gelöst –, um den pH-Wert im Mundraum in Richtung „basisch" zu verschieben. Alternativ verwende ich **Xylit**, von dem ich **1 Teelöffel** nehme, das ich ein paar Minuten im Mund behalte und danach ausspucke. Xylit, auch „Birkenzucker" oder „Xylitol" genannt, unterstützt die Mineralisation der Zähne, schafft ein basisches Milieu im Mund und soll auch gegen Karies wirksam sein. Finnische Forscher führten in den 1970er-Jahren die Turku-Zuckerstudien durch. Dabei wurde festgestellt, dass bei Probanden, die 2 Jahre lang statt Zucker Xylit zu sich nahmen, das Kariesrisiko um 85 Prozent reduziert wurde.[301]

Abends kann dieses Ritual direkt vor dem Schlafengehen nochmals ausgeführt werden.

Meines Erachtens eignet sich zum Ölziehen kein Öl besser als das durch seine überragenden antimikrobiellen Eigenschaften bekannte Kokosöl. Dieses Öl kann die Vermehrung des Bakteriums Streptococcus mutans hemmen, das als Hauptverursacher von Karies gilt.

Alternativ kann auch kalt gepresstes Bio-Sonnenblumenöl oder Bio-Sesamöl genutzt werden.

Ich habe bereits am übernächsten Tag nach der Operation wieder vorsichtig mit dem Ölziehen begonnen und hatte danach ein gutes Gefühl im Mundraum. Ich habe darauf geachtet, dass der operierte Bereich nicht schmerzt und auch ansonsten keine unangenehmen Empfindungen dabei auftraten. Sprechen Sie mit Ihrem Zahnarzt über diese Möglichkeit und halten Sie sich an die ärztlichen Empfehlungen.

Auflagen mit Dimethylsulfoxid (DMSO)

Bei DMSO handelt es sich um eine farblose transparente Flüssigkeit, die unter 18 °C kristallisiert. Chemisch gesehen ist es ein organisches Lösungsmittel, das zur Verbindungsklasse der Sulfoxide zählt. DMSO hat unzählige positive Wirkungen auf die Gesundheit und wird seit den 1960er-Jahren im Gesundheitsbereich eingesetzt, jedoch genießt es in der breiten Landschaft der pharmazeutischen Mittel immer noch ein Aschenbrödeldasein: *„Wir wissen, dass DMSO ein Jahrhundertmittel ist, doch hat es für uns keinen Wert."*[302]

DMSO kann über die Haut vom Körper aufgenommen, als verdünnte Lösung eingenommen oder als Infusion verabreicht werden. Seine Wirkung wird u. a. als abschwellend, entzündungshemmend, bakterienhemmend, durchblutungsfördernd und schmerzstillend beschrieben. DMSO besitzt zudem die Eigenschaft, tief ins Gewebe einzudringen, fungiert als „Schlepp-Mittel", d. h., es hilft anderen Arzneimitteln, in die Zellen zu gelangen, und kann deren Wirkung daher um ein Vielfaches verstärken.

Möchten Sie DMSO für sich nutzen, lohnt es sich unbedingt, sich durch Fachliteratur oder geeignete Internetseiten mit diesem Stoff näher auseinanderzusetzen, um sein volles Potenzial auszuschöpfen. Es gibt unzählige Krankheiten, bei denen DMSO wirkungsvoll eingesetzt werden kann.

Bei der Anwendung von DMSO muss einiges beachtet werden:

- Es wird nie unverdünnt angewendet, sondern in wässrigen Lösungen.
- Prüfen Sie, in welcher Konzentration Sie die Lösung vertragen. Äußerlich angewendet, kann es bei zu starker Konzentration zu Juckreiz, Brennen oder Hautrötungen kommen, die nach einer gewissen Zeit oder nach dem Abwaschen sofort wieder abklingen.
- Da DMSO mit Kunststoffen reagiert, sollten Sie es unter keinen Umständen damit in Kontakt bringen.

- Hautareale, auf die DMSO aufgetragen werden soll, sollten vorher gereinigt werden, da alle sich auf der Haut befindenden Stoffe in die Haut transportiert werden.
- Je nach Konzentration entsteht ein mehr oder weniger starker Schwefelgeruch (erinnert an Knoblauch oder Austern), der durch die Ausatmungsluft oder die Haut abgegeben wird.

Tipp: Meine DMSO-Anwendungen im Mund

Zuerst stelle ich eine kleinere Menge (für den täglichen Bedarf reichen 2 Esslöffel aus) aus 80 Prozent DMSO und 20 Prozent Quellwasser, destilliertem Wasser oder dem hochschwingenden Kristallwasser nach Dr. Fenten (Bezugsquellen siehe Seite 305 ff.) her. Dann gebe ich einige Tropfen Procain und bei Bedarf noch andere entzündungshemmende Mittel (z. B. Propolis) hinzu. Mit dieser Lösung reibe ich die betreffenden Bereiche im Mund ein (oder ich gebe die Lösung alternativ auf ein Pad aus Biobaumwolle, das ich auf die Stelle lege), dann lasse die Lösung ungefähr 20 Minuten einwirken und spüle anschließend meinen Mund mit warmem Wasser aus. Da DMSO laut Fachliteratur auch für die innerliche Anwendung geeignet ist, kann diese Mischung problemlos auch im Mundbereich eingesetzt werden.

Ich rate dringend dazu, dass Sie sich vor der Behandlung mit DMSO in geeigneter Fachliteratur ausgiebig über eine sichere Anwendung informieren! (Siehe „Literaturverzeichnis und -empfehlungen", Seite 313 ff.)

Natürliche Hilfe gegen Erreger

Um den Körper bei der Entgiftung von Bakterien, Viren und Pilzen zu unterstützen, die in den Arealen einer NICO oder *Kieferostitis* vermehrt auftreten, hat uns die Natur einige wertvolle Mittel geschenkt, die uns bei der Gesundung unterstützen können. Als besonders wirksam haben sich hier **Olivenblattextrakt, Propolistinktur** und **Oreganoöl** erwiesen.

Sie können diese Mittel nach Empfehlung eines Therapeuten in einer für Sie geeigneten Dosierung innerlich oder auch lokal im Mund zur besseren Wundheilung anwenden. Es gibt neben diesen drei Mitteln noch weit mehr natürliche Helfer, die wirksam Erreger bekämpfen können, wie beispielsweise Grapefruitkernextrakt, ätherisches Nelkenöl oder Meerrettich (z. B. in Form von *Angocin®* aus der Apotheke). Lassen Sie sich hierzu von Ihrem Therapeuten beraten und das für Sie richtige Mittel austesten.

Olivenblattextrakt

Beim Olivenblattextrakt handelt es sich um einen konzentrierten Auszug aus dem Olivenblatt. Dieser wurde bereits von den alten Ägyptern aufgrund seiner antibakteriellen, antiviralen und fungiziden Eigenschaften verwendet und später auch von Hildegard von Bingen in Form von Olivenblättertee gegen Magen- und Darmleiden eingesetzt.

Ein Zitat aus der *Aeneis* von Vergil verdeutlicht die vielfältigen Eigenschaften des Olivenblatts: *„Und mit einem Früchte tragenden Olivenzweig reinigt sich der Mensch zu vollkommener Gesundheit.“*[303] Die Hauptinhaltsstoffe des Extrakts sind Oleuropein, Polyphenole, Glykoside, Flavonoide, Phytosterine, Terpene und Bitterstoffe.[304]

Dem Olivenblattextrakt werden folgende Wirkungen zugeschrieben: Es

- schützt vor freien Radikalen;
- hat entzündungshemmende Effekte;
- hilft bei Verdauungsbeschwerden;
- wirkt antiviral, fungizid und antibakteriell;
- hat antioxidative Eigenschaften;
- stärkt das Immunsystem
- und verlangsamt den Alterungsprozess.

Beim Kauf von Olivenblattextrakt sollten Sie auf eine hohe Konzentration ohne Zusatzstoffe in zertifizierter Qualität achten (Bezugsquellen siehe Seite 305 ff.).

Ich habe 3-mal täglich 10 Tropfen Olivenblattextrakt mehrere Wochen nach der kieferchirurgischen Herdsanierung unterstützend und ergänzend zu den anderen Mitteln eingenommen.

Propolistinktur

Propolis, auch „Bienenkitt“ oder „Bienenharz“ genannt, ist sozusagen das Antibiotikum des Bienenstocks. Es wird von den Bienen produziert, um ihren Stock effektiv vor Erregern zu schützen.[305] Es besteht etwa zur Hälfte aus Pflanzenharz und außerdem aus Wachsen, Pollen und ätherischen Ölen. Propolis enthält eine Vielzahl von Vitaminen, Spurenelementen und Flavonoiden. Den Flavonoiden (sie gehören zu den sekundären Pflanzenstoffen) werden vor allem keimtötende Eigenschaften zugeschrieben.

Hier die wichtigsten Wirkungen von Propolis: Sie

- stärkt das Immunsystem
- und die Thymusdrüse;
- wirkt antiviral, fungizid und antibakteriell;
- fördert die Wundheilung;
- schützt vor freien Radikalen;
- glättet Narben;
- wirkt zellerneuernd
- und und schmerzstillend.

Im Mundbereich kann Propolis bei diversen Beschwerden, z. B. bei Zahnfleischentzündung, Zahnschmerzen, Zahninfektion, Parodontose, Abszessen und zur postoperativen Nachbehandlung von Wunden, höchst wirkungsvoll eingesetzt werden.

Manche Therapeuten empfehlen auch die innerliche Einnahme von Propolis, beispielsweise als Unterstützung bei Infekten oder zur Stärkung des Immunsystems.

Tipp: Propolis für Ihre Thymusdrüse
Es stellt nach Dr. John Diamond **das wirkungsvollste Mittel dar, um die Thymusdrüse am günstigsten zu beeinflussen und damit die Lebensenergie effektiv zu stärken.**[306]

Oreganoöl

Oregano (*Origanum vulgare*) kennen Sie sicher aus Ihrer Küche als Gewürz, doch dieses Kraut kann noch weit mehr, als einer Speise einen guten Geschmack zu geben. Die konzentrierte Form des Krauts kommt im konzentrierten ätherischen Oreganoöl zu seiner vollen Entfaltung. Es gilt als eines der kraftvollsten natürlichen Antibiotika und soll außerdem stark fungizide Wirkungen besitzen.

Oreganoöl sollte äußerlich nur in ganz starker Verdünnung angewendet werden, da es sonst die Haut regelrecht „verbrennen“ kann, und innerlich eingenommen reicht schon 1 Tropfen auf 1 Glas Wasser, da der Geschmack sehr intensiv ist. Eine Alternative ist die Einnahme als Kapsel von der Firma *Athina* empfehlenswert (Bezugsquellen siehe Seite 305 ff.).

Dem Oreganoöl werden folgende Wirkungen zugeschrieben: Es

- stärkt das Immunsystem;
- hat antivirale, fungizide und antibakterielle Eigenschaften;
- schützt vor freien Radikalen;
- hat antioxidative Effekte;
- hemmt Tumoren;
- hilft bei Verdauungsbeschwerden;
- wirkt schmerzstillend
- sowie entzündungshemmend
- und hilft bei Erkältungskrankheiten.

Was die Heilung außerdem unterstützt

Ozonisiertes Olivenöl und Rizol

Bei ozonisiertem Olivenöl handelt es sich um ein mit Ozon angereichertes Olivenöl. Wie bereits erwähnt, steht dem Ozon (O_3) im Vergleich zum Sauerstoff (O_2), der aus nur zwei Sauerstoffatomen besteht, ein drittes Atom zur Verfügung, wodurch es mit zahlreichen Stoffen reagieren kann. Ozon wird deswegen auch als energiereichere Form des Sauerstoffs bezeichnet. Durch dieses dritte Atom ist es in der Lage, Gewebe rasch mit Sauerstoff zu versorgen und kann zudem Bakterien, Pilze und Viren effektiv bekämpfen.

Reines Ozon ist sehr instabil und würde sich innerhalb kürzester Zeit wieder verflüchtigen. Aus dem Grund ist es wichtig, das Ozon fest in die Struktur des Öls einzubauen und nicht nur in das Öl hineinzupressen, wie das bei günstigeren ozonisierten Ölen der Fall ist.

Mir ist derzeit nur ein Hersteller bekannt, der das neuartige Verfahren anwendet, mit dem das Ozon fest ins Öl eingebaut wird (Bezugsquellen siehe Seite 305 ff.).

Der Hersteller schreibt dazu Folgendes: *„Im Falle von* IonicOil *wird das Glyzerinmolekül des nativen Öles stimuliert, sich zu dehnen, und dann wird Ozon (ohne NOX) eingebracht und das Glyzerin zieht sich wieder zusammen. Dieser Prozess wird über mehrere*

Tage ständig wiederholt, bis das Glyzerinmolekül gesättigt ist. Durch diese Form der Herstellung haben Sie die Gewähr, dass Sie bei der Verwendung von Ionic Oil *über echtes Ozonöl und nicht über sauerstoffangereichertes Öl verfügen.*"[307] (Bezugsquellen siehe Seite 305 ff.)

Ozonisiertes Olivenöl kann nach einer OP als **Mundspülung** (täglich 2-mal mindestens 10 Minuten lang) oder als **Einreibung** angewendet werden und dabei folgende Wirkungen entfalten: Es

- versorgt das tiefe Gewebe mit Sauerstoff;
- verbessert die Wundheilung;
- desinfiziert den Mundraum;
- wirkt gegen Karies, Zungenbelag, Parodontose
- sowie antiviral, antibakteriell, fungizid.

Innerlich angewendet kann es laut Herstelleraussage eingesetzt werden

- bei viralen, bakteriellen Erkrankungen;
- bei Pilzerkrankungen;
- bei Blutparasiten;
- zur Darmsanierung;
- bei Formaldehydbelastungen
- und zur Begleitung bei chronischen Erkrankungen.

Die Dosis sollte nach Verordnung Ihres Therapeuten von 1-mal 1 Tropfen täglich langsam gesteigert werden.

Bei den Rizolen, die von Dr. Gerhard Steidl entwickelt wurden, werden die ozonisierten Öle zusätzlich durch ätherische Öle wie z. B. Wermut, Thymian, Nelke oder Beifuß ergänzt. Somit wird durch die Kraft des ozonisierten Öls und die Wirkung der ätherischen Öle eine noch höhere Wirkung erzielt. Dr. Steidl hat insgesamt 11 Rezepturen entwickelt, die bei bestimmten Krankheiten angewendet werden können. Sie sollten nur unter Anleitung eines Therapeuten eingesetzt werden, da es zu starken Erstreaktionen kommen kann. Fragen Sie hierzu Ihren Therapeuten!

FROXIMUN® TOXAPREVENT

Dieses Präparat hat mir eine Heilpraktikerin empfohlen. Es handelt sich um Lutschtabletten, die bei Entzündungen im Mund- und Rachenraum ihre Wirkung entfalten. Der Hauptwirkstoff ist dabei Zeolith, den Sie bereits als starken Entgifter kennengelernt haben.

Silizium oder Kieselsäure

Kieselsäure (*Silizium*) ist ein Spurenelement, das in unserer Haut, unserem Haar und unseren Nägeln vorkommt. Es ist ebenso essenziell für die Regeneration von Knochengewebe und sollte daher bei der Behandlung von NICO und *Kieferostitis* mitberücksichtigt werden. Silizium ist ein elementarer Bestandteil der knochenbildenden Zellen und sorgt dafür, dass Kalzium in den Knochen eingelagert wird. Es fördert zudem die Bildung von Kollagenfasern. Zusammenfassend ist es sowohl für die Stabilität des Knochens als auch für seine notwendige Elastizität verantwortlich. Es ist eines der effektivsten Mittel, um Aluminium auszuleiten. Christian Dittrich-Opitz merkt an, dass in einer Untersuchung an Alzheimer-Patienten in den USA allein durch die Silizium-Substitution (mit siliziumreichem, sogenannten *Trinity-Mineralwasser*) innerhalb von 3 Monaten eine vollständige Ausleitung des Aluminiums aus dem Körper erzielt worden sei.[308]

Sie können Ihrem Körper auf verschiedenem Wege Kieselsäure zuführen, beispielsweise durch:

- siliziumreiche Nahrungsmittel, z. B. Hirse oder Hafer;
- Heilerde oder Zeolith, die den Körper neben ihrer entgiftenden Wirkung auch mit Silizium versorgen;
- kolloidales Silizium als Gel oder Flüssigkeit (höchste Bioverfügbarkeit von etwa 90 Prozent);
- *Silicea* in homöopathischer Form, z. B. *Silicea* D12
- und Zinnkrauttee (auch Ackerschachtelhalm; *Equisetum arvense*).

Methylsulfonylmethan oder Dimethylsulfon (MSM)

MSM ist eine organische Schwefelverbindung, die durch ihre stark entzündungshemmende Eigenschaft hilfreich bei der Behandlung von NICO oder *Kieferostitis* sein kann.

Dieser weiße, kristalline geruchlose Stoff versorgt den Körper mit Schwefel, der hauptsächlich in den Muskeln, der Haut und im Knochen vorkommt. Schwefel ist essenziell für die Bildung von Kollagen, dem primären Baustein von Haut, Bindegewebe und Knorpeln. MSM bildet zudem die Ausgangssubstanz für die schwefelhaltigen Aminosäuren Methionin, Cystein und Taurin. Diese wirken ebenso als

Antioxidantien wie das Glutathion. Alle eingelagerten Gifte im Körper binden oder verbrauchen Glutathion. Aus dem Grund ist es von immenser Bedeutung, dass dem Körper ausreichend Schwefel zur Verfügung steht, da ansonsten kein oder nicht genügend Glutathion gebildet werden kann.

MSM erhöht die Membrandurchlässigkeit der Zelle,[309] sodass die Zellen ihre Gifte und Abfallprodukte schneller loswerden und mehr Nährstoffe aufnehmen können. Es verstärkt außerdem die Wirkung vieler Mineralstoffe und Vitamine und hilft dem Körper insgesamt, schneller zu entgiften. Indem es die Blutgefäße erweitert, fördert es die Durchblutung und regt damit verstärkt eine Wundheilung und Regeneration von geschädigtem Gewebe an.

Es hat sich z. B. als hochwirksames Mittel zur Behandlung von Arthrose und für die Darmgesundheit erwiesen.[310]

MSM wirkt nicht sofort, es sollte laut einschlägiger Literatur längere Zeit in 2 bis 3 Einzeldosen über den Tag verteilt eingenommen werden. Es werden Dosierungen von etwa 1000 bis 9000 Milligramm täglich empfohlen, ohne dass Nebenwirkungen auftreten.[311] Parallel zu MSM sollte Vitamin C eingenommen werden, da sich beide in ihrer Wirkung im Sinne der Synergie gegenseitig verstärken. Es lohnt sich, mit der Substitution von MSM auch schon einige Wochen vor einer geplanten OP zu beginnen.

Curcumin – Der Inhaltsstoff der Kurkuma-Wurzel

Curcumin ist der Hauptwirkstoff der indischen Kurkuma-Wurzel (*Curcuma longa*, auch „Gelbwurz“ genannt) und wird seit Tausenden von Jahren als Heilmittel in der indischen und chinesischen Medizin eingesetzt. Es gehört damit zu den ältesten Heilmitteln der Welt.

Aufgrund seines vielfältigen Wirkspektrums wird es nicht selten als Wundermittel beschrieben.

Kurkuma wird folgende Eigenschaften zugesprochen: Es

- wirkt als Antioxidans, indem sie freie Radikale reduziert;
- hat stark entzündungshemmende Eigenschaften und wird erfolgreich gegen Arthritis und Rheuma eingesetzt;
- wirkt antiviral, antibakteriell und antimykotisch;
- wirkt dem Abbau von Knochensubstanz entgegen, indem sie die Entwicklung von Osteoklasten hemmt;

- stimuliert den Neuaufbau des Bindegewebes;
- hat einen positiven Effekt auf den Magen-Darm-Trakt, indem sie die Produktion von Galle und Magensaft anregt;
- wirkt positiv auf das Immunsystem, indem sie den Körper bei der Bildung der weißen Blutkörperchen unterstützt, die bei der Bekämpfung von Krankheiten unerlässlich sind;
- wirkt stimmungsaufhellend und kann als Antidepressivum eingesetzt werden;
- besitzt krebshemmende Eigenschaften;
- unterstützt Herz und Kreislauf;
- hat durchblutungsfördernde Effekte
- und wirkt schützend, stärkend und aktivierend auf die Körperzellen.

In den letzten Jahren hat sich einiges in Bezug auf die Bioverfügbarkeit von Curcumin getan. Ich habe auf der Suche nach einem optimal bioverfügbaren Curcumin-Präparat das sehr hochwertige *Curcumin Royal* der Firma *Vitality Nutritionals* entdeckt, das laut Hersteller eine um 700 Prozent höhere Bioverfügbarkeit und eine um 250 Prozent längere Wirkungsdauer im Vergleich zu herkömmlichen Präparaten besitzt.[312] Davon habe ich 1 Kapsel täglich während der Herdsanierung zu mir genommen. (Bezugsquellen siehe Seite 305 ff.)

Weihrauch

Weihrauch (das Gummiharz, das aus dem Weihrauchbaum *Boswellia carterii* gewonnen wird) kennen Sie vielleicht vom Räuchern von Räumen, doch er hat noch weit mehr positive Eigenschaften, die sich nach einer Operation als hilfreich erweisen. In der ayurvedischen Medizin wird Weihrauch seit Jahrtausenden zur Behandlung diverser Krankheiten eingesetzt. Ihm wird eine entzündungshemmende, antimikrobielle und schmerzstillende Wirkung zugesprochen. Dafür verantwortlich ist die Boswellia-Säure. Eine weitere Komponente ist Incensolacetat, das ebenfalls entzündungs- und tumorhemmend wirkt und daneben stimmungsaufhellende Eigenschaften besitzt.

Die Einnahme von Weihrauch (z. B. in Form von Kapseln) kann die Durchblutung fördern und den Heilungsprozess beschleunigen. Weihrauch und Kurkuma ergänzen sich synergistisch, d. h., sie können ihre Wirkung um ein Vielfaches verstärken, wenn sie gemeinsam eingenommen werden.

Enzymkomplexe

Gern werden nach einer chirurgischen Herdsanierung Enzymkomplexe verordnet. Diese hochmolekularen Eiweißkörper werden in den lebenden Körperzellen gebildet und steuern den Stoffwechsel des Organismus als Biokatalysatoren, die chemische Reaktionen beschleunigen, Enzyme können zudem Entzündungen im Körper stark reduzieren. Eine Enzymkomplex-Therapie unterdrückt also nicht die Symptome, sondern setzt direkt an der Ursache an. So sorgen Enzyme neben den entzündungshemmenden Eigenschaften für die Abschwellung des betroffenen Gewebes, sie erhöhen die Durchblutung und lindern Schmerzen.

Magnetfeldtherapie

Die Magnetfeldtherapie hat sich sowohl bei der Behandlung von akuten als auch bei chronischen Erkrankungen in diversen Studien als sehr effektiv erwiesen.[313] Besonders im Bereich des Bewegungsapparats zeigen sich rasch Heilungserfolge. Auch in der Zahnmedizin kann die Magnetfeldtherapie zum Einsatz kommen, wenn es um die Heilung von Knochenerkrankungen, Kiefergelenkbeschwerden und die Akutbehandlung nach Zahn- und Kieferknochenoperationen geht. So soll diese Therapie schmerzlindernd und entzündungshemmend wirken, die Wundheilung fördern und die Wiedereinlagerung von Kalzium in den Knochen begünstigen.[314] Durch die gesteigerte Mikrozirkulation wird der Zellstoffwechsel angeregt und so können Schadstoffe leichter abtransportiert werden. Zudem verbessert sich der Sauerstoffgehalt im Gewebe. Die verbesserte Zellversorgung und Entsorgung von Stoffwechselanfällen und Giften trägt immer zur Regulationsverbesserung im Körper und damit zur Unterstützung der Regeneration und zur Heilung bei.

Dr. Johann Lechner bemerkt, dass durch eine begleitende Magnetfeldtherapie eine 5-fach schnellere Wundheilung nach operativen Eingriffen im Kiefer-Zahn-Bereich erfolgt. Außerdem soll sich die Mikrozirkulation erhöhen sowie die Bildung der Osteoblasten (Zellen, die für die Bildung von Knochengewebe verantwortlich sind) angeregt werden. Geeignet ist bei der Nachbehandlung der chirurgischen Störfeldsanierung die lokale Anwendung direkt am Kieferknochen zusätzlich zu der Basisanwendung.[315]

Es gibt diverse Hersteller auf dem Markt mit teilweise sehr hohen Preis-Leistungs-Unterschieden. Lassen Sie sich am besten von einem herstellerunabhängigen Händler beraten. (Bezugsquellen siehe Seite 305 ff.)

Meditationen und Selbsthypnosetechniken

Haben Sie sich dazu entschieden, die Meditationspraxis zu Ihrem täglichen Begleiter werden zu lassen, wird Ihnen diese eine große Unterstützung im Heilungsprozess nach der Operation sein. Sie werden mit der Zeit in zunehmend tiefere körperliche, geistige und seelische Entspannungszustände kommen und höchst erfüllende Momente in den Meditationen erleben. Nach und nach wird sich die innere Gelassenheit auf immer mehr Bereiche Ihres Lebens übertragen, sodass Sie auch im Alltag und in Stresssituationen achtsam und ruhig bleiben können.

Meditation erlebe ich persönlich als reine Kraftquelle. Hilfreich ist es, sich täglich einen festen Zeitpunkt dafür frei zu halten und diese an einem ruhigen Ort durchzuführen, an dem Sie ungestört sein können. Beginnen Sie mit einer für Sie angenehmen Dauer und steigern Sie sie langsam auf 1 Stunde täglich.

Ebenso verhält es sich mit den im letzten Kapitel beschriebenen Selbsthypnosetechniken und der Anwendung von EFT (*Emotional Freedom Techniques*; siehe auch Seite 137 ff.): Haben Sie diese bereits erlernt, können Sie diese wunderbar in Ihren Alltag integrieren und bei postoperativen Schmerzen oder Ängsten anwenden.

Mich katapultierte mein oft zu kritischer Verstand nach der Operation manchmal in Angst und Unsicherheit hinein. Durch diese Techniken kam ich innerhalb kürzester Zeit aus der emotionalen Starre heraus und konnte mich wieder auf positive Dinge konzentrieren.

Im Überblick: Meine Strategien kurz & knapp

Ergänzend zu den bereits genannten Mitteln, möchte ich Ihnen hier ein mögliches Schema vorstellen, nach dem ich im Falle einer chirurgischen Entfernung einer NICO oder *Kieferostitis* vorgehen würde. Die individuelle Dosis sollte entweder kinesiologisch ausgetestet werden oder nach der Empfehlung Ihres Therapeuten erfolgen.

Orthomolekulare Nahrungsergänzungen und Heilmittel – Basis

- Zeolith (siehe Seite 171 ff.)
- Spirulina und Chlorella (siehe Seite 165 f.)
- Vitamin D_3, K_2 (bestenfalls in flüssiger Form), Magnesium (bestenfalls als Mischung aus Magnesiummalat, Magnesiumglycinat, Magnesiumcitrat; siehe Seite 167 ff.)

- MSM (Methylsulfonylmethan; siehe Seite 289 f.)
- Kieselsäure (z. B. als *Silicea*-Gel; siehe Seite 289)
- Vitamin C (z. B. als Ester-C; siehe Seite 158)
- Omega-3-Säuren EPA bzw. DHA (siehe Seite 160 f.)
- Aminosäuren (z. B. durch grüne Smoothies oder Wildkräuter, alternativ MAP, siehe Seite 163 f.)
- Mangan (z. B. als Manganglukonat, siehe Seite 164 f.)
- Phosphor (z. B. in homöopathischer Form, siehe Seite 164 f.)
- Selen (z. B. als Selenmethionin, siehe Seite 164 f.)
- Zink (z. B. als Zinkcitrat, siehe Seite 164 f.)
- Kupfer (z. B. als Kupfercitrat, siehe Seite 164 f.)
- Bor (siehe Seite 164 f.)
- Antientzündliche Wirkstoffe wie Kurkuma (z. B. als *Curcumin Royal*; siehe auch Seite 290 f.) und Weihrauch (siehe Seite 291)
- Olivenblattextrakt (siehe Seite 285)
- Homöopathische, spagyrische und isopathische Einzel- und Komplexmittel sowie Bachblüten nach individuellem Austesten (siehe Seite 272 ff.)

Weitere (Nahrungs-)Ergänzungen – wahlweise

- Kokosöl (siehe Seite 161 ff.)
- Ein Enzymkomplex (siehe Seite 292)
- CBD-Öl (Cannabidiol; siehe Seite 173 f.)
- NADH (Nikotinamidadenindinukleotid; siehe Seite 159)
- Kalzium (z. B. als Kalziumcitrat) (siehe Seite 167 ff.); **Achtung!** Überdosierung vermeiden! In Absprache mit einem Therapeuten einnehmen
- Eine Mineralstoffmischung (z. B. *Schindele's Mineralien®*)
- Weitere Vitamine, Mineralstoffe, Spurenelemente; in Absprache mit einem Therapeuten einnehmen

Organcheck und Organstärkung

- Leber
- Nieren
- Darm

Sonstige Maßnahmen

- Säure-Basen-Balance (siehe Seite 182 ff.)
- Sich basenbetont, nähr- und vitalstoffreich ernähren (z. B. grüne Smoothies, Wildkräuter; siehe Seite 244 f. und 254 f.)
- Gutes Wasser trinken (siehe Seite 231 ff.)
- Schwermetalle ausleiten (siehe Seite 174 ff.)
- Detox (siehe Seite 174 ff.)
- Elektrosmog reduzieren und vermeiden (siehe Seite 203 ff.)
- Den Schlafplatz sanieren (siehe Seite 228 ff.)
- Die Meridiane aktivieren (siehe Seite 199 ff.)
- Die Lymphe anregen (z. B. durch Trampolin, Lymphdrainage; siehe Seite 186 ff.)
- Mundspülungen (siehe Seite 287 ff.)
- Sich Ruhe gönnen (siehe Seite 267 ff.)
- Meditieren (siehe Seite 104 ff.)
- Atemübungen machen
- Sich heilbehandeln lassen
- Ein positives Heilergebnis visualisieren – alte, destruktive Glaubensmuster und emotionale Blockaden auflösen
- Positiv denken
- Viel lachen (siehe Seite 185)
- Ein gesundes Maß an Bewegung in den Alltag einbinden (siehe Seite 140 ff.)
- Antientzündliche Auflagen machen (z. B. mit DMSO; siehe Seite 283 f.)
- Magnetfeldtherapie einsetzen (siehe Seite 292)
- Das Leben genießen (siehe Seite 142 f.)

„Zu einem guten Ende gehört auch ein guter Beginn.“

– Konfuzius –

Wir sind nun am Ende des Buchs angelangt und am Anfang Ihrer Reise zur Gesundheit ... – Ein Schlusswort

In diesem Buch habe ich Sie auf eine Reise rund um das Thema „*Kieferostitis* und NICO“ mitgenommen, und wie Sie im Laufe dieser Reise sicher bemerken durften, haben Sie – so hoffe ich jedenfalls – dadurch neue interessante Bereiche kennengelernt, die Sie vorher noch nie betreten hatten. Mit *Kieferostitis & NICO* halten Sie den Kompass in der Hand, der Ihnen Orientierung auf Ihrer Reise schenkt, damit sie nicht zu einer Odyssee wird – wie es bei mir der Fall war – und Sie direkt auf Ihr Ziel Kurs nehmen können.

Die vielfältigen Behandlungsmöglichkeiten und ergänzenden Therapiemaßnahmen erfordern immer auch kompetente Therapeuten an Ihrer Seite. Entscheiden Sie sich für eine chirurgische Herdsanierung, so sind Sie hier auf die Professionalität, Erfahrung und Kompetenz eines Chirurgen oder Zahnarztes angewiesen und müssen möglicherweise auch eine längere Anfahrt in Kauf nehmen, wenn Sie in Ihrer Nähe niemanden finden, der diese Kriterien erfüllt.

In vielen anderen Bereichen, wie z. B. beim Erlernen von Entspannungsmethoden, dem Austesten von geeigneten Mitteln etc., sieht das schon anders aus: Hier können Sie entscheiden, ob Sie sich bestimmte Techniken oder alternative Möglichkeiten selbst aneignen oder ob Sie stattdessen auch weite Wege auf sich nehmen möchten, wenn es in Ihrer Nähe nicht *den Applied Kinesiology Therapeuten* oder *den* Heiler gibt. Ich habe im Laufe der Jahre weite Wege zurückgelegt und oftmals erlebt, dass sich im Nachhinein die aufwendige Therapie als nicht ideal herausgestellt hat und schlimmstenfalls entpuppte sie sich sogar als eine teure Zeitverschwendung.

Rufen Sie sich ins Gedächtnis, dass es eigentlich alles, was Sie benötigen, schon in Ihnen selbst und um Sie herum gibt. Sie müssen es nur finden. Frei nach Picassos Zitat „*Ich suche nicht, ich finde!*“ können Sie sich dann frohen Mutes auf die Reise begeben.

Durch den Umgang mit dieser Erkrankung habe ich viel über mich gelernt und bin in Bereiche vorgedrungen, die mir bis dahin nicht bewusst waren bzw. zu denen ich bisher keinen Zugang hatte. Die NICO hat mich rigoros aus meinem

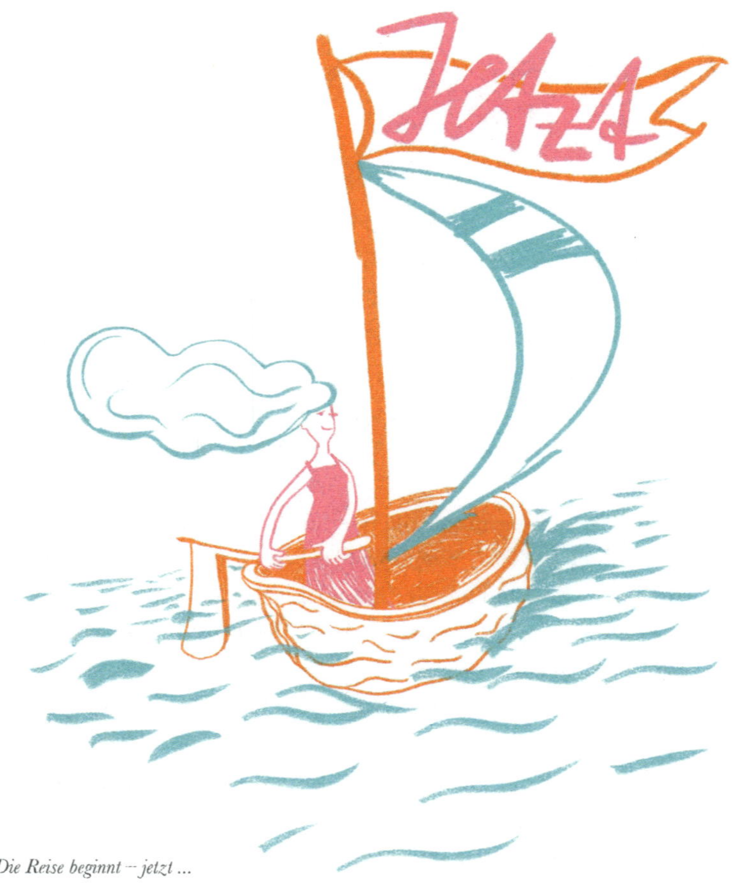

Die Reise beginnt – jetzt …

dumpfen Dornröschenschlaf herauskatapultiert und mir die Chance eröffnet, in alle Richtungen zu wachsen. Ohne diese Krankheit hätte ich die sagenhafte Welt der Naturheilmittel und Heilmethoden nie kennengelernt, und ich hätte nie erkannt, dass **der größte Heiler in uns selbst** wohnt … und dieses Buch wäre nie geschrieben worden.

Nutzen Sie diese Chance des Wachstums auch für sich!

Krankheit ist tatsächlich ein Weg … zur Selbsterkenntnis und zum Heil-Sein, auch wenn sich dieser scheinbare Widerspruch erst auf den zweiten Blick auflöst. Ich wünsche Ihnen von ganzem Herzen, dass Sie diesen Weg mit Freude, Zuversicht und Dankbarkeit meistern – und der beste Augenblick, den Weg zu beginnen, ist *jetzt*!

Ein Ausblick

Blicke ich als Zahnärztin auf unser modernes Gesundheitssystem, stelle ich fest, dass es Menschen teilt, und zwar in Experten und Patienten. Diese Spaltung ist mitunter verantwortlich für das mangelnde Vertrauen der Patienten in die eigenen Kräfte. Aber wie sollte es anders sein, wenn Diagnosen lähmen und Symptome bekämpft werden. Meine eigene Geschichte hat mich gelehrt, dass mein Körper ein Wunderwerk der Natur ist und über Selbstheilungsprogramme verfügt. Erst als ich mich der Diagnose bedingungslos hingab, aufhörte gegen das Symptom zu kämpfen und es stattdessen als „Wegweiser" für ein holistisches Leben verstand, konnte wahre Heilung entstehen. Meine persönlichen Erlebnisse wurden zu Erkenntnissen, die ich in meinen Beruf integriert habe, und seitdem erlebe ich, wie Menschen, die den Sinn in ihrem Symptom erkennen, für inneren Frieden und Heilung sorgen. Das wünsche ich jedem Leser dieses wunderbaren Buchs, mit dem sie sich das nötige Wissen aneignen können, um das eigene Potenzial zu aktivieren.

Dr. Karin Bender-Gonser, holistische Zahnmedizinerin
www.drkarinbendergonser.com

Dank

An dieser Stelle möchte ich meinen besonderen Dank an meinen Partner aussprechen, der immer an mich glaubt und mich in all meinen Ideen, Gedanken und Plänen unterstützt. Er hat meinen ersten Entwurf mit viel Hingabe und Geduld lektoriert und den weiteren Lektoren damit sicher viel Arbeit erspart. ;-) Mein Dank gilt außerdem meinen Söhnen, die mich in meiner mütterlichen Liebe stets dazu animieren, mich auf allen Gebieten weiterzuentwickeln, um ihnen ein gesundes, harmonisches Lebensumfeld zu bieten.

Ein besonderer Dank geht an **Gabriele Hart**, Ärztin für Naturheilkunde, die mein Manuskript mit dem kritischen Blick einer Medizinerin gelesen hat und mir mit wertvollen Hinweisen und Tipps zur Seite stand. Ebenso an **Jürgen Wellerdt**, Umweltingenieur und Baubiologe, der mit seiner optimistisch-fröhlichen Art den

Kampf gegen den Strahlensalat noch nicht aufgegeben hat, sowie an Dipl.-Ing. **Rainer Schöne** für seinen Input zum Thema Elektrosmog, Schlafplatzoptimierung und Wasser. Und zu danken habe ich insbesondere auch **Dr. Manfred Mierau**, Diplom-Biologe und Sachverständiger, beim Partnerbüro Aachen der Baubiologie Maes, der mir als finaler Korrekturleser und Experte im Bereich Elektrosmog und Baubiologie geduldig mit seinem Know-how unterstützend zur Seite stand. Ich danke weiter **Oskar Uch**, Bioenergetiker Extrasens und Umweltberater, für den gegenseitig befruchtenden Austausch und seine Heilbehandlungen; **Anja Kiss**, Heilpraktikerin, für ihre wertvollen und inspirierenden Gespräche über Gesundheit, Heilung und Umwelt und ihre Heilbehandlungen, sowie **Dr. Katrin Dumalin-Kliesow**, psychologische Psychotherapeutin, fürs hilfreiche Korrekturlesen und ihre fachlich fundierten Anregungen. Mein Dank gilt außerdem **Dr. Karin Bender-Gonser**, holistische Zahnärztin, deren ganzheitliche Arbeit ich wertschätze und in Form von Zahn-Yoga auch dankbar und fleißig in meinen Alltag integriere, sowie **Dr. Thomas Hoch**, Umweltzahnmediziner, der das Vorwort zu diesem Buch verfasst hat. Ihn hat meine Idee zu diesem Buch sofort begeistert, und er hat als einer der ersten Therapeuten den Wunsch geäußert, das Buch seinen Patienten zur Verfügung stellen zu können – lange bevor das Manuskript überhaupt an einen Verlag ging. Zu guter Letzt stieß dann noch die Fotografin **Grit Doerre** dazu, die kurz vor ihrem längeren Auslandsaufenthalt noch ein Foto von mir zauberte.

Mein herzlicher Dank gilt der Illustratorin **Anja Maria Eisen,** ohne deren wunderbare Illustrationen das Buch nur halb so gut geworden wäre. Da ich aus dem Bereich der Gestaltung und der schönen Künste komme, war mir neben der inhaltlichen und fachlichen Qualität des Buchs auch der ästhetische Aspekt wichtig, damit es den ganzen Menschen erreicht. Anja Maria schafft es durch ihre liebevoll gestalteten Zeichnungen, Herz und Verstand gleichermaßen anzuregen und auch schwierige Themen mit einer Prise Leichtigkeit und einem Augenzwinkern zu würzen.

Ein großes Dankeschön auch an meinen Verleger **Hans Nietsch**, der mit dieser Veröffentlichung das Experiment wagt, dieses bislang für Patienten schwer zugängliche und noch relativ unbekannte Thema einer breiten Öffentlichkeit zur Verfügung zu stellen. Dass wir uns auf einer ähnlichen Wellenlänge befinden, hat sich mir bereits in unserem ersten Telefonat gezeigt und mich in meinem Gefühl bestärkt, dass dieser Verlag genau der richtige für mich ist. Eine Idee braucht immer auch Menschen, die diese Idee in eine (in diesem Falle gedruckte) Form bringen und ihr Potenzial erkennen. Hier schließt sich der Kreis: von einer spontanen Idee, die mir vor einem Jahr noch als aberwitzig erschienen wäre, die als kleiner Keim plötzlich groß im Raum stand und eigenwillig darauf bestand, lebendig zu werden und nun hoffentlich ihre Früchte tragen wird.

Daran, dass Sie dieses Buch überhaupt in Händen halten können, sind noch weitere Akteure beteiligt: Danken möchte ich **Martina Klose** fürs sorgfältige und zeitaufwendige Lektorat und **Andrea Bistrich** fürs gründliche Korrektorat sowie der guten Fee für Innenlayout und Satz, **Rosi Weiss**. Ein perfekt eingespieltes Team!

Dieses Buchprojekt ist ein Paradebeispiel für das Vertrauen in den Lebensfluss: Hätte ich mich am Anfang mit einschränkenden Gedanken oder Glaubensmustern wie „Ich finde niemals einen Verlag", Ich kann gar nicht schreiben" oder „Es gibt schon genug Autoren auf dieser Welt" beschäftigt, dann hätte ich wahrscheinlich nie ein Wort niedergeschrieben, sondern die kleine Idee gleich wieder im Keim erstickt. Stattdessen habe ich mich frei wie ein Kind einfach drangesetzt und **gemacht** – ohne über die vielen Wenn und Aber nachzudenken. Ich war im Flow. Denn es ist viel schöner, *mit* dieser Schöpferkraft zu schwimmen, als ohne oder gar gegen sie zu rudern, und mittlerweile weiß ich, dass ich mich diesem Lebensfluss vertrauensvoll hingeben kann. In diesem Flow entstand nicht nur dieses Buch, sondern zeitgleich bereits das nächste Exemplar mit dem Titel *Ich mach mich gesund*, das ebenfalls im Hans-Nietsch-Verlag erschienen ist.

Zum guten Schluss möchte ich noch dem Anfang von alledem danken, dem Lebendigen an sich, dem „Alles, was ist", ohne das es diese vielfältigen Erfahrungen in meinem Dasein nicht gegeben hätte.

Euch/Ihnen allen ein herzliches Dankeschön!
Caterina Teresa Guccione

Anhang

Die Autorin …

In Baden-Württemberg aufgewachsen, begann ich nach dem Abitur und einem kurzen Abstecher in die Restaurierung von Gemälden und Skulpturen mit dem Studium der Architektur. 1997 entschied ich mich ergänzend zu einem Zweitstudium der Bildenden Kunst und absolvierte anschließend ein zweijähriges Meisterschülerstudium. In dieser Zeit wurden auch meine Söhne geboren.

2007 gründete ich gemeinsam mit meiner damaligen Partnerin ein Studio für Ausstellungsgestaltung und *Interior Design*. Von 2014 bis 2018 arbeitete ich parallel zu meiner Selbstständigkeit an einer Universität im Fachbereich „Architektur". Ich habe einige Fachartikel zum Thema „Ausstellungsdesign und *Interior Design*" verfasst, schreibe regelmäßig in einem Design-Blog und beschäftige mich seit mehr als 20 Jahren mit spirituellen und gesundheitlichen Themen. 2018 entschied ich mich, mein bisheriges hauptberufliches Tätigkeitsfeld teilweise zu verlassen und in neue, unbekannte Gefilde aufzubrechen. Seit Ende 2018 übe ich mich geduldig im Erlernen von *Jin Shin Jyutsu* und Yoga und seit Anfang 2019 darf ich mich zertifizierter *ThetaHealer®* nennen.

Mein Traum ist es, irgendwann mit meiner Familie, gleichgesinnten Menschen und Tieren autark und im Einklang mit der Natur auf einem schönen Fleckchen Erde zu leben und mein Gewahrsein auf die wirklich wichtigen Dinge des Lebens zu richten.

… und die Illustratorin Anja Maria Eisen (beide über sich selbst)

Ich bin in Gera geboren und in Halle an der Saale aufgewachsen. Dort studierte ich an der Kunsthochschule Burg Giebichenstein und beendete mein Studium als Bühnen- und Kostümbildnerin 1999 an der HfBK Dresden. Anschließend tauchte ich in die Theaterwelt ein und arbeitete als Bühnen- und Kostümbildnerin mit verschiedenen Choreografen und Regisseuren an unterschiedlichen Theatern.

Mit meinem großen Erfahrungsschatz im szenischen Zeichnen wendete ich mich nach der Geburt meiner Söhne mehr und mehr der Illustration zu. Ich begann für verschiedene Zeitschriften und Magazine zu zeichnen, wie z. B. für *Geolino, Die Zeit, Brigitte* …, es entstand ein erstes Kinderbuch – *Meister Marios Geschichte* von Rafik Shami, das im Hanser Verlag verlegt wurde – mit meinen Zeichnungen.

Seither haben sich die verschiedensten Bereiche für meine Arbeit eröffnet. Neben groß- und kleinformatigen Illustrationen für Museen und Theater, zeichne ich live grafische Protokolle (*Graphic Recording*) auf Veranstaltungen und liebe es, mich im Atelier in meine freien Arbeiten zu vertiefen.

Für all das schöpfe ich Kraft in der Natur, meiner Yoga- und Reikipraxis und im Austausch mit Menschen, die mir verbundenen sind. Ich bin seit 2014 *TriYoga*-Lehrerin BDY/EUY und gebe meine Erfahrungen aus der eigenen Praxis auf diesem Weg weiter.

Liste der Tipps

Liste der Übungen für eine kraftvolle Heilung – „Tun & Spüren"

Für alle Links gilt: Stand August 2019

Bezugsquellen

(thematisch geordnet, jeweils alphabetisch sortiert)

Harmonisierung, Elektrosmog und energetische Heilmittel

Abschirmende Kleidung: *www.aaronia.de; www.biologa-gmbh.com; www.yshield.com/de*

BioTac Gold Chip & mehr: *www.biogenesis-lichtwerkzeuge.com* (5 Euro-Gutschein: *FREUDE*)

Blaulichtbrille: *www.innovative-eyewear.shop* (in Kooperation mit Dr. Alexander Wunsch entwickelt; 5-Prozent-Gutschein: *Augenwohl*)

***Hamoni*®-Gerät gegen Elektrosmog:** *www.erdstrahlenhilfe.com*

***Harmony United Ltd.*:** *www.harmonyunited.com* (10-Prozent-Gutschein: *VPQTZ4BN2*)

LED-Converter, Ananti-Chip,_Brain-Y-Anhänger & Schutz vor Elektrosmog: *www.ananti.de/schutz-vor-elektrosmog/* (10-Prozent-Gutschein: *Ananti10*)

Tesla-Antenne und Energiekarte *Sedona*: *www.walter-thurner.de*

***VIVOBASE*-Produkte:** *www.vivobase.de*

Qi-Home-Produkte: *www.gi-technologies.com*

Hochwertige Nahrungsergänzungsmittel, Vitamine, Mineralstoffe, Detox & Co.

Anti-Parasiten-Produkte von Alex Green: *www.naturalfoodshop.de*

Biofilm-Kur (*Express Darmkur Premium*), Darmreinigungskur (*Amazonas Darmreinigung*), vegane Lebensmittel, Nahrungsergänzungsmittel, Rohkost ...: *www.regenbogenkreis.de* (10-Prozent-Gutschein: *NATURKRAFT*)

Bone & Teeth Supreme: *www.supznutrition.com*

Chlorella, im Glasröhrensystem gezüchtet: *www.algomed.de*

***Curcumin Royal*-Kapseln, Nahrungsergänzungsmittel:** *www.vitaminexpress.org/de*

Dr. Klinghardts Produkte, Olivenblattextrakt, Chlorella, Zeolith: *www.biopure.eu*

Grüne-Smoothies-Mischungen, Bitterkräuter, Zahnputzpulver: *www.lebenskraftpur.de* (5-Prozent-Gutschein: *rundumgesund5*)

Ionic Oil von hervorragender Qualität und **Maroni-Produkte** mit sagenhaft hohen Bovis-Einheiten: *www.naturgaben.de*

Nahrungsergänzungsmittel: *www.lifeextensioneurope.de*

Natürliche Vitamine, Superfoods, Vitamin-D-Produkte*:* *www.sunday.de*

Oregano Öl Athina: *www.oregano-oil.de*

Wasserstoffperoxid ohne Stabilisator: *www.hs-activa.de*

Zeolith/Bentonit in Arzneimittelqualität mit viel Infomaterial: *www.zeolith-bentonit-versand.de* (5-Prozent-Gutschein: *Zeolith5-neu*)

Wasser & Co.

Edelschungit zur Wasserreinigung: *www.heilschungit.com*

Effektive Mikroorganismen: *www.emiko.de*

Energetische Produkte, Wasserenergetisierung: *www.solmeo.de* (10-Prozent-Gutschein: *Harmonie*)

Kristallwasser nach Dr. Fenten: *www.novavitalis.com/shop/* (5-Euro-Gutschein: *13957)*

Wasserionisierer und Wasserstoffbooster: *www.aquacentrum.de*, *http://ionlife.de*

Wasserverwirbler nach Schauberger & mehr: *www.cellavita.de* (10-Prozent-Gutschein: *WASSER10*)

Herstellerunabhängige Beratung zu Magnetfeldgeräten

www.vital-center-kroker.com

Wichtige Adressen

(thematisch geordnet, jeweils alphabetisch sortiert)

Labore

Labor in Berlin zur Bestimmung von RANTES: *www.imd-berlin.de*

Baubiologen

BAUBIOLOGIE MAES mit Partnerbüros: *www.maes.de*

Bauwerksanalyse Wellerdt: *www.bauwerkanalyse.de* oder regional ansässige Baubiologen

Auswahl an Zahnarztpraxen/Zahnkliniken, die eine ausführliche Befundung sowie eine kieferchirurgische Herdsanierung durchführen

DNA Health&Aesthetics: *www.dnaesthetics.de*

Paracelsus Klinik Lustmühle: *www.paracelsus.ch*

Praxis Dr. Babette Klein: *www.implantate-hamburg-zahn.de*

Praxis Dr. Christoph Arlom: *www. arlom.de/startde.html*

Praxis Dr. Johann Lechner: *www.dr-lechner.de*

Praxis Dr. Thomas Hoch: *www.praxis-hoch.de*

Tagesklinik Konstanz: *www.tagesklinik-konstanz.de*

Hilfreiche Websites

(thematisch geordnet, jeweils alphabetisch sortiert)

Spirituelles Wachstum, Gesundheit und Heilung

Anleitung zur Reinigung der Seele:
www.christinavondreien.ch/blog/blog-1/post/reinigung-der-seele-27

Anthony William: *www.medicalmedium.com*

Bachblütentherapie: *www.bach-bluetentherapie.de/bachbluetentherapie/bachblueten, www.bach-blueten-portal.de*

Beratung und Produkte aus dem Bereich der Komplementärmedizin und Naturheilverfahren: *www.medica-schoene.de*

Christina von Dreien: *www.christinavondreien.ch*

Clemens Kuby: *www.clemenskuby.de*

Downloads für Unterlagen zur Selbstheilung nach Dr. Lissa Ranking: *www.MindOverMedicineBook.com*

Dr. Bruce Lipton: *www.brucelipton.com*

Dr. Dawson Church: *www.dawsonchurch.de*

Dr. Dieter Broers: *www.dieter-broers.de*

Dr. Dietrich Klinghardt: *www.ink.ag/dr.-klinghardt*

Dr. Deepak Chopra: *www.deepakchopra.com*

Dr. Joe Dispenza: *www.drjoedispenza.de*

Drunvalo Melchizedek: *www.drunvalo.net*

Eckhart Tolle: *www.eckharttolle.de*

***EmotionsCode*® nach Dr. Bradley Nelson:** *www.drbradleynelson.com*

Heilpraxis Anja Tochtermann, Zahnsystemheilung mit Kristallen: *www.lichtchristall.de/angebote/zahnsystemheilung*

Informatives Portal rund um Gesundheit: *www.zentrum-der-gesundheit.de*

Leonard Coldwell: *www.drctv.net*

Mondkalender: *www.fid-gesundheitswissen.de/astrologie/mondkalender, www.mondinfo.de/mondkalenderPlanen.html*

Nadine Reuter: *www.nadinereuter.ch*

„Parasitenpapst" Alex Green: *www.parasitenfrei-online.de*

Pendelruten mit Anleitung zum Pendeln: *www.pendelrute.at*

Robert Betz: *www.robert-betz.com*

Sonia Choquette: *www.soniachoquette.net*

Seminare zur Erweckung des erleuchteten Herzens u. v. m.: *www.pythagoras-institut.de*

Seminare zur Zahnregeneration u. v. m.: *www.betewi-akademie.de*

Spirituelle Plattform: *www.mymonk.de*

Tao-Songs zur Heilung von Master Sha: *www.drsha.com*

***ThetaHealing*® von Vianna Stibal:** *www. thetahealing.de*

Therapeutenliste *EmotionsCode*® und *BodyCode*® Deutschland: *www.emotionscode.de/Zertifizierte_Anwender.html*

***ThetaHealing*®, Gesundheitspraxis, Seminarinstitut:** *www.praxis-wenzelburger.de*

***Theta Floating*® von Esther Kochte:** *www.thetafloating.com*

Viktor Philippi: *www.viktorphilippi.de*

Zentrum für Meditation und Achtsamkeit am Benediktushof in Holzkirchen: *www.benediktushof-holzkirchen.de/benediktushof*

Ernährung nach der traditionellen chinesischen Medizin (TCM) mit leckeren Rezepten

Katharina Ziegelbauer: *www.ernaehrungsberatung-wien.at*

Pascale Neuens: *www.neuensausderkueche.com*

Zahnheilkunde

Biomedizin Blog: *www.biomedizin-blog.de/de/neues-buch-von-dr-lechner-einem-ganzeitlich-orientierten-zahnarzt—wp261-175.html*

Deutsche Gesellschaft für Umwelt-ZahnMedizin*: www.deguz.de*

Deutsche Gesellschaft für Umwelt-ZahnMedizin zu NICO: *www.deguz.de/fachkreise/fachinformationen/kieferostitis-nico.html*

DNA Health&Aesthetics* zu NICO: www.dnaesthetics.de/biologische-zahnmedizin/nico; www.facebook.com/dnaesthetics/videos/585097438320748* (bei *Facebook*)

Dr. Babette Klein und Dr. Anita Ginter zu NICO: *https://www.implantate-hamburg-zahn.de/wp-content/uploads/2019/01/JPAK-NICO-Zahnstaerfelder-biologsche-zahnheilkunde-dr-babette-klein.pdf* (Artikel)

Dr. Johann Lechner: *www.dr-lechner.de*

Dr. Johann Lechner zu Zahnstörfeldern und NICO: *www.dr-lechner.de/assets/Artikel/Das-Uebel-an-der-Zahn-Wurzel-packen.pdf; www.dr-lechner.de/assets/Artikel/Zahnstoerfelder-als-Ursache-von-chronischen-Krankheiten-alt.pdf* (Artikel)

Dr. Holger Scholz zu NICO: *www.tagesklinik-konstanz.de/application/files/7315/3203/9097/Artikel_Nico_Sonderdruck_Tagesklinik.pdf* (Artikel)

Englische Seite zur natürlichen Zahnheilung: *www.healingteethnaturally.com*

Forum für Betroffene, u. a. auch für NICO und Kieferostitis: *www.symptome.ch/vbboard/zahnmedizin-zahnprobleme*

Holistische Zahnheilkunde Dr. Katrin Bender-Gonser:
www.drkarinbendergonser.com

Infos zu Kieferostitis und NICO: *www.kieferostitis.de*

Integrative Zahnheilkunde Dr. Christoph Arlom, Berlin:
www.integrative-zahnheilkunde.de

Internationale Gesellschaft für Ganzheitliche ZahnMedizin e.V.:
www.gzm.org

Maria Kageaki: *www.mariakageaki.com* (u. a. Zahngesundheitssymposium 3.0/2019 von Maria Kageaki)

Naturheilmagazin zu wurzelbehandelten Zähnen:
www.naturheilmagazin.de/natuerlich-heilen/zahnmedizin/wurzelbehandelter-zahn-film.html

Netzwerk Frauengesundheit zu NICO und Brustkrebs:
www.netzwerk-frauengesundheit.com/welche-rolle-spielt-der-kieferknochen-beim-brustkrebs

Tagesklinik Konstanz: www.*tagesklinik-konstanz.de*

Praxis Dr. Graf zu Zahnbehandlungen bei Krebskranken:
www.praxis-dr-graf.de/wp-content/uploads/2017/06/Zahn_bei_Krebs.pdf (Artikel)

Praxis Dr. Guggenbichler zu Zahnstörfeldern: *www.dr-guggenbichler.de/wp-content/uploads/2015/03/zahnstc3b6rfelder-tau-des-alveolarknochens.pdf* (Artikel)

Tooth Mind Scan von Dr. Karin Bender-Gonser:
www.digistore24.com/product/126247:

Zahnarztpraxis Tatiana Klauser:
www.zahnarzt-augsburg-sued.de/klauser-univiertel-hochfeld.html

Zahn- und Organschema, Praxis Dr. Wolfgang Burk:
www.oldenburk.de/index.php?article_id=143

Zentrum für ganzheitliche ZahnMedizin über NICO:
www.ganzheitlichezahnmedizin.blogspot.com/2012/03/chronische-kieferostitis.html

Elektrosmog

5G: *www.stoppt-5g.de*

Baubiologie Wolfgang Maes: *www.maes.de*

Baubiologie Wolfgang Maes zu „WLAN & Co.":
www.maes.de/08%20WLAN/maes.de%20WLAN,%20FUNK..%20SCHLAF,%20REGENERATION,%20MEDITATION.PDF (Artikel)

Baubiologie Wolfgang Maes zu „Antibiotikaresistenz und Mobilfunk": *www.maes.de/17%20ERG%C3%84NZUNGEN%20A/maes.de%20ERG%C3%84NZUNG%20ANTIBIOTIKARESISTENZ,%20MOBILFUNK,%20WLAN.PDF* (Artikel)

Bürgerwelle: *www.buergerwelle.de/de*

Elektrosensible: *www.elektro-sensibel.de*

Elektrosmog (informative Videos): *www.enki-institut.com/de/enki-esmog/elektrosmog-videos.html*

Elektrosmog allgemein: *www.elektrosmog.com*

Fachpublikationen und Dokumente (zum Download): *www.diagnose-funk.org/publikationen/dokumente-downloads/fachpublikationen*

Diagnose Funk: *www.diagnose-funk.org*

Grenzwerte: *www.elektro-sensibel.de/docs/Grenzwerte.pdf*

Informative Seite von Ulrich Weiner: *www.ul-we.de*

Interview mit Jörn Gutbier: *www.diagnose-funk.org/publikationen/artikel/detail&newsid=1333*

PDF mit NTP-Studie (zum Download): *www.emfdata.org/de/dokumentationen/detail&id=247* (Nachweis, dass die nicht-ionisierende Mobilfunkstrahlung Krebs erzeugen kann)

Standorte der Mobilfunksendeanlagen in ganz Deutschland: *https://emf3.bundesnetzagentur.de/karte*

Panta Zee sowie Zeolith allgemein (Informationen): *www.zeolith-bentonit-versand.de*

CDs & DVDs

Betz, Robert: sämtliche Meditations-CDs

Braden, Gregg: *Im Einklang mit der göttlichen Matrix. Wie sie funktioniert und wie man lernt, sie anzuwenden.* KOHA (DVD)

Dispenza, Dr. Joe: sämtliche Meditations-CDs

Dispenza Dr. Joe: *Evolve your Brain – Verändern Sie Ihr Bewusstsein* (DVD)

e-motion. Horizonworld (DVD)

Geistiges Heilen – Wege zur Selbstheilung (DVD)

Goette, Sabine: *Die Heilkraft des inneren Arztes. Wie jeder seine Selbstheilungskräfte wecken kann.* MensSana (DVD)

Heal. Verändere dein Bewusstsein, verändere deinen Körper, verändere dein Leben. Momanda (DVD)

Lumira: *Leben ohne Angst.* TRINITY (DVD)

Theta.Healing Vol. 2. Meditationsmusik zur Tiefenentspannung (CD)

Trink dich basisch. Das Brevier zum basischen Aktivwasser Ausgabe 2011. Euromultimedia Verlag, 2011 (mit DVD)

Filme im Internet und auf YouTube

Alex-Green-Videos, der deutsche „Parasitenpapst": *www.youtube.com/channel/UC9uJ5x3SoY3xnmKF_ECjNYg/videos*

Auswirkungen von 5G (Dokumentarfilme; Reihe): *www.stoppt-5g.de/category/informationen-zu-5g*

Christina von Dreien: Gedanken, die manipuliert werden durch 5G/Timetobe vom 27.3.2019: *www.youtube.com/watch?v=-qfYbhySQyE* (mit Hinweisen, wie man sich vor 5G schützen kann)

Demian Lichtenstein: Die Gabe – warum wir hier sind: *www.youtube.com/watch?v=9waWSSMjOow*

Demonstration einer Heilung von Krebs in einem chinesischen Krankenhaus in 3 Minuten durch die Gedanken der Liebe: *www.youtube.com/watch?v=dAyxJGIzKJk*

Die Heilkraft des inneren Arztes (*arte*-Themenabend): *www.youtube.com/watch?v=M3O_hxmUmbI&list=PLXwzuVUWfsOIQ2BtITdLCKkK63hzy4xPW&index=12*

Dr. Dietrich Klinghardt über Aluminium: *www.youtube.com/watch?v=PW9wF5gI5dg*

Prof. Dr. Dr. habil. Klaus Buchner + Ulrich Weinert im Gespräch über 5G: *www.nrwision.de/mediathek/nrw-talk-5g-mobilfunk-der-zukunft-gefahr-der-zukunft-190306*

Dr. Dietrich Klinghardt über 5G, Aluminium- und Quecksilber-Auswirkungen: *www.youtube.com/watch?v=pzJ_j1xHAS8* (**sehr sehenswert!**)

Dr. Katrin Bender-Gonser (Holistische Zahnheilkunde; Kanal): *www.youtube.com/channel/UCDzFc8RsH89N2CKiLtL3XbQ*

Dr. Klaus Volkamer: Die feinstoffliche, neue Physik und eine erweiterte Medizin: https://www.youtube.com/watch?v=rp5_jicxziQ

Dr. med. Wolf Bergmann: 5G Interview – Eine große Gefahr für unsere Gesundheit: *https://www.youtube.com/watch?v=R6r-iPbgZkE&spfreload=10:*

***Elektrosmog. Eine unterschätzte Gefahr?* (*arte*-Sendung *Xenius*):** *www.arte.tv/de/videos/084702-003-A/xenius-elektrosmog*

Meditation für Zähne: *www.youtube.com/watch?v=6hM9y6_52oM*

„Meditationswelt" von und mit Mechthild Wenzelburger: *www.youtube.com/channel/UCN7HqQ8MjLK8puhNvfeFnmQ*

Patrick-Flanagan-Forschung über aktiven Wasserstoff, Teil 1 und 2:
www.youtube.com/watch?v=yZW3zPAg-ic&t=11s
www.youtube.com/watch?v=pocReShpEd4&t=14s:

Prof. Dr. Dr. Enrico Edinger: *Elektro-Smog – was schützt uns wirklich?* (Teil 1 und 2): *www.youtube.com/watch?v=B08XF42wg1U; www.youtube.com/watch?v=VvxXidbNU0g*

Robert Franz, der OPC-Spezialist (Kanal): *www.youtube.com/results?search_query=robert+franz*

Sendungen mit Norbert Brakenwagen: *www.youtube.com/user/timetodotv*

Walter Thurner: Wie kann man Quanten praktisch verwenden?: *https://www.youtube.com/watch?v=U76R8hUpbK8*

Literaturverzeichnis und -empfehlungen

(thematisch geordnet, jeweils alphabetisch sortiert)

Gesundheit & Heilung

Betz, Robert: *Dein Weg zur Selbstliebe. Mit Mut zur Veränderung deine Wahrheit leben.* GU Verlag, 2016

Birkmayer, Prof. Dr. Dr. George D.: *NADH. Der biologische Wirkstoff, das Geheimnis unserer Lebensenergie. Ein Buch für Menschen, die gesund werden oder bleiben wollen.* Prof. Dr. George Birkmayer Verlag, 2015

Campobasso, Andreas: *Stopp! die Umkehr des Alterungsprozesses.* Goldmann Verlag, 2008

Chia, Mantak: *Tao Yoga des Heilens. Die Kraft des Inneren Lächelns und die Sechs Heilenden Laute.* Heyne Verlag, 2009

Church, Dawson: *Geist über Materie. Die erstaunliche Wissenschaft, wie das Gehirn die materielle Realität erschafft.* Momanda Verlag, 2018

Chutkan, Dr. Robynne: *Das Mikrobiom – Heilung für den Darm: Der revolutionäre Weg zu neuer Gesundheit von innen heraus.* Unimedica Verlag, 2017

Dahlke, Rüdiger: *Krankheit als Symbol. Ein Handbuch der Psychosomatik. Symptome, Be-Deutung, Einlösung.* C. Bertelsmann Verlag, 1996

Diamond, Dr. John: *Der Körper lügt nicht. Eine neue Methode, die Ihr Leben verändern wird.* VAK, 2014

Dispenza, Dr. Joe: *Werde übernatürlich. Wie gewöhnliche Menschen das Ungewöhnliche erreichen.* KOHA-Verlag, 2017

Dodson, Frederick E.: *Energie-Level. Eine spektrale Reise durch die Bewusstseinsebenen.* Bohmeier Verlag, 2011

Ferry Hirschmann: *Leben ohne Ärzte. Die Kraft der Natur. Was will und was kann alternative Medizin? Ein Überblick.* Euphrosine Theaterverlag, 2006

Fife, Bruce: *Ketontherapie. Die ketogene Diät mit gesunden Fetten.* Kopp Verlag, 2017

Fischer, Dr. Hartmut P. A.: *Das DMSO-Handbuch. Verborgenes Heilwissen aus der Natur.* Daniel-Peter-Verlag, 2012

Fischer-Reska, Hannelore: *Die Entsäuerungs-Revolution. Endlich richtig entgiften! Die 12-Wochen-Kur für zu Hause.* Südwest Verlag, 3. Auflage 2014

Gabriele: *Ursache und Entstehung aller Krankheiten. Was der Mensch sät, wird er ernten.* Gabriele-Verlag Das Wort, Heilung, Reinkarnation, Ganzheitsheilung, 2015

Gartz, Dr. habil. Jochen: *Wasserstoffperoxid.* H_2O_2. *Das vergessene Heilmittel.* Mobi-Well Verlag, 2014

Gerson, Charlotte, und Morton Walker: *Das große Gerson Buch. Die bewährte Therapie gegen Krebs und andere Krankheiten.* MobiWell Verlag, 2012

Gröber, Uwe: *Mikronährstoffe. Metabolic Tuning – Prävention – Therapie.* Wissenschaftliche Verlagsgesellschaft Stuttgart, 2010

Hamer, Dr. med. Ryke Geerd: *Vermächtnis einer neuen Medizin, Band 1 – Die 5 biologischen Grundgesetze. Gundlagen der gesamten Medizin.* Amici di Dirk Ediciones de la Nueva Medicina, 1987

Hanf-Dressler, Katharina & Nikolai: *Angstfrei durch Selbsthypnose. Die energetische Hypnotherapie erfolgreich selbst anwenden.* Allegria Verlag, 2014

Hannes, Hendrik: *Zelle gesund – Mensch gesund. Das Quanten-Nährstoffkonzept für mehr Vitalität.* Ehlers Verlag, 2009

Hawkins, Dr. med., Dr. phil. David R.: *Heilung und Genesung.* Sheema Verlag, 2012

Hay, Louise L.: *Gesundheit für Körper und Seele.* Allegria Verlag, 2013

Hay, Louise L.: *Heile deinen Körper. Liebe deinen Körper.* Lüchow Verlag, 2005

Hay, Louise L.: *Wahre Kraft kommt von innen.* Allegria Verlag, 2013

Heepen, Günther H.: *Schüssler-Salze.* GU Verlag, 2018

Hof, Wim, und Koen de Jong: *Nie wieder krank. Gesund, stark und leistungsfähig durch die Kraft der Kälte.* riva Verlag, 2018

Jacobs, Beth M. Ley: *Geheimnisvolle Quelle der Jugend. Das Hormon DHEA.* Ennsthaler Verlag, 1998 (antiquarisch erhältlich)

Jentschura, Dr. h.c. Peter, und Josef Lohrkämper: *Zivilisatoselos leben. Frei von den Zivilisationskrankheiten unserer Zeit.* Verlag Peter Jentschura, 2009

Kalcker, Andreas Ludwig: Gesundheit verboten. Unheilbar krank war gestern. Jim Humble Verlag, 2017

Karstädt, Uwe: *Entgiften statt Vergiften.* Planverlag, 2016 (antiquarisch erhältlich)

Kinslow, Dr. Frank: *Quantenheilung. Wirkt sofort – und jeder kann es lernen.* VAK, 2016

Klopp, Prof. Dr. med. Rainer-Christian, und Michael Peuser: *Freie Fahrt für das Blut. Allgemeinverständliche Einführung in die Gesetzmäßigkeiten der Mikrozirkulation bei den Regulationen der Organdurchblutung.* St. Hubertus Verlag, 2015

Kuby, Clemens: *Gesund ohne Medizin. Die Kubymethode. Anleitung zum Andersdenken.* Kösel Verlag, 4. 2017

Lauer, Dr. Natalie: *Wasserstoffperoxid. Heilmittel und universelle Wunderwaffe. Desodorierend – Desinfizierend – Wundheilend ohne Nebenwirkungen.* Kopp Verlag, 2018

Lebedewa, Tamara: *Reinigung. Entschlacken und entgiften Sie Ihren Körper.* Driediger Verlag, 2006

Loyd, Alex, und Ben Johnson: *Der Healing Code. Die 6-Minuten-Heilmethode.* Rowohlt Verlag, 2012

Mai, Jürgen: *Der Harmony-Clou. Neue Wege zu Kraft, Gesundheit und Lebensenergie. Ein Anwenderbuch.* Gebr. Mai Verlag, 2010

Mauermann, Dr. med. Jutta: *Frequenztherapie und Entgiftung.* Healing Frequency Limited, 2017

Moritz, Andreas: *Die wundersame Leber- und Gallenblasenreinigung. Ein kraftvolles Verfahren zur Verbesserung Ihrer Gesundheit und Vitalität.* Unimedica Verlag, 2014

Moritz, Andreas: *Heile dich selbst mit Sonnenlicht. Nutze die geheimen Heilkräfte der Sonne, um Krebs, Herzerkrankungen, Diabetes, Arthritis, Infektionskrankheiten und vieles mehr zu heilen.* Unimedica Verlag, 2017

Moritz, Andreas: *Zeitlose Geheimnisse der Gesundheit und Verjüngung. Durchbruch-Medizin für das 21. Jahrhundert Befreien Sie die natürliche Heilkraft, die in Ihnen schlummert!* Unimedica Verlag, 2017

Müller-Burzler, Henning: *Auf den Spuren der Methusalem-Ernährung. Gesund und allergiefrei. Die Wiederentdeckung der Heil- und Aufbaukräfte der Nahrung.* Windpferd Verlag, 2009

Nelson, Bradley: *Der EmotionsCode. So werden Sie krank machende Emotionen los.* VAK Verlag, 2015

Opitz, Christian: *Befreite Atmung. Lebensenergie und Wohlbefinden fördern mit entspanntem natürlichem Atem.* Hans-Nietsch-Verlag, 2012

Oswald, Dr. med. Antje: *Das MMS-Handbuch, Gesundheit in eigener Verantwortung.* Daniel-Peter-Verlag, 2012

Oswald, Dr. med. Antje: *Das CDL-Handbuch. Gesundheit in eigener Verantwortung.* Daniel-Peter-Verlag, 2016

Rankin, Lissa: *Warum Gedanken stärker sind als Medizin. Wissenschaftliche Beweise für die Selbstheilungskraft.* Penguin Verlag, 2017

Riegger-Krause, Waltraud: *Jin Shin Jyutsu. Die Kunst der Selbstheilung durch Auflegen der Hände*. Irisiana Verlag, 2012

Scheffer, Mechthild: *Der Original Bachblüten Check-up. Das Kartenset zur einfachen Anwendung der Bachblütentherapie. Mit 41 Karten*. Irisiana Verlag, 2006

Schrödter, Willy: *Grenzwissenschaftliche Versuche.* Reichl Verlag, 2000

Schrödter, Willy: *Präsenzwirkung. Heilung durch Kontakt.* Reichl Verlag, 1989 (antiquarisch erhältlich)

Sommer, Sven: *Homöopathie. Das Basisbuch.* GU Verlag, 2013

Stangl, Anton: *Das große Pendelbuch.* Allegria Verlag, 2007

Stangl, Anton: *Urschöpfungskraft und Freie Energie. So nutzen Sie die Quelle der Gesundheit.* Econ Verlag, 2001

Stibal, Vianna: *ThetaHealing. Die Heilkraft der Schöpfung.* Allegria Verlag, 2011

Stibal, Vianna: *ThetaHealing. Krankheiten und Beschwerden heilen.* Allegria Verlag, 2013

Strunz, Dr. med. Ulrich: *Der kleine Lauf Coach. Laufen wie im Flow.* Heyne Verlag, 2017

Treben, Maria: *Gesundheit aus der Apotheke Gottes. Ratschläge und Erfahrungen mit Heilkräutern.* Ennsthaler Verlag, 2018

Ulmer, Amelie: *Borax. Das wundersame Heilmittel und basische Multitalent, welches sogar unsere Zirbeldrüse aktivieren, Testosteron steigern, Schwermetalle ausleiten oder unsere Sehkraft verbessern kann.* Verlag4you, 2018

Ursinus, Lothar: *Die Organuhr – leicht erklärt. Unseren Energiekreislauf verstehen und Erkrankungen erkennen.* Schirner Verlag, 2016

Weberstorfer, Ernst: *Arbeit mit Tensoren. Theorie und Praxis.* Freya Verlag, 2011

Weidinger, Dr. med. Georg: *Die Heilung der Mitte. Die Kraft der Traditionellen Chinesischen Medizin.* Ennsthaler Verlag, 2018

William, Anthony: *Mediale Medizin. Der wahre Ursprung von Krankheit und Heilung.* Arkana Verlag, 2016

William, Anthony: *Medical Food. Warum Obst und Gemüse als Heilmittel potenter sind als jedes Medikament.* Arkana Verlag, 2017

Zahnheilkunde

Scholz, Dr. med. dent. Holger: „Biologische Zahnmedizin. Sachgerechte Therapie bei NICO. und Kieferostitis", in *CO.med Fachmagazin für Komplementärmedizin.* Sonderdruck, 1/2016

Lechner, Dr. med. dent. Johann: *Gesunde Zähne – gesunder Mensch. Wie wichtig eine ganzheitliche Zahnheilkunde ist.* ZS Verlag, 2009

Roy, Ravi, und Carola Lage-Roy: *Homöopathischer Ratgeber Zähne. Heilung und Prophylaxe von Karies, Zahnstein und Kieferfehlstellungen. Amalgamausleitung.* Lage und Roy Verlag, 2009

Mieg, Rosemarie: *Krankheitsherd Zähne. Wechselbeziehungen zwischen Störherden in Zahngebieten und dem Organismus.* AKSE und Stiftung Herdforschung, 2019

Calamini, Dr. med. dent. Manuela, und Dr. Cordula Grüner: *Zähne und Gesundheit. Naturheilkundlich versorgen und behandeln.* Karl F. Haug Verlag, 1997 (antiquarisch erhältlich)

Eichelbeck, Reinhard: „Zähne und Gesundheit – Die verblüffenden Zusammenhänge", in *Bio-Sonderheft,* Ausgabe 03/2008

Klein, Dr. Babette, und Dr. Anita Ginter: „Zahnstörfelder speziell: NICO. – Ein Aspekt der biologischen Zahnheilkunde", in *Journal of Professional Applied Kinesiology*, Deutsche Ärztegesellschaft für Applied Kinesiology, Band 5, Ausgabe 3, Jahrgang 2017

Lechner, Dr. Johann: „NICO – Ist fehlende röntgenologische Evidenz Beweis fehlender klinischer Existenz?“, in *ZWR – Das Deutsche Zahnarztblatt*, 2010

Lechner, Dr. Johann: „Zahnstörfelder als Ursache von chronischen Krankheiten“, in *Naturheilverfahren & Lebensthemen*, Nr. 10/2004

Lechner, Dr. Johann: „Neuralgie induzierende Hohlraum bildende Osteonekrosen (NICO) – Immunmediatioren und Systementgleisungen“, in *umwelt – medizin – gesellschaft* 24.2.2011

Ernährung

Arndt, Klaus: *Die optimierte Keto-Diät. Neue Leistungsernährung für den Kraftsport: Schneller zu ausgeprägter Muskulatur und einem dauerhaft niedrigen Körperfettanteil.* novagenics Verlag, 2018

Asprey, Dave: *Das Bulletproof-Kochbuch. 125 Rezepte für die Bulletproof-Diät.* Riva Verlag, 2016

Asprey, Dave: *Die Bulletproof-Diät. Verliere bis zu einem Pfund pro Tag, ohne zu hungern, und erlange deine Energie und Lebensfreude zurück.* Riva Verlag, 2018

Axt-Gadermann, Prof. Dr. Michaela, und Prof. Dr. Peter Axt: *Skin Food. Schlemm dich schön! Jugendliche gesunde Haut durch typgerechte Ernährung.* Herbig Verlag, 2006

Boutenko, Victoria: *Detox mit grünen Smoothies. Die 7-Tage-Entgiftungskur.* Hans-Nietsch-Verlag, 2015

Coldwell, Dr. Leonard: *Die einzige Antwort auf die einzige Krebspatientenheilung. Instinkt Basierte Medizin®.* CPAF Publishing, 2018

Davis, Dr. med. William: *Weizenwampe. Der Gesundheitsplan. Getreidefrei fit und schlank.* Goldmann Verlag, 2016

Davis, Dr. med. William: *Weizenwampe. Warum Weizen dick und krank macht. Fakten und Alternativen.* Goldmann Verlag, 2013

Dittrich-Opitz, Christian: *Befreite Ernährung. Wie der Körper uns zeigt, welche Nahrung er wirklich für Gesundheit und Wohlbefinden braucht.* Hans Nietsch Verlag, 2010

Dittrich-Opitz, Christian: *Mitochondrien. Mehr Lebensenergie durch gesunde Zellkraftwerke.* Hans-Nietsch-Verlag, 2017

Eenfeldt, Dr. med. Andreas: *Echt fett. Iss dich satt und nimm ab. Warum uns Kohlenhydrate und Zucker süchtig machen.* Ennsthaler Verlag, 2013

Fife, Bruce: *Kokosöl. Das Geheimnis gesunder Zellen.* Kopp Verlag, 2012

Funk, Karl: *Intermittent Fasting im Kraftsport. Sehr guter Fettabbau ohne Kalorienreduktion, kein Muskelverlust, mehr Drive im Training, optimale Regeneration.* novagenics Verlag, 2017

Hildmann, Attila: *Vegan for fun. Junge vegetarische Küche.* Becker Joest Volk Verlag, 2011

Hildmann, Attila: *Vegan for youth. Die 60 Tage Attila Hildmann Triät.* Becker Joest Volk Verlag, 2013

Hildmann, Attila: *Vegan to go. Schnell, einfach, lecker.* Becker Joest Volk Verlag, 2014

Hochstrasser, Urs und Rita: *Rohkost vom Feinsten: Ein Leitfaden mit vielen Rezepten und Wissenswertem.* Edition Sonnenklar, 2014

Jasmuheen: *Sanfte Wege zur Lichtnahrung. Von Prana leben und weiterhin das Essen genießen.* KOHA-Verlag, 2014

Kampitsch, Thomas, und Dr. Christian Zippel: *Natural Doping. Potenz, Fitness und Gesundheit durch hormonaktive Superfoods.* riva Verlag, 2016

Karstädt, Uwe: *Die 7 Revolutionen der Medizin.* Rowohlt Verlag, 2006

Keith, Lierre: *Ethisch essen mit Fleisch. Eine Streitschrift über nachhaltige und ethische Ernährung mit Fleisch und die Missverständnisse und Risiken einer streng vegetarischen und veganen Lebensweise.* Systemed Verlag, 2013

Köllner, Maria: *Die Bauch-Selbstmassage. Der leichte Weg zur optimalen Verdauung und einer guten Figur.* Bio Verlag Ritter, 2007

Moore, Jimmy: *Ketogene Ernährung für Einsteiger. Das große Kochbuch mit 120 leckeren Rezepten für die Low Carb Keto Diät. Am Bauch schnell abnehmen & Fett verbrennen Inkl 14 Tage Diätplan, Vegan & Weihnachtsrezepte.* CreateSpace Independent Publishing Platform, 2018

Mueller, Julia: *Köstliche probiotische Drinks. 75 Rezepte für Kombucha, Kefir, Ingwerbier, und andere natürlich fermentierte Getränke.* MobiWell Verlag, 2016

Mutter, Dr. med. Joachim: *Grün Essen! Die Gesundheitsrevolution auf Ihrem Teller.* VAK, 2018

Petri, Britta Diana, und Thorsten Weiss: *Roh-Schokolade. Superfood und Aphrodisiakum. Mit Rezepten!* Schirner Verlag, 2013

Petri, Britta Diana: *Vegane Käsespezialitäten. rohe und glutenfreie Alternativen aus der RainbowWay®-Vitalkost-Küche.* Schirner Verlag, 2013

Schatalova, Galina: *Heilkräftige Ernährung. Eine energetische Lebensmittel- und Heilkräuterkunde für wahre Gesundheit.* Goldmann Verlag, 2006

Schatalova, Galina: *Wir fressen uns zu Tode. Das revolutionäre Konzept einer russischen Ärztin für ein langes Leben bei optimaler Gesundheit.* Goldmann Verlag, 2002

Schmid, Reiner: *Ölwechsel für Ihren Körper. Gesund, vital und schön mit naturbelassenen Ölen.* Verlag Ernährung & Gesundheit, 2011

Shanahan, Catherine: *Zellnahrung. Warum unsere Gene natürliche Lebensmittel brauchen.* riva Verlag, 2018

Sura, Teresa-Maria: *Smoothies, Shakes & Säfte. Vegan, rohköstlich.* KOHA-Verlag, 2014

Weiss, Thorsten, und Jenny Bor: *Super Foods. Iss dich vital, gesund und schön.* Schirner Verlag, 2013

Spiritualität und Bewusstseinsforschung

Ajach, Leila Eleisa: *Seelenverträge. Absprachen in Liebe.* Smaragd Verlag, 2010

Betz, Robert: *Willkommen im Reich der Fülle. Wie du Erfolg, Wohlstand und Lebensglück erschaffst.* Heyne Verlag, 2015

Beutel, Andreas: *Das erwachte Herz. Anleitung zu Harmonie und innerer Ausgeglichenheit.* KOHA-Verlag, 2014

Braden, Gregg: *MENSCH: GEMACHT. Von der gelenkten Evolution zur bewussten Transformation.* AMRA-Verlag, 2018

Dispenza, Dr. Joe: *Du bist das Placebo. Bewusstsein wird Materie.* KOHA-Verlag, 2014

Dispenza, Dr. Joe: *Schöpfer der Wirklichkeit – Der Mensch und sein Gehirn – Wunderwerk der Evolution.* KOHA-Verlag, 2010

Dittrich-Opitz, Christian: Der Weg des direkten Erwachens. Hans-Nietsch-Verlag, 1999

Dreien, Bernadette von: *Christina. Die Vision des Guten.* Govinda Verlag, 2018

Dreien, Bernadette von: *Christina. Zwillinge aus Licht geboren.* Govinda Verlag, 2017

Estes, Clarissa Pinkola: *Die Wolfsfrau. Die Kraft der weiblichen Urinstinkte.* Verlagsgruppe Random House, 2014

Hawkins, Dr. med., Dr. phil. David R.: *Erleuchtung ist möglich. Wie man die Ebenen des Bewusstseins durchschreitet.* Sheema Medien Verlag, 2013

Hay, Louise L.: *Du kannst es! Durch Gedankenkraft die Illusion der Begrenztheit überwinden.* Heyne Verlag, 2010

Kochte, Esther: *ThetaFloating. Aktiviere das spirituelle Potenzial deines Zellbewusstseins und erschaffe dich neu.* Mit CD. Scorpio Verlag, 2011

Li, Christine, und Ulja Krautwald: *Der Weg der Kaiserin. Wie Frauen die alten chinesischen Geheimnisse weiblicher Lust und Macht für sich entdecken.* Fischer Verlag, 2010

Lohmann, Hartmut: *Erleuchtung ist ansteckend. Wieder mit Kinderaugen staunen.* KOHA-Verlag, 2016

Melchizedek, Drunvalo: *Die Blume des Lebens. Band 1.* KOHA-Verlag, 2000

Melchizedek, Drunvalo: *Die Blume des Lebens. Band 2.* KOHA-Verlag, 2000

Midal, Fabrice: *Die innere Ruhe KANN MICH MAL. Meditation radikal anders.* dtv, 2018

Mohr, Bärbel und Manfred: *Cosmic Ordering. Die neue Dimension der Realitätsgestaltung aus dem alten hawaiianischen Ho'oponopono.* KOHA-Verlag, 2008

Nauwald, Nana: *Im Zeichen des Jaguar.* Fischer Verlag, 2005

Reuter, Nadine: *Du bist nicht allein. Wie dich die geistige Welt in deinem täglichen Leben begleitet.* Giger Verlag, 2017

Stelzl, Dr. Diethard: *Huna Huna. Mit Ho'oponopono und Haipule zum Leben der Träume.* Schirner Verlag, 2014

Stelzl, Dr. Diethard: *Im Einklang mit der universalen Ordnung. Geistige Gesetze und Lebensweisheiten für den Alltag.* Verlag Via Nova, 2007

Tolle, Eckhart: *Eine neue Erde. Bewusstseinssprung anstelle von Selbstzerstörung.* arkana Verlag, 2015

Tolle, Eckhart: *Jetzt! Die Kraft der Gegenwart.* Kamphausen Media, 2018

Tolle, Eckhart: *Leben im Jetzt. Das Praxisbuch.* Goldmann Verlag, 2014

Virtue, Doreen: *Die Heilkraft der Engel.* Allegria Verlag, 2004

Elektrosmog

Maes, Wolfgang: *Stress durch Strom und Strahlung ... und Gifte, Gase, Luftschadstoffe, Pilze, Fasern, Staub.* Institut für Baubiologie + Nachhaltigkeit, 2000

Wasser

Asenbaum, Karl Heinz: *Elektroaktiviertes Wasser. Eine Erfindung mit außergewöhnlichem Potenzial.* Euromultimedia Verlag, 2016

Emoto, Masara: *Die Antwort des Wassers. Band 1.* KOHA Verlag, 2010

Emoto, Masara: *Die Botschaft des Wassers. Sensationelle Bilder von gefrorenen Wasserkristallen.* KOHA Verlag, 2010

Emoto, Masara: *Liebe und Dankbarkeit: Der universelle Lebenscode: Wasser – lebendiger Botschafter.* Kamphausen Media, 2010

Emoto, Masara: *Wasser und die Kraft des Gebets.* KOHA Verlag, 2010

Emoto, Masara: *Wasserkristalle. Was das Wasser zu sagen hat.* KOHA Verlag, 2006

Ferger, Dipl. Ing. Dietmar: *Jungbrunnenwasser – vom Normalen zum Gesunden mit ionisiertem Wasser. Basisches Aktivwasser und saures Oxidwasser verstehen und anwenden.* Librion Verlag, 2011

Flanagan, Patrick, und Gael Crystal Flanagan: *Elixier der Jugendlichkeit. Du bist, was du trinkst.* Waldthausen Verlag 1998

Holst, Ulrich: *The Healing Power of Energized Water. The Healing Power of Energized Water: The New Science of Potentizing the World's Most Vital Resource (English Edition).* Joy Verlag, 2004

Kröplin, Bernd, und Regine C. Henschel: *Die Geheimnisse des Wassers. Neueste erstaunliche Ergebnisse aus der Wasserforschung.* AT Verlag, 2016

Meyer, Marianne E.: *Wasser verbindet die Welten. Durch Wasseraktivierung und Nahrungsergänzung strahlend gesunde Menschen, Tiere und Pflanzen.* Selbstverlag 2016

Nuday, Dr. Carly: *Water Codes. The Science of Health, Consciousness, and Enlightenment (English Edition).* Selbstverlag 2014

Rühle, Alf-Sibrand: *Wassertuning. Trinkwasseroptimierung durch Ionisierung.* santastic Verlag, 2010

Schmitt, Dieter: *Das Wasser-Praxisbuch. Das Wasser-Praxisbuch: Wissenswertes über Quell-, Mineral-, Leitungswasser sowie Wasserbelebung, Umkehrosmose, Destillation, Basenwasser und mehr!* Edition Sonnenklar, 2015

Shik Jhon, Dr. Mu, und M. J. Pangman: *Hexagonales Wasser. Der Schlüssel zur Gesundheit.* Mobiwell Verlag, 2018

Anmerkungen

[1] Dahlke, Rüdiger: *Krankheit als Symbol*, Erläuterung zum Kiefer, Oberkiefer und Unterkiefer in *https://books.google.de/books?id=hRj5AwAAQBAJ&pg=PT115&lpg=PT115&dq=dahlke+krankheit+als+symbol+oberkiefer&source=bl&ots=hYY3wgk12J&sig=ACfU3U2At2ANxpQ8CgjbmnDopeJcszCGDg&hl=de&sa=X&ved=2ahUKEwi77PTdwujhAhXGJpoKHacWDIQQ6AEwEHoECAgQAQ#v=onepage&q=dahlke%20krankheit%20als%20symbol%20oberkiefer&f=false*

[2] Fife: *Kokosöl*, Seite 69

[3] Lebedewa: *Reinigung*, Seite 61

[4] *https://de.wikipedia.org/wiki/Neuraltherapie*

[5] *www.drgarten.de/index.php?id=herd-undstrfelddiagnostik*

[6] *www.dr-lechner.de/assets/Artikel/Zahnstoerfelder-als-Ursache-von-chronischen-Krankheiten-alt.pdf*

[7] *https://de.wikipedia.org/wiki/Fokus_(Begriffsklaerung)*

[8] Klein, Dr. Babette, und Dr. Anita Ginter: „Zahnstörfelder speziell: NICO. Ein Aspekt der biologischen Zahnheilkunde", *in Journal of Professional Applied Kinesiology*. Deutsche Ärztegesellschaft für Applied Kinesiology, Band 5, Ausgabe 3, Jahrgang 2017, Seite 5

[9] *www.optimale-zahnbehandlung.ch/index.php/zahn/zahnheilkunde?start=19*

[10] *www.gzm.org/patienten/ganzheitliche-zahnmedizin.html*

[11] *www.integrative-zahnheilkunde.de/zahnstoerfelder.html*

[12] *www.naturheilmagazin.de/natuerlich-heilen/zahnmedizin/ganzheitliche-zahnmedizin/zahnschema.html*

[13] *www.oldenburk.de/index.php?article_id=143*. Die Informationen auf den Tafeln sind über Generationen von ganzheitlich orientierten Therapeuten zusammengestellt worden (nach Adler, Angerer, Burk, Gleditsch, Kobau, Kramer, Mastalier, Pflaum, Rossaint, Voll et al.)

[14] *www.draloisdengg.at/leistungen/neural.htm*

[15] Fife: *Kokosöl*, Seite 69

[16] Ebenda

[17] *www.zwp-online.info/fachgebiete/endodontologie/wurzelkanalaufbereitung/die-laserunterstuetzte-wurzelbehandlung-eine-sinnvolle-innovation-der-endodon*

18 Ebenda

19 *www.integrative-zahnheilkunde.de/zahntoxineundenzymhemmung.html*

20 *www.dr-lechner.de/assets/Artikel/Zahntoxine-und-Enzymhemmung-bei-Zahnwurzelbehanlungen521.pdf*

21 *www.tagesklinik-konstanz.de/meine-gesundheit/wurzelkanalbehandlungen*

22 Ebenda

23 Eichelbeck, Reinhard: „Zähne und Gesundheit. Die verblüffenden Zusammenhänge", in *BIO-Sonderheft*, Ausgabe 03/2008

24 *www.zahngesundheit-praxis.de/wurzelkanalbehandlung*

25 *www.leipziger14.de/neue-aera-in-der-zahnmedizin-nachwachsende-zaehne-auf-bestellung/*

26 *www.foccusfinder.com/labordiagnostik/topas-test/*

27 *https://zhkplus.de/wissensbasis/der-topas-test/*

28 Mieg: *Krankheitsherd Zähne*, Seite 25, Zitat von Dr. Ernesto Adler

29 *www.spiegel.de/wissenschaft/mensch/der-mensch-hat-im-laufe-der-evolution-viele-schwachstellen-entwickelt-a-833006.html*

30 *www.www.weisheitszaehne.de/info/arten-der-verlagerung*

31 *www.sciencedirect.com/science/article/abs/pii/003042209290127C*

32 w*ww.deguz.de/fachkreise/fachinformationen/kieferostitis-nico.html*

33 Ebenda

34 *www.deguz.de/fachkreise/fachinformationen/kieferostitis-nico.html; www.integrative-zahnheilkunde.de/kieferostitis.html*

35 Scholz, Dr. med. dent. Holger: „Biologische Zahnmedizin: Sachgerechte Therapie bei NICO und Kieferostitis", in *CO.med/Fachmagazin für Komplementärmedizin*, Sonderdruck aus 1/2016

36 *www.drvolkmer.de/Biologische%20ZHK/restostitis.htm*

37 *www.natur-med.de/erkrankungen/das-stoerfeld/*

38 *www.netzwerk-frauengesundheit.com/welche-rolle-spielt-der-kieferknochen-beim-brustkrebs/*

39 Klein, Ginter: „Zahnstörfelder speziell: NICO – Ein Aspekt der biologischen Zahnheilkunde", in *Journal of Professional Applied Kinesiology*, Band 5, Ausgabe 3, Jahrgang 2017, Seite 6

40 *www.drelmarjung.com/episode-028-kieferentzuendung-eine-verborgene-gefahr-fuer-die-gesundheit/*

41 Scholz: „Biologische Zahnmedizin: Sachgerechte Therapie bei NICO und Kieferostitis", in *CO.med/Fachmagazin für Komplementärmedizin*, Sonderdruck aus 1/2016

[42] *www.deguz.de/fachkreise/fachinformationen/kieferostitis-nico.html*

[43] *www.facebook.com/dnaesthetics/videos/585097438320748/*

[44] Ebenda

[45] Lechner, Dr. Johann: „NICO. Ist fehlende röntgenologische Evidenz ein Beweis fehlender klinischer Existenz?", in *ZWR – Das Deutsche Zahnärzteblatt* 2010

[46] Scholz: „Biologische Zahnmedizin: Sachgerechte Therapie bei NICO und Kieferostitis", in *CO.med/Fachmagazin für Komplementärmedizin*, Sonderdruck aus 1/2016

[47] *www.www.integrative-zahnheilkunde.de/kieferostitis.html*

[48] Ebenda

[49] *www.dnaesthetics.de/2016/04/nico-stoerfelder-in-der-mundhoehle-biologische-zahnmedizin/*

[50] *de.statista.com/statistik/daten/studie/707617/umfrage/umfrage-zur-verbreitung-von-chronischen-krankheiten-in-deutschland/*

[51] Mieg: *Krankheitsherd Zähne*, Seite 21

[52] Ebenda

[53] *www.drmeierhoefer.de PDF: Die_Adler-Langer-Druckpunkte.pdf*

[54] Scholz: „Biologische Zahnmedizin: Sachgerechte Therapie bei NICO. und Kieferostitis", in *CO.med/Fachmagazin für Komplementärmedizin*, Sonderdruck aus 1/2016

[55] Ebenda

[56] Lechner: „NICO – ist fehlende röntgenologische Evidenz ein Beweis fehlender klinischer Existenz?", in *ZWR – Das Deutsche Zahnärzteblatt* 2010

[57] *www.zentrum-der-gesundheit.de/olivenblattextrakt-ia.html#toc-olivenblattextrakt-vor-dem-rontgen-nehmen*

[58] Klein, Ginter: „Zahnstörfelder speziell: NICO. Ein Aspekt der biologischen Zahnheilkunde", in *Journal of Professional Applied Kinesiology*. Deutsche Ärztegesellschaft für Applied Kinesiology, Band 5, Ausgabe 3, Jahrgang 2017, Seite 10

[59] *www.do-ra.de/leistungen/computertomographie-ct/dental-ct/*

[60] Klein, Ginter: „Zahnstörfelder speziell: NICO. Ein Aspekt der biologischen Zahnheilkunde", in *Journal of Professional Applied Kinesiology*. Deutsche Ärztegesellschaft für Applied Kinesiology, Band 5, Ausgabe 3, Jahrgang 2017, Seite 10

[61] *www.cavitau.de/*

[62] Ebenda

[63] *www.draloisdengg.at/bilder/pdf/GZM/nico.pdf*

[64] Vgl.: *www.natur-med.de/erkrankungen/das-stoerfeld/*

[65] *https://de.wikipedia.org/wiki/Angewandte_Kinesiologie*

[66] *de.wikipedia.org/wiki/Kinesiologie*

[67] *www.draloisdengg.at/bilder/neural.htm*

[68] *www.esogetics.com/*

[69] *www.interaktive-medizin.com/de/medizinischer-bereich/diagnosen-von-a-z/energetische-terminalpunkt-diagnostik-e-t-d/*

[70] Klein, Ginter: „Zahnstörfelder speziell: NICO. Ein Aspekt der biologischen Zahnheilkunde", in *Journal of Professional Applied Kinesiology.* Deutsche Ärztegesellschaft für Applied Kinesiology, Band 5, Ausgabe 3, Jahrgang 2017, Seite 8

[71] *https://cellapplications.com/rantes-rat-regulated-activation-normal-t-cell-expressed-secreted*

[72] *www.imd-berlin.de/fachinformationen/diagnostikinformationen/rantes-bedeutung-bei-nico-osteonekrosen.html*

[73] Ebenda

[74] Lechner: „NICO. Ist fehlende röntgenologische Evidenz ein Beweis fehlender klinischer Existenz?", in *ZWR– Das Deutsche Zahnärzteblatt* 2010

[75] *www.imd-berlin.de/fachinformationen/diagnostikinformationen/rantes-bedeutung-bei-nico-osteonekrosen.html*

[76] Ebenda

[77] *www.dnaesthetics.de/2016/04/nico-stoerfelder-in-der-mundhoehle-biologische-zahnmedizin/*

[78] *www.netzwerk-frauengesundheit.com/welche-rolle-spielt-der-kieferknochen-beim-brustkrebs/*

[79] Eichelbeck, Reinhard: „Zähne und Gesundheit. Die verblüffenden Zusammenhänge", in *BIO-Sonderheft,* Ausgabe 03/2008, Seite 38 f.

[80] Diamond: *Der Körper lügt nicht,* Seite 48 f.

[81] Rankin: *Warum Gedanken stärker sind als Medizin*, Seite 252

[82] *www.lyme-borreliose-hamburg.de/*

[83] *http://josef-stocker.de/stress_die_hauptursache.pdf*

[84] Rankin: *Warum Gedanken stärker sind als Medizin*, Seite 249

[85] *happinez-Ausgabe 2/2015, www.presseportal.de/pm/111841/2936870*

[86] *www.spiegel.de/gesundheit/psychologie/dankbarkeit-die-wurzel-fuer-gesundheit-und-wohlbefinden-a-1124119.html*

[87] Interview mit Anthony William im Rahmen der *flowsummit* 2019

[88] *https://wiki.yoga-vidya.de/Wissenschaftliche_Studien_Meditation*

[89] *www.carstens-stiftung.de/artikel/meditieren-fuer-ein-starkes-immunsystem.html*

[90] Kochte: *ThetaFloating*, Seite 85

[91] *www.findyournose.com/studie-das-gehirn-funktioniert-mit-meditation-besser*

[92] *www.focus.de/gesundheit/gesundleben/antiaging/forschung/regenerationswunder-mensch_aid_51928.html*

[93] Church: *Geist über Materie*, Seite 204

[94] Church: *Geist über Materie*, Seite 205

[95] Hof, de Jong: *Nie wieder krank*, Seite 111

[96] *https://zitate-aphorismen.de/zitat/meditieren-heisst-in-eine-idee-aufgehen/ Emile Cioran: „Die verfehlte Schöpfung“, 1949*

[97] https://lachen-lernen-entspannen.de/herzkohaerenz/

[98] *www.christiane-hohl.com/heilpraxis/diagnoseverfahren/herzratenvariabilit%C3%A4t-hrv/*

[99] *drjoedispenza.de/blog/das-herz-als-ausgangspunkt-fuer-eine-neue-grundeinstellung-der-liebe/*

[100] Ebenda

[101] William: *Mediale Medizin,* Seite 423

[102] Midal: *Die innere Ruhe KANN MICH MAL*

[103] Church: *Geist über Materie,* Seite 44 ff.

[104] Bengston, Krinsley: „The effect of the ‚Laying On of Hands‘ on Transplanted Breast Cancer in Mice”, in *Society for Scientific Exploration* 2000

[105] Church: *Geist über Materie*, Seite 108 f.

[106] *www.zeit.de/2016/48/placebo-placeboeffekt-heilung-patienten-anleitung/seite-2*

[107] Rankin: *Warum Gedanken stärker sind als Medizin*

[108] von Dreien: *Christina. Die Vision des Guten*, Seite 52

[109] *www.praxisvita.de/koennen-meine-gedanken-muskeln-wachsen-lassen-8918.html*

[110] Dispenza: *Werde übernatürlich*, Seite 72

[111] Ebenda

[112] Ebenda

[113] *https://de.spiritualwiki.org/hawkins/skala*

[114] Hawkins: *Heilung und Genesung,* Seite 56

[115] Hawkins: *Heilung und Genesung,* Seite 54

[116] Philippi, Viktor: *Bioenergetische Meditation nach Viktor Philippi.* Forschungs- und Lehrakademie für Bioenergetik und Bioinformatik Viktor Philippi, 2016

[117] Church: *Geist über Materie*, Seite 82

[118] *http://tetraktys.de/philosophie-4.html* (Nelson, Bradley: *Der EmotionsCode*, Seite 93)

[119] *www.EmotionsCode.de/Methode.html*

[120] Stibal: *ThetaHealing,* Seite 36

[121] *www.naturscheck.de/artikel/artikel-interviews/interviews/bluete_heilt_seele_-_interview_mit_der_bachblueten-expertin_mechthild_scheffer*

[122] *www.zeitzuleben.de/eft-bitte-klopfen/*

[123] Church: *Geist über Materie*, Seite 217 (Maharay, M.E. 2016: „Differential gene expression after Emotional Freedom Techniques [EFT] treatment: A novel pilot protocol for salivary mRNA assessment")

[124] Pfeiffer, Antonia: „Was ist dran am Klopfen?", in *Psychotherapeutenjournal* 3/2018

[125] *www.dr-michael-bohne.de/fortbildung-pep.html*

[126] *www.rhythmischemassage.com/therapie.html*

[127] Strunz: *Der kleine Lauf Coach*, Seite 8

[128] *www.ndr.de/ratgeber/gesundheit/Wissenswertes-rund-um-die-Heilkraft-des-Waldes,wald806.html*

[129] *www.ralf-kollinger.de/wp/wp-content/uploads/2013/05/Terpene-in-der-Natur-Ein-Waldspaziergang-und-Terpene-in-der-Waldluft-Die-Waldmedizin.pdf*

[130] Klein, Ginter: „Zahnstörfelder speziell: NICO. Ein Aspekt der biologischen Zahnheilkunde", in *Journal of Professional Applied Kinesiology*, Seite 11

[131] *http://alternativemedizin.de/sauerstoff-ozon-therapie.html*

[132] *www.neuraltherapie-blog.de/?p=5290*

[133] Scholz: „Biologische Zahnmedizin: Sachgerechte Therapie bei NICO und Kieferostitis", in *CO.med/Fachmagazin für Komplementärmedizin*, Sonderdruck aus 1/2016

[134] Klein, Ginter: „Zahnstörfelder speziell: NICO. Ein Aspekt der biologischen Zahnheilkunde", in *Journal of Professional Applied Kinesiology*. Deutsche Ärztegesellschaft für Applied Kinesiology, Band 5, Ausgabe 3, Jahrgang 2017, Seite 11

[135] Scholz: „Biologische Zahnmedizin: Sachgerechte Therapie bei NICO und Kieferostitis". in *CO.med/Fachmagazin für Komplementärmedizin*, Sonderdruck aus 1/2016

[136] *www.aurachirurgie-biologisches-heilwissen-kinesiologie-faav.de/aurachirurgie-die-medizin-des-21-jahrhun-derts/*

[137] *www.orthopaedie-bergen.de/diagnostik-therapie/die-injury-recall-technik/*

[138] *www.jameda.de/gesundheit/naturheilkunde/injury-recall-technique-bei-funktionsstoerungen/*

[139] *https://zahngesundheitssymposium.de/586035uaeglkupk/* (Interview von Maria Kageaki mit Tatiana Klauser im Rahmen des Zahngesundheitssymposium 3.0 / 2019)

[140] *https://de.wikipedia.org/wiki/Nicotinamidadenindinukleotid*

[141] *www.nadh.biz/eine-seite/physiologische-funktionen-von-nadh/*

[142] Birkmayer: *NADH – Der biologische Wirkstoff*, Seite 14

143 *www.vitalstoffmedizin.ch/index.php/de/wirkstoffe/nadh*

144 *www.netdoktor.at/laborwerte/omega-3-fettsaeuren-6684735*

145 *www.vitaminexpress.org/de/omega-3-vegan-dha-kapseln*

146 Shanahan, Catherine: *Zellnahrung*, Seite 201

147 *www.zentrum-der-gesundheit.de/pdf/tabelle_kokosoel-ia.pdf*

148 Fife: *Kokosöl*, Seite 154

149 *https://medlexi.de/Aminos%c3%a4uren*

150 *https://depositonce.tu-berlin.de/bitstream/11303/4287/1/pietschmann_nicole.pdf*

151 Mauermann, Dr. med. Jutta: *Frequenztherapie und Entgiftung.* Verlag Healing Frequency Limited, 2017

152 *www.aerztekammer-bw.de/20buerger/30patientenratgeber/g_m/kalzium.html*

153 *www.biomedical-center.de/neue-bahnbrechende-studie-zu-vitamin-d/*

154 *www.vitamind.net/spiegel/*

155 *www.vitaminexpress.org/de/vitamin-k2-100-mcg-vitamin-k2-kapseln*

156 *www.rosbacher.de/aktuelles/news/34-2-1-Idealverhaeltnis-von-Calcium-zu-Magnesium-das-sagt-die-Wissenschaft/*

157 *www.zentrum-der-gesundheit.de/vitamin-d-magnesium.html*

158 Ebenda

159 *www.youtube.com/watch?v=B08XF42wg1U + www.youtube.com/watch?v=VvxXidbNU0g: Prof. Dr. Dr. EnriCo. Edinger, Elektro-Smog – was schützt uns wirklich? (Teil 1 + 2)*

160 Walraph, Dr. Erwin: „Verursacht Aluminium Erkrankungen, ist eine Ausleitung von Aluminium möglich?" (PDF kann über den Zeolith-Bentonit-Versand angefordert werden: *www.zeolith-bentonit-versand.de*)

161 Hecht, Prof. Dr. med., Dr. med. habil. Karl: „Antworten auf Fragen: Aluminium, Aluminiumsilikate, Aluminium-Alzheimer-Mythos"; *https://zeolith-medizin produkt.de/download/anmb5p3p1sldjgddf7fr39f60tr/ProfKarlHecht_Aluminium_Zeolith.pdf*

162 *https://de.wikipedia.org/wiki/Zeolithe_(Stoffgruppe)#Struktur*

163 *www.zeolith.com/aluminiumgehalt-2/*

164 *www.dasgehirn.info/grundlagen/kommunikation-der-zellen/endocannabinoide*

165 *www.cannabis-med.org/german/patients-use.htm*

166 *www.naturheilkunde-krebs.de/cannabis-bei-krebs/*

167 *https://de.wikipedia.org/wiki/Amalgamf%C3%BCllung*

168 *www.amalgam-informationen.de/diag_ther.htm*

[169] *www.youtube.com/watch?v=PW9wF5gI5dg: Dr. Klinghardt*

[170] *www.youtube.com/watch?v=PW9wF5gI5dg: Dr. Klinghardt*

[171] *www.rohkostwiki.de/wiki/Vortrag_von_Dr._med._Dietrich_Klinghardt_%C3%BCber_Schwermetalle*

[172] *www.dr-schueler.com/download/amalgam.pdf*

[173] *www.youtube.com/watch?v=PW9wF5gI5dg: Dr. Klinghardt*

[174] *www.natur-med.de/erkrankungen/das-stoerfeld/*

[175] *www.zentrum-der-gesundheit.de/amalgam-ia.html*

[176] *www.tools-of-life.at/wissen/entgiftung/vitamine-zur-entgiftung/*

[177] *https://rc-naturheilpraxis.de/2015/11/14/bei-schwermetallbelastung-vorsicht-mit-diesen-supplements/*

[178] *www.youtube.com/watch?v=XqpQC-oX3lw: Dr med Dietrich Klinghardt Schwermetalle, Impfungen & Entgiftung*

[179] Ebenda

[180] Gröber: *Mikro-Nährstoffe*, Seite 428

[181] William: *Mediale Medizin.* Arkana Verlag, 7. Auflage 2016

[182] *www.saeure-basen-forum.de/basentherapie*

[183] Diamond: *Der Körper lügt nicht,* Seite 87

[184] *Das beste Detoxprogramm der Welt. Regenbogenkreis: www.youtube.com/watch?v=uGImjxUaliU* (Ab Minute 19:50)

[185] Vgl.: *demedbook.com/inulin-101-eine-praebiotische-faser-mit-starken-gesundheitlichen-vorteilen/*

[186] Fife: *Ketotherapie*, Seite 285

[187] Don Tolman in *e-motion* (Film)

[188] *www.zentrum-der-gesundheit.de/zitronensaft-kur-master-cleanse-ia.html*

[189] Moritz: *Die wundersame Leber- und Gallenblasenreinigung*

[190] Aus einem Newsletter von Simone Schicht, Balance Naturkosmetik und Gesundheitspraxis

[191] Li, Krautwald: *Der Weg der Kaiserin,* Seite 25

[192] Weidinger: *Die Heilung der Mitte,* Seite 255

[193] *www.ernaehrungsberatung-wien.at/blog/video-vom-kleinen-und-vom-grossen-yin-tcm-tipps-fuer-herbst-und-winte*r

[194] *www.neuensausderkueche.com/ochsenschwanzsuppe_essenz/*

[195] Mauermann: *Frequenztherapie und Entgiftung*

[196] Ursinius, Lothar: *Die Organuhr leicht erklärt.* Schirner Verlag, 2018

[197] Rieger-Krause: *Jin Shin Jyutsu,* Seite 13

[198] *www.jin-shin-jyutsu-limburg.de/jin-shin-jyutsu/jin-shin-jyutsu.html*

[199] *www.funktechanalyse.de/info-faq/umrechnung/*

[200] Die ausführliche Liste können Sie abrufen unter *www.elektro-sensibel.de/docs/Grenzwerte.pdf*

[201] *www.buergerwelle.de/assets/files/grenzwerte_empfehlungen_vergleiche_effekte.pdf?culture*

[202] Maes: „WLAN und andere Funkfrequenzen stören Schlaf, Regenration, Konzentration, Meditation"; *www.maes.de/08%20WLAN/maes.de%20WLAN,%20FUNK..%20SCHLAF,%20REGENERATION,%20MEDITATION.PDF*

[203] Ebenda

[204] *www.elektrosmog.com/mobilfunk-risiken-und-schutz/wissenschaftler-und-aerzte-warnen*

[205] *www.elektrosmog.com/handystrahlung/studien,* vgl. Studie der Agency for Research on Cancer

[206] *www.ieeexplore.ieee.org/document/7951998/?reload=true*

[207] *www.scinexx.de/wissen-aktuell-17534-2014-05-08.html*

[208] *www.elektrosmog-und-gesundheit.de/studien-zur-wirkung-von-mobilfunkstrahlung/*

[209] *www.gbm-medizin.de/index_htm_files/Elektrosmog.pdf*

[210] *www.geopathologie.ch/elektrosmog/*

[211] Hecht: „Gesundheit first", in *raum & zeit* 219/2019

[212] *www.zentrum-der-gesundheit.de/elektrosmog-ia.html*

[213] *www.youtube.com/watch?v=mjDT9coZLiU* (Kurzvortrag. „Was ist 5G?" von Ulrich Weiner)

[214] *www.techbook.de/mobile/smartphones/lte-4g-unterschied-mobil-smartphone*

[215] *www.informationszentrum-mobilfunk.de/artikel/statistik-zur-zahl-der-funkanlagen standorte-in-deutschland*

[16] *www.youtube.com/watch?v=mjDT9coZLiU;* Kurzvortrag: „Was ist 5G?" von Ulrich Weiner

[217] *www.n-tv.de/technik/Wird-Deutschland-mit-5G-Masten-gespickt-article20854045.html*

[218] *www.youtube.com/watch?v=mjDT9coZLiU*;Kurzvortrag: „Was ist 5G?" von Ulrich Weiner

[219] *www.arte.tv/de/videos/084702-003-A/xenius-elektrosmog/*

[220] *www.5g-anbieter.info/technik/grenzwerte.html*

[221] *https://www.bundesnetzagentur.de/SharedDocs/Pressemitteilungen/DE/2019/20190319_Frequenzauktion.html*

[222] *https://www.zeit.de/digital/internet/2018-11/mobilfunk-5g-frequenzen-ausbau-vergaberegeln-bundesnetzagentur-faq#welche-auflagen-gibt-es-fuer-mobilfunkbetreiber*

[223] *www.bz-berlin.de/berlin/charlottenburg-wilmersdorf/die-windel-ihres-babys-ruft-sie-jetzt-auf-dem-handy-an*

[224] *www.nrwision.de/mediathek/nrw-talk-5g-mobilfunk-der-zukunft-gefahr-der-zukunft-190306/*

[225] Ebenda

[226] *www.emfdata.org/de/dokumentationen/detail&id=226*

[227] *www.arte.tv/de/videos/084702-003-A/xenius-elektrosmog/*

[228] *www.zentrum-der-gesundheit.de/elektrosmog-ia.html*

[229] *www.kohl-umwelttechnik.de/gesundes-wohnen.htm*

[230] *www.die-baubiologen-hamburg.de/elektrosmog.html*

[231] *www.baubiologie-eifel.de/html/elektrosmog_messen__eifel_-_lu.html*

[232] *www.maes.de/05 SENDER/maes.de SENDER GRENZWERTE EFFEKTE HF.PDF*

[233] *www.focus.de/digital/videos/freisprechoption-verwenden-wegen-starker-strahlung-apple-warnt-vor-iphone-7_id_6253650.html*

[234] *www.umweltbedingt-erkrankte.de/umweltpolitik/265-strahlung-stromz%C3%A4hler.html*

[235] Ebenda

[236] *www.gluehbirne.ist.org/hormone.php*

[237] *www.baubiologie.de/downloads/richtwerte-schlafbereiche-15.pdf*

[238] *www.5g-anbieter.info/interviews/18/diagnose-funk.html*

[239] *www.erdstrahlenhilfe.com/der-hamoni-harmonisierer-im-baubiologischen-test-wirkung-eindrucksvoll-bestaetigt/*

[240] *www.emf.ethz.ch/de/emf-info/themen/technik/mobiltelefone/sar-wert/*

[241] *www.gigahertz-solutions.de*

[242] Scholtes, Dr. med. Christoph: „Zeolith – Von der Entgiftung bis zum Feng Shui“, in *Akupunktur & Aurikulomedizin*, Ausgabe 1/2014, siehe auch unter *http://docplayer.org/56908915-Summary-zusammenfassung-keywords-schluesselwoerter.html*

[243] Mai: *Der Harmony-Clou*, Seite 159

[244] *https://elektrosmog.de/die-99-luge-oder-warum-eine-hohe-abschirmleistung-so-wichtig-ist/*

[245] *https://christinavondreien.ch/blog/blog-1/post/reinigung-der-seele-27 www.youtube.com/watch?v=-qfYbhySQyE&t=3s*

[246] *www.einfach-gesund-schlafen.com/schlafumfeld-und-bett/99-der-schlafplaetze-sind-elektrobiologisch-belastet*

[247] *www.mueller-tyl.at/hormone-und-ihre-wirkung/das-wachstumshormon-hgh-und-anti-aging-therapie/index.html*

[248] *www.derguteschlafplatz.de/Schlaf-ist-Medizin/*

[249] Maes: *Stress durch Strom und Strahlung,* Seite 9

[250] Max Zander: „Die Innovation auf Zellebene“: *www.youtube.com/watch?v=PtCpOsyXyq*

[251] Moritz: *Zeitlose Geheimnisse der Gesundheit und Verjüngung,* Seite 91

[252] *www.naturheilmagazin.de/natuerlich-leben/ernaehrung/ayurvedische-heisswasserkur.html*

[253] *www.pendelrute.at*

[254] *www.wasserhaus.de/Wirkungsgrad-Wasserfilter*

[255] *www.wasser-know-how.de/produkte/umkehrosmose/*

[256] *www.aquacentrum.de/faqs/umkehrosmosewasser/*

[257] Asenbaum: *Elektroaktiviertes Wasser,* Seite 21

[258] „Geheimnis des Hunzawassers Crystal Energy“, Teil 1 + 2: *www.youtube.com/watch?v=s_xz6eL8ZOw* + *www.youtube.com/watch?v=pocReShpEd4&t=11s*

[259] *www.heilschungit.com/das-hamoni-wasserset-darum-verwenden-wir-nur-edelschungit/*

[260] *www.heilschungit.com/der-schungit-ein-einzigartiger-stein-im-kurzportrait/*

[261] *www.effektive-mikroorganismen.ch/was-ist-em-keramik/*

[262] *www.aquavitera.de/em-keramik.96.de.html*

[263] *www.effektive-mikroorganismen.ch, www.emiko.de/*

[264] Interview von Maria Kageaki mit Anja Tochtermann im Rahmen des Zahngesundheitssymposiums 3.0 / 2019

[265] *http://lichtchristall.de/angebote/zahnsystemheilung/*

[266] *www.deutsche-apotheker-zeitung.de/news/artikel/2015/04/24/Okotest-Fast-alle-Produkte-ungenugend*

[267] Shanahan: *Zellnahrung,* Seite 150 f.

[268] Shanahan: *Zellnahrung,* Studienergebnisse, Seite 350 f.

[269] David: *Weizenwampe,* Seite 143

[270] *www.smarticular.net/essener-brot-aus-keimlingen-selber-machen-gesund-basenreich-ohne-mehl/*

[271] William: *Medical Food,* Seite 354

[272] Mudrak-Wasem: *Milch ist nicht gleich Milch,* Seite 212

[273] *www.zentrum-der-gesundheit.de/rohmilch.html*

[274] Fife: *Ketotherapie,* Seite 63

[275] Shanahan: *Zellnahrung*, Seite 164

[276] Fife: *Ketotherapie*, Seite 58

[277] Shanahan: *Zellnahrung,* Seite 200

[278] Fife: *Ketotherapie,* Seite 61

[279] Don Tolman in *e-motion* (Film)

[280] Dittrich-Opitz: *Befreite Ernährung,* Seite 25

[281] Shanahan: *Zellnahrung*

[282] Interview mit Anthony William auf der *Flowsummit 2019*

[283] Interview mit Dr. Mutter im Rahmen des *Online-Krebskongresses 2019*

[284] Roy, Lage-Roy: *Homöopathischer Ratgeber Zähne,* Seite 33

[285] *www.deguz.de/patienten/das-a-z-der-umwelt-zahnmedizin/titan-und-titanunvertraeglichkeit.html*

[286] *www.swissdentalsolutions.com/patienten*

[287] Hawkins: *Heilung und Genesung,* Seite 55

[288] h*ttps://jena.otz.de/web/jena/startseite/detail/-/specific/Jena-Studie-mit-2600-Patienten-belegt-Einsatz-von-Hypnose-im-OP-1340014111*

[289] *www.weser-kurier.de/startseite_artikel,-Natuerliche-Unterstuetzung-fuer-den-Kiefer-_arid,1045394.html*

[290] *www.zwp-online.info/files/126381/PRGF_zur_Knochen-_und_Geweberegeneration_04_2006.pdf*

[291] *https://heilfasten-portal.com/fachartikel-fasten/autophagie-entschlackung-zellen.html*

[292] *www.aerzteblatt.de/nachrichten/63206/Intermittierendes-Fasten-haelt-jung-und-gesund*

[293] *www.geo.de/magazine/geo-magazin/273-rtkl-ernaehrung-verzichten-heilt-warum-fasten-so-gesund-ist*

[294] *www.ugb.de/richtig-fasten/rheuma-fasten-bringt-linderung/?rheuma-fasten*

[295] *www.zentrum-der-gesundheit.de/news/fasten-brustkrebs-1500044.html*

[296] *www.bzfe.de/_data/files/online_spezial_7_2017_intervallfasten.pdf*

[297] Roy, Lage-Roy: *Homöopathischer Ratgeber Zähne*

[298] *www.arzneipflanzenlexikon.info/beinwell.php*

[299] *http://drbendig.de/2017/02/05/10-gruende-warum-oelziehen-zu-ihrer-taeglichen-routine-gehoeren-sollte/*

[300] *www.vicaria.de/Mundziehoel-Detoxifying*

[301] *www.oelziehen.net/*

[302] *www.pharmazeutische-zeitung.de/ausgabe-382007/zuckeraustauschstoff-gegen-karies/*

[303] Dachverband der US-Pharmaindustrie, zitiert vom Kopp-Verlag unter *www.kopp-verlag.de/Praxisbuch-DMSO.htm?websale8=kopp-verlag&pi=975000*

[304] *www.superfoodwissen.org/olivenblattextrakt/*

[305] *www.natuerliche-heilmittel.info/olivenblattextrakt/*

[306] *www.propolis-ratgeber.info/*

[307] Diamond: *Der Körper lügt nicht,* Seite 174

[308] *www.lebenatur.com/images/marketing/infoblatt_ionic_oil_ozon_sauerstoff.pdf*

[309] *www.ncbi.nlm.nih.gov/pubmed/22976072*

[310] *https://schwefel.koerper-entgiften.info/*

[311] *www.universitatsmedizin-goettingen.de/msm-supplement-verwendung-fuer-gelenke-allergien-und-darmgesundheit/*

[312] *www.gesundheits-guide.at/naturheilkunde/msm-methylsulfonylmethan-organischer-schwefel/*

[313] *www.vitaminexpress.org/de/curcumin-royal-kurkuma-kapseln*

[314] Siehe u. a. Haug-Report (*www.bgv-physikalische-gefaesstherapie.de/haug-report.pdf*)

[315] h*ttps://loadmedical.com/Magnetfeldtherapie-Stoffwechsel-Knochen-Knorpel-Wunde-Heilung-Nerven-Stress-Schmerz*

[316] *www.praxis-und-klinik.de/kieferchirurgie/schmerztherapie/bemer/*